Functional Neurosurgery The Essentials

功能神经外科学精要

原著　[美] Jeffrey A. Brown　　[美] Julie G. Pilitsis　　[美] Michael Schulder

主译　张洪钿　邹志浩　司马秀田

中国科学技术出版社

·北 京·

图书在版编目（CIP）数据

功能神经外科学精要 / (美) 杰弗里 • A. 布朗 (Jeffrey A. Brown)，(美) 朱莉 • G. 皮利西斯 (Julie G. Pilitsis)，(美) 迈克尔 • 舒尔德 (Michael Schulder) 原著；张洪钿，邹志浩，司马秀田主译 . — 北京 : 中国科学技术出版社，2024.1

书名原文 : Functional Neurosurgery：The Essentials

ISBN 978-7-5236-0101-3

Ⅰ . ①功… Ⅱ . ①杰… ②朱… ③迈… ④张… ⑤邹… ⑥司… Ⅲ . ①神经外科学 Ⅳ . ① R651

中国国家版本馆 CIP 数据核字（2023）第 040916 号

著作权合同登记号 : 01-2023-1180

Copyright ©2020 of the original English language edition by Thieme Medical Publishers, Inc., New York, USA

Original title: *Functional Neurosurgery: The Essentials, 1e*

by Jeffrey A. Brown, Julie G. Pilitsis，Michael Schulder

《功能神经外科学精要》由美国纽约的 Thieme Medical Publishers, Inc. 于 2020 年出版，版权归其所有。作者 : [美] 杰弗里 • A. 布朗（Jeffrey A. Brown），[美] 朱莉 • G. 皮利西斯（Julie G. Pilitsis），[美] 迈克尔 • 舒尔德（Michael Schulder）。

策划编辑	宗俊琳　郭仕薪
责任编辑	方金林
文字编辑	方金林
装帧设计	佳木水轩
责任印制	李晓霖

出　　版	中国科学技术出版社
发　　行	中国科学技术出版社有限公司发行部
地　　址	北京市海淀区中关村南大街 16 号
邮　　编	100081
发行电话	010-62173865
传　　真	010-62179148
网　　址	http://www.cspbooks.com.cn

开　　本	889mm×1194mm　1/16
字　　数	379 千字
印　　张	14
版　　次	2024 年 1 月第 1 版
印　　次	2024 年 1 月第 1 次印刷
印　　刷	北京盛通印刷股份有限公司
书　　号	ISBN 978-7-5236-0101-3/R • 3034
定　　价	158.00 元

译校者名单

主　译　张洪钿　邹志浩　司马秀田

副主译　张卫民　洪孙权　龙建武

译校者　（以姓氏笔画为序）

王华平　龙建武　司马秀田　刘　丽　李业海

邹志浩　宋　昭　张卫民　张洪钿　洪孙权

内容提要

　　本书引进自 Thieme 出版社，由美国神经外科专家 Jeffrey A. Brown 博士、Julie G. Pilitsis 博士、Michael Schulder 博士共同编写，国内多位临床经验丰富的神经外科专家共同翻译，是一部全面介绍神经系统功能性疾病的专业著作。全书共 41 章，详细阐述了神经外科功能性疾病的临床表现、影像学特征、治疗方案等内容，并以丰富的图片、表格及关键知识点简明展示相关知识。本书内容全面，要点突出，图文并茂，既可作为众多神经科临床医生的指导用书，又可作为功能神经外科学相关培训的参考用书。

原著者名单

原　著

Jeffrey A. Brown, MD, FACS, FAANS
Neurosurgery Director
NYU-Winthrop Hospital CyberKnife® Program
Private Practice
Neurological Surgery, PC
Lake Success, New York

Julie G. Pilitsis, MD, PhD
Chair, Department of Neuroscience & Experimental Therapeutics
Professor of Neurosurgery

Department of Neurosurgery
Albany Medical College
Albany, New York

Michael Schulder, MD, FAANS
Neurosurgery Program Director, and Vice Chair and Professor
Department of Neurosurgery
Donald and Barbara Zucker School of Medicine at Hofstra/Northwell
Hempstead, New York

参编者

Aviva Abosch, MD, PhD
Vice Chair for Research, Department of Neurosurgery
Professor of Neurosurgery and Neurology
Director of Stereotactic and Epilepsy Surgery
University of Colorado School of Medicine
Aurora, Colorado

Leonardo Almeida, MD
Assistant Professor
Department of Neurology
University of Florida College of Medicine
Gainesville, Florida

Jeffrey E., MD, PhD
Associate Professor of Neurosurgery
Harvard Medical School
Boston, Massachusetts

Marat V. Avshalumov, PhD, DABNM, CNIM
Chief Neurophysiologist
Neurological Surgery P.C.
Rockville Centre, New York
Adjunct Professor
Department of Neurosurgery
NYU School of Medicine
New York, New York

Gordon H. Baltuch, MD, PhD
Professor
Department of Neurosurgery
University of Pennsylvania
Philadelphia, Pennsylvania

Carolina Benjamin, MD
Clinical Instructor
Skull Base and Radiosurgery Fellow
Department of Neurosurgery
NYU Langone Medical Center
New York, New York

Stephan Bickel, MD, PhD
Department of Neurology
Northwell Health
Manhasset, New York

Aaron E. Bond, MD
Neurosurgeon
Semmes-Murphy Clinic
Memphis, Tennessee

Peter Brunner, PhD
Associate Professor
Department of Neurology
Albany Medical College
Albany, New York

Jeffrey A. Brown, MD, FACS, FAANS
Neurosurgery Director
NYU-Winthrop Hospital CyberKnife® Program
Private Practice
Neurological Surgery, PC
Lake Success, New York

Oguz Cataltepe, MD
Professor
Department of Neurosurgery
University of Massachusetts
Worcester, Massachusetts

Jason L. Chan, MD
Resident
Department of Clinical Neurosciences
University of Calgary
Calgary, Alberta, Canada

Robert F. Dallapiazza, MD, PhD
Assistant Professor
Department of Clinical Neurological Surgery
Tulane University School of Medicine

New Orleans, Louisiana

Chen-Chen Deng, MD
Department of Functional Neurosurgery
Ruijin Hospital
Shanghai Jiao Tong University School of Medicine
Shanghai, China

Lisa Deuel, MD
Fellow in Movement Disorders
University of Colorado Anschutz Medical Campus
Aurora, Colorado

W. Jeffrey Elias, MD
Professor of Neurological Surgery
University of Virginia
Charlottesville, Virginia

Dario Englot, MD, PhD
Assistant Professor of Neurological Surgery and Electrical Engineering, Radiology and Radiological Sciences, and Biomedical Engineering
Surgical Director of Epilepsy
Department of Neurological Surgery
Vanderbilt University Medical Center
Nashville, Tennessee

Pouya Entezami, MD
Resident
Department of Neurological Surgery
Albany Medical Center
Albany, New York

Walid I. Essayed, MD
Clinical Fellow
Department of Neurosurgery
Harvard Medical School
Brigham and Women's Hospital
Boston, Massachusetts

Zachary Fitzgerald, MD
Epilepsy Center
Neurological Institute
Cleveland Clinic
Cleveland, Ohio

Alexandra J. Golby, MD
Professor of Neurosurgery
Professor of Radiology
Harvard Medical School
Brigham and Women's Hospital
Boston, Massachusetts

Joshua L. Golubovsky, BS
Student
Lerner College of Medicine of Case Western Reserve University
Cleveland Clinic
Cleveland, Ohio

Jorge Gonzalez-Martinez, MD
Epilepsy Center
Cleveland Clinic
Cleveland, Ohio

Clement Hamani, PhD
Associate Professor
Department of Surgery
Affiliate Neuroscientist
Division of Neurosurgery
University of Toronto
Toronto, Ontario, Canada

Era Hanspal, MD
Assistant Professor of Neurology
Movement Disorders
Albany Medical Center
Albany, New York

David Harter, MD
Associate Professor

Department of Neurosurgery
NYU Langone Health
New York, New York

Travis W. Hassell, MD, PhD
Assistant Professor
Movement Disorders Division
Department of Neurology
Vanderbilt University Medical Center
Nashville Tennessee

Kathryn L. Holloway, MD
Professor
Department of Neurosurgery
Virginia Commonwealth University Health
    System
and
McGuire VAMC SE PADRECC
Richmond, Virginia

John Honeycutt, MD
Medical Director of Pediatric Neurosurgery
Cook Children's Hospital
Fort Worth, Texas

Roy S. Hwang, MD
Neurosurgeon
St. Luke's University Health Network
Bethlehem, Pennsylvania

Ronak H. Jani, BS
Department of Neurosurgery
University of Pittsburgh School of Medicine
Pittsburgh, Pennsylvania

Joohi Jimenez-Shahed, MD
Associate Professor
Department of Neurology
Baylor College of Medicine
Houston, Texas

Tyler J. Kenning, MD, FAANS
Associate Professor
Director, Pituitary and Cranial Base Surgery
Department of Neurosurgery
Albany Medical Center
Albany, New York

Ryan B. Kochanski, MD
Resident
Department of Neurosurgery
Rush University
Chicago, Illinois

Peter Konrad, MD PhD
Professor, Neurosurgery and Biomedical
    Engineering
Vanderbilt University Medical Center
Nashville, Tennessee

Cynthia S. Kubu, PhD, ABPP-CN
Professor
Center for Neurological Restoration
Cleveland Clinic
Cleveland, Ohio

Aaron Kucyi, MD
Fellow
Neurology and Neurological Sciences
Stanford University
Stanford, California

Steven M. Lange, MD
Department of Radiology
Thomas Jefferson University Hospital
Philadelphia, Pennsylvania

Eric C. Leuthardt, MD
Professor of Neurological Surgery,
    Neuroscience, Biomedical Engineering,
    and Mechanical Engineering & Materials

Science
Director, Center for Innovation in
    Neuroscience and Technology
Director, Brain Laser Center
Department of Neurological Surgery
Washington University School of Medicine
St. Louis, Missouri

Dian-You Li, MD
Department of Functional Neurosurgery
Ruijin Hospital
Shanghai Jiao Tong University School of
    Medicine
Shanghai, China

Guo-Zhen Lin, MD
Department of Psychiatry
Ruijin Hospital
Shanghai Jiao Tong University School of
    Medicine
Shanghai, China

Nir Lipsman, MD, PhD
Scientist
Sunnybrook Health Sciences Centre
Toronto, Ontario, Canada

**Andres Lozano, MD, PhD, FRCSC, FRSC,
    FCAHS**
University Professor
Department of Surgery
University of Toronto
Toronto, Ontario, Canada

L. Dade Lunsford, MD, FACS, FAANS
Lars Lekell and Distinguished Professor
Department of Neurological Surgery
University of Pittsburgh
Pittsburgh, Pennsylvania

Andre G. Machado, MD, PhD
Chairman
Neurological Institute
Cleveland Clinic
Cleveland, Ohio

Andres L. Maldonado-Naranjo, MD
Neurosurgery Resident
Department of Neurological Surgery
Cleveland Clinic Foundation
Cleveland, Ohio

Kevin Mansfield, MD
Neurosurgeon
Mercy Clinic Springfield
Springfield, Missouri

Nicole C.R. McLaughlin, PhD
Assistant Professor (Research)
Department of Psychiatry and Human
    Behavior
Alpert Medical School of Brown University
Providence, Rhode Island

Jonathan Melius, PA
Department of Neurosurgery
Albany Medical College
Albany, New York

Jonathan P. Miller, MD
George R. and Constance P. Lincoln
    Professor and Vice Chairman
Director, Functional and Restorative
    Neurosurgery Center
Department of Neurological Surgery
University Hospitals Cleveland Medical
    Center
Case Western Reserve University School of
    Medicine
Cleveland, Ohio

Alon Y. Mogilner, MD, PhD
Associate Professor
Departments of Neurosurgery and
    Anesthesiology
New York University Medical Center
New York, New York

Eric S. Molho, MD, FAAN, FANA
Professor of Neurology
Riley Family Chair in Parkinson's Disease
Department of Neurology
Albany Medical College
Albany, New York

Shayan Moosa, MD
Resident Physician
Department of Neurosurgery
University of Virginia
Charlottesville, Virginia

Denmark Mugutso, MS, MCN, CNIM
Neurophysiologist
Department of Neurophysiology
Neurological Surgery, PC
Rockville Centre, New York

Joseph S. Neimat, MD
Professor and Chairman
Department of Neurological Surgery
University of Louisville
Louisville, Kentucky

Ajay Niranjan, MD, MBA
Professor
Department of Neurological Surgery
University of Pittsburgh
Pittsburgh, Pennsylvania

Ika Noviawaty, MD
Assistant Professor
Department of Neurology and Neurosurgery
University of Massachusetts Medical School
Worcester, Massachusetts

Michael S. Okun, MD
Adelaide Lackner Professor and Chair of
    Neurology
Executive Director, Norman Fixel Institute
    for Neurological Diseases
University of Florida Health
Gainesville Florida

Alp Ozpinar, MD
Department of Neurosurgery
University of Pittsburgh Medical Center
Pittsburgh, Pennsylvania

Josef Parvizi, MD
Professor
Department of Neurology
Stanford University Medical Center
Stanford, California

Fenna T. Phibbs, MD, MPH
Associate Professor
Department of Neurology
Vanderbilt Medical Center
Nashville, Tennessee

Julie G. Pilitsis, MD, PhD
Chair, Department of Neuroscience &
    Experimental Therapeutics
Professor of Neurosurgery
Department of Neurosurgery
Albany Medical College
Albany, New York

Ashwin Ramayya, MD, PhD
Resident
Department of Neurosurgery
University of Pennsylvania

Philadelphia, Pennsylvania

Adolfo Ramirez-Zamora, MD
Associate Professor
Department of Neurology
University of Florida
Gainesville, Florida

Richard A. Rammo, MD
Chief Resident
Department of Neurosurgery
Henry Ford Health System
Detroit, Michigan

Wilson Z. Ray, MD
Associate Professor of Neurological and
    Orthopedic Surgery
Neurosurgery Residency Associate Director
Co-Director, Spinal Oncology
Washington University School of Medicine
Department of Neurological Surgery
St. Louis, Missouri

Gaddum Duemani Reddy, MD, PhD
Assistant Professor
Department of Neurosurgery
Upstate Medical University
Syracuse, New York

Anthony L. Ritaccio, MD
Senior Associate Consultant
Department of Neurology
Mayo Clinic
Jacksonville, Florida

David W. Roberts, MD
Professor of Surgery (Neurosurgery)
Geisel School of Medicine
Adjunct Professor of Engineering
Thayer School of Engineering at Dartmouth
Hanover, New Hampshire

Jarod L. Roland, MD
Resident
Department of Neurosurgery
Washington University School of Medicine
St. Louis, Missouri

**Jeffrey V. Rosenfeld, MBBS, MD,
    MS, FRACS, FACS, FRCS(Edin.),
    IFAANS**
Professor
Department of Surgery
Monash University
Senior Neurosurgeon
The Alfred Hospital, Melbourne
Victoria, Australia

Sepehr Sani, MD
Associate Professor
Department of Neurosurgery
Rush University
Chicago, Illinois

Gerwin Schalk, PhD
Research Scientist
National Center for Adaptive
    Neurotechnologies
Wadsworth Center, New York State
    Department of Health
Albany, New York

Michael Schulder, MD, FAANS
Neurosurgery Program Director, and Vice
    Chair and Professor
Department of Neurosurgery
Donald and Barbara Zucker School of
    Medicine at Hofstra/Northwell
Hempstead, New York

Jason M. Schwalb, MD, FAANS, FACS
Clinical Professor of Neurosurgery, Wayne
    State University
Surgical Director, Movement Disorder &
    Comprehensive Epilepsy Centers
Henry Ford Medical Group
Detroit, Michigan

Raymond F. Sekula, Jr., MD
Department of Neurosurgery
University of Pittsburgh Medical Center
Pittsburgh, Pennsylvania

Hamid Shah, MD
Assistant Professor
Department of Neurosurgery
Vanderbilt University
Nashville Tennessee

Jugal Shah, MD
Resident
Department of Neurosurgery
NYU Langone Health
New York, New York

Jessica Shields, MD, PhD
Resident
Department of Neurosurgery
LSU Health Sciences Center
New Orleans, Louisiana

Lauren L. Spiegel, MD
Movement Disorders Fellow
Department of Neurology
University of California San Francisco
San Francisco, California

Michael D. Staudt, MD
Resident
Department of Clinical Neurological
    Sciences
The University of Western Ontario
London, Ontario, Canada

Bo-Min Sun, MD, PhD
Deputy Director
Professor of Neurosurgery
Ruijin Hospital
Shanghai Jiao Tong University School of
    Medicine
Shanghai, China

Vishad Sukul, MD
Department of Neurosurgery
Albany Medical Center
Albany, New York

Jennifer A. Sweet, MD, FAANS
Assistant Professor of Neurosurgery
Case Western Reserve University
University Hospitals Cleveland Medical
    Center

Cleveland, Ohio

Ashesh A. Thaker, MD
Assistant Professor
Division of Neuroradiology
Department of Radiology
University of Colorado School of Medicine
Aurora, Colorado

Jamie Toms, MD
Resident
Department of Neurosurgery
Virginia Commonwealth University
Richmond, Virginia

Prashin Unadkat, MBBS
Resident Physician, Department of Surgery
Research Fellow, Departments of
    Neurosurgery
    and Radiology
Brigham and Women's Hospital
Harvard Medical School
Boston, Massachusetts

Tao Wang, MD
Department of Functional Neurosurgery
Ruijin Hospital
Shanghai Jiao Tong University School of
    Medicine
Shanghai, China

Tony R. Wang, MD
Resident Physician
University of Virginia
Charlottesville, Virginia

Charles Warnecke, BS, CNIM
Neurophysiologist
Neurological Surgery, P.C.
Rockville Centre, New York

Yan Wong, PhD
Senior Lecturer
Departments of Electrical and Computer
    Systems Engineering
Monash University
Clayton, Australia

David S. Xu, MD
Assistant Professor
Department of Neurosurgery
Baylor College of Medicine
Houston, Texas

Shikun Zhan, MD
Department of Functional Neurosurgery
Ruijin Hospital
Shanghai Jiao Tong University School of
    Medicine
Shanghai, China

译者前言

初见这部由美国 Jeffrey A. Brown 博士等编著的 *Functional Neurosurgery: The Essentials*，有一种惊艳的感觉。精美的图片、精练的阐述、专业的术语，以及最新的影像学检查与治疗技术，使得本书在纷繁多样的神经外科学著作中赫然而立。更重要的是，通过对神经外科功能性疾病的临床表现、影像学特征、治疗方案等内容的详细阐述，使得原本非常庞杂的功能神经外科学内容不再令人觉得无所适从。著者通过表格、图片和关键知识点等多种形式系统阐释了神经系统功能性疾病的各个方面，既可作为神经科一线临床医生的参考书，也可作为相关培训及实践的指导书。

为了确保本书翻译内容的专业性与准确性，我们组织了国内众多临床经验丰富的神经外科专家共同翻译，力求准确地将原著者想要表达的信息传递给国内的神经科医生。大到对原著内容的"信、达、雅"呈现，小到对术语规范甚至语言表达的字斟句酌，各位译者都以十分专业的态度对待，倾注了巨大的努力和付出。不过，由于中外术语规范及语言表述习惯有所差异，中文翻译版中仍可能遗有一些疏漏或不足之处，恳请各位读者指正。

相信本书将成为那些一直努力于不断提高手术境界和对外科事业无比热爱的临床神经外科医生的最佳选择。

原书前言

20 世纪 60 年代后期，我进入大学。我曾想过学习经济学，但心理学更吸引我，它使我远离了用计算机程序来做成本效益分析（如拥有自己的洗衣机或在自助洗衣店洗衣，哪个更节省成本）。这是心灵"扩张"的时代，是麦角酸乙二胺（LSD）和大量迷幻药的时代。1968 年，Irving Cooper 呼吁停止针对帕金森病的任何功能性冷冻射频消融手术。现在已有药物可以解决这个问题。1969 年，Jose Delgado 发表了 *Physical Control of the Mind: Toward a Psychocivilised Society*。BF Skinner 于 1971 年推广了他关于操作性条件反射的工作。心灵也可以通过其他方式控制，由其他人控制，或者通过基因嵌入的快感驱动。

一年后，哈佛医学院毕业生 Michael Crichton 发表了 *Terminal Man*，将外科精神控制的风险引入大众关注的最中心。1973 年，我在芝加哥大学医学院读一年级。那年夏天，我在精神病学系主任 Daniel X. Freedman 的实验室工作和学习。我将成为一名精神科医生，专注于用共情而不是用手术来治愈复杂的心理疾病。当被问及我的背景时，我提到了我在大学实验心理学方面的经历，我曾用电极插入大鼠大脑进行行为实验，在大鼠的中脑中缝核放置电极，以刺激神经化学效应，并将其与腹腔注射 Sandoz 制药公司的纯品 LSD 后产生的神经化学效应进行比较。这在当时相当于被赋予了"核电站"的钥匙。我表现得很好，同时认识到行为可以通过电刺激的方式进行改善，从而重现了改变思维药物的强大化学效应。

接着"飞越疯人院"来了，它于 1975 年 11 月 19 日开始在影院上映。在 Randall Patrick McMurphy 眼中，大酋长 Bromdon 从脑叶切除的空虚恐惧中挣脱出来的形象，突然阻止了功能神经外科学在新兴领域的发展。左旋多巴的出现，导致精神和身体调控手术逐渐停止。美国加利福尼亚州甚至将其取缔。

7 年后，我完成了住院医师培训，当时 Lars Leksell 正好访问芝加哥大学，并谈到立体定向框架和伽马刀。我们的项目获得了一套 Leksell 立体定向框架并开始使用它。这是 40 年前的信息传输方式。会议的本意就是获得与他人见面的机会，了解他们在这个领域所做的事情。或者花一天时间和他们一起待在手术室，观察并判断他们的所作所为是否是你在适当的时候可以做的事情。

Leksell 就是这样做的，正如 Lunsford 博士在他有关立体定向神经外科历史的内容中指出的那样。他在费城与 Spiegel 和 Wycsis 共度时光，用他们设计的设备来评估他们的工作，然后设计了自己的设备。在我培训的最后一年，我去往巴黎城外的 L'Hopital Foche 跟随 Gerard Guiot 学习，多年后去往匹兹堡跟随 Peter Jannetta 学习，去往东京跟随 Takanori

Fukushima 学习。如果我们能够阅读关于这个主题的教科书，对 Leksell 或我来说会更容易吗？教科书可以作为介绍和参考，但并不能取代想要成长为一名外科医生的积极工作。

因此，我们编写本书的目的就是希望以一种可读性更好的表述来介绍这个引人入胜的领域，并将其作为培训或实践过程中进行反思的参考。

可读性是一个关键要素。编辑和出版商一直在努力使书中章节简洁、易于理解和交流。本书可与 Starr、Barbaro 和 Larson 所著的 *Neurosurgical Operative Atlas* 共同翻阅，但不必比较具体操作上的细微差别。

几年前，我年幼的女儿拿起我正在写的一篇文章，通读后认为文章有些冗长、混乱和无聊。我很尴尬地学习如何写作交流，并加入了一群决心发表他们故事的犯罪小说作家。抓住机会把你写的文章大声朗读给一群人，你会意识到大家的注意力会在什么时候消失。试着找到一种方法阻止这种情况，你就可能成为一名作家。虽然教科书不是犯罪悬疑故事，但它应该让读者保持兴趣。毕竟，立体定向神经外科手术非常引人入胜，就像标志性电影中的主题，可以反复使用。

"计算机能推断出人类的意图或感知吗？"这是神经修复学一章的开篇问题。有这样的问题开篇，怎么可能没有动力继续阅读，然后找出答案呢？一个好故事提出一个问题，回答它，再提出另一个问题，再回答它，并以这种方式继续前进。外骨骼与主动功能、被动功能之间有什么区别？伏隔核在治疗难治性抑郁症中的作用是什么？阿尔茨海默病功能治疗的靶点是什么？为什么？行动不便、抑郁和老年阿尔茨海默病，这些都是需要下一代解决的全球性巨大挑战。立体定向神经外科医生被定位为密切参与者。

本书的起源归功于神经外科大师、哲学家和创新者 Laligam Sekhar 的信任，感谢他向 Timothy Hiscock 的介绍得以让本书完善。如果没有 Julie Pilitsis 和 Michael Schulder 这两位联合主编，本书的编写不会如此顺利。那些忙碌的神经外科医生，在书中各章努力传达各亚专业的知识精髓，尽管这对推动他们的学术生涯几乎没有帮助。我感谢他们这样做。他们这样做正体现了他们医学博士头衔的当之无愧。毕竟，"医生"这个词还有"博士"的含义。

在书中，您将阅读到委员会在作出是否继续手术的决定之前对每位患者进行审查的建议，以及介绍的评估方案。在方案和委员会决策批准的集体思维中需要一种平衡。然而，神经外科是一个非凡的职业，手术最终只能由一个人负责。

有一次，在神经外科常规流程中纳入手术前"短暂休息"的环节之前，我留意到在准备夹闭一个复杂动脉瘤手术前，教授会穿上手术衣并戴好手套后静静离开手术台，低下头，闭上眼睛，沉默片刻。我很想知道他在做什么？

作为神经外科医生，我们肩负着巨大的责任。每次手术时，患者的生命都掌握在我们的手中。书中的 41 章无法解决的是，方案和委员会可以成为决策的参考标准，但它们并不能免除我们对最终立场的责任。我希望你们每个人在参考各章节作者传递的丰富知识时，都能花点时间思考一下这观点。有幸将本书呈现给大家，敬请各位读者同行指导以使得该书更好。

Jeffrey A. Brown, MD, FACS

致谢/献词

感谢 Brookes 和 Schuyler 陪伴的特殊时光，感谢 Rory 数十年来的爱与支持。

—— Jeffrey A. Brown

感谢我的母亲，感谢她无条件的爱与支持。感谢我的丈夫 Tim、孩子 Lauren 和 Ryan，他们让这一切都变得非常有意义。感谢我在神经外科、神经科学和实验治疗领域的所有伙伴，感谢你们为照顾现有患者和推进我们领域发展所做的一切。

特别感谢 Pya Seidner，他在校订及与各位著者、编辑和出版商的交流方面提供了很大帮助。

—— Julie G. Pilitsis

致我的妻子 Lu Steinberg 博士，感谢她相信我，并让我继续前进。

—— Michael Schulder

目　录

第1章 立体定向/功能性神经外科的创新历史
History of Innovation in Stereotaxy/Functional Neurosurgery

David W. Roberts 著

摘 要

神经外科长期以来一直引领着外科专业临床技术应用的创新发展，而立体定向功能外科一直处于创新的最前沿。

关键词

神经外科；立体定向；功能性

一、早期和配准的概念

在 Francis Gall 和备受诟病的颅相学领域出现之前，大脑被认为是一个整体器官。Gall 作为神经解剖学家被低估了，他开创了将大脑活动定位到不同大脑分区的概念。Fritsch 和 Hitzig 确定了大脑中引起对侧肢体运动的皮质区。Ferrier 通过使用刺激和消融来划分初级感觉和运动皮质，进一步证实了这种新的大脑功能身份模式的合理性。现代立体定位学始于 Sir Victor Horsley 和 Robert Clarke 两人的工作，当时他们在英国伦敦皇后广场国立医院致力于研究神经系统疾病（包括麻痹和癫痫）。

Horsley 使用电刺激来定位，然后切除皮质癫痫灶，但在小脑定位时遇到了困难。生理学家 Clarke 设计了一种头戴式仪器，用于准确放置针状探针，以最大限度地减少脑损伤并提高准确度。虽然 Bridges、Morgan、Broca、Kocher、Zernov 和 Rossolimo 已经开发了用于颅骨测量和头皮或颅骨定位的仪器，但是正如 Horsley 所说的 "Clarke 仪器" 是一个三维数字化仪器，它定义了一个坐标空间，并能够可靠地将相对无创伤的探头引导到该空间内的目标位置[1, 2, 3]（图 1-1）。脑的亚结构，如齿状核，可以被识别。独特的是，

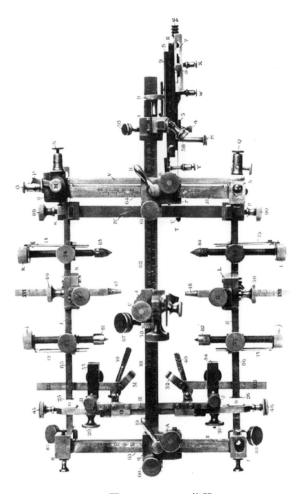

▲ 图 1-1　Clarke 仪器

由 Robert Clarke 和 Sir Victor Horsley 开发的立体定向仪 [3]

该仪器使用了手术空间的图像配准技术，该技术结合了眶下缘和外耳道的颅骨特征，以及由与相同外部标志相关的大脑解剖切片组成的图谱。

基于这个基本原理，立体定向外科的概念由此诞生。

较大的人类前脑的可变性及其与外部颅骨特征的关系，阻碍了 Horsley-Clarke 仪器的临床应用。Spiegel 和 Wycis 设计了一个框架，该框架从气脑造影中获得室间孔和松果体的位置，在立体定向装置中形成坐标，并将其作为额叶白质切除术较小的入路用于丘脑消融术。他们的工作催生了无数巧妙的立体定向框架的发展。Leksell、Reichert 和 Mundinger，以及 Talairach 和 Narabayashi 等外科医生也纷纷设计出立体定向框架 [4, 5]。计算机断层扫描和磁共振成像技术的出

现带来了新的临床能力和需求。现在可以很容易地看到肿瘤。那么医生怎样才能安全地触及肿瘤以进行活检或切除呢？具有以上能力的，仅限于一部分能够理解 Leksell 螺旋图以处理放射学视差的神经外科医生。通过简化配准流程，这一领域得到了广泛开放。

> 1906 年：Horsley 和 Clarke 创造了第一个立体定向框架，结合大脑解剖图谱，将外耳道和眶下缘进行了配准。3 年后，Sachs 将其带到了美国，但这项创新在很大程度上被忽视了。
> 1947 年：Spiegel-Wycis-Leksell 首先推出了基于脑图标志的设备。
> 1979 年：Brown、Roberts 和 Wells 将转换方程的计算元素与计算机断层扫描引入立体定向。
> 1986 年：Roberts 提出了一种与手术显微镜集成的无框架神经导航系统。

二、计算机时代

计算机配准不仅是新的立体定向框架（Brown-Roberts-Wells 框架）的设计基础，更重要的是它将立体定向技术扩展到开颅术和病变切除术。Sheldon 和 Jacques 将郁金香式牵开器结合于立体定向框架用于肿瘤切除，而 Kelly 将计算机推广为一种手术工具，通过该工具可以将多个成像数据集编译成一个数据库。然后，该数据库可与附接到放大立体定向框架引导弧上的手术显微镜下的手术野共同配准 [6, 7]。早期的立体定向术依赖于外科医生对所选择的图谱或断层图像中对应点的框架坐标计算，20 世纪 80 年代早期的计算机可以很容易地计算在术前图像和手术野中的大量点之间沿任一方向上移动所需的变换。

计算资源极大地推动了该领域的发展，引入了最初所谓的无框架立体定位，之后是神经导航，现在是图像引导。立体定向框架的功能是定义一个操作坐标空间以实现与术前坐标空间的配准，并使该信息有助于引导仪器到达其深层目标。现在，这可以在基于计算机的系统上得到改

进，甚至可以消除框架的需要。立体定向的概念目前已延伸至颅内空间外。基于声波、机械臂、光学和电磁技术的非接触式数字化仪定义了一个坐标空间并在该空间内跟踪仪器[8-11]（图1-2）。外科手术野与成像研究中基准点、表面或体积相关联的坐标变换的快速计算取代了依赖于连接到框架底座上部结构人体比例点的计算。图形显示可以指示仪器位置并将其投影到适当的放射图像切片上，与其他相关信息叠加到手术显微镜的平视显示器中，作为增强现实从根本上提高了效应器带宽和立体定位效用。在各个实验室中创建的许多这样的系统造就了一个令人兴奋的、颠覆性的时代，这些系统很快聚集合，并诞生了目前使用的少数几个系统。无框架、立体定向的联合配准原则现在扩展到大部分普通神经外科，并越来越多地扩展到其他外科领域。

立体定向原则从有指导的钻孔发展到有指导的开颅术。现在，需要解决术中数据退化的困境。手术前配准的信息在手术中可能会发生改变。可以获取新的、更新的放射图像的术中磁共振成像（magnetic resonance imaging，MRI）和计算机断层扫描（computer tomography，CT）机器已经激增。这种外科应用的实施正在进行中[12-14]。依赖于更容易获得稀疏数据的替代方法，例如通过手术显微镜或术中超声提供的手术野图像来移动和使术前图像变形，是否更具成本效益且不那么麻烦，仍然是一个悬而未决的问题[15, 16]。

三、效应器技术

Horsley和Clarke的开创性贡献还包括稳定且可靠地用于电刺激和电解神经组织的新仪器（图1-3）。由立体定向系统支持的工具或效应器的发展史也是引人注目的创新史。早期的毁损技术变换多样，包括阳极电解、化学方法（如酒精注射）、带有旋转线环的机械装置、装有液氮的超低温探针、带有钇的放射性同位素及射频探针的热刺激[90]。尽管上述技术都曾在临床上使

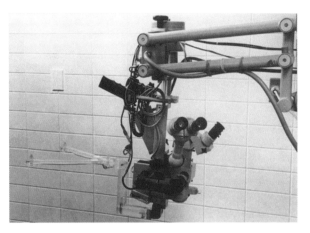

▲ 图1-2　**Dartmouth 无框架立体定向系统，手术显微镜由声波数字化仪跟踪** [8]
经 *Journal of Neurosurgery* 许可转载

用过，但是考虑到技术的可靠性、一致性、安全性、易用性和使用成本，人们选择了目前最为广泛使用的温度监测射频系统。

Leksell的创新是最激进的。他洞察到将立体定向框架与电离辐射相结合的潜力（图1-4）。他先是将他的框架与质子束辐射集成，之后他又使用了多个 ^{60}Co 放射源，并通过头盔聚焦于选定的目标。他的弧形中心框架促进了该技术的实现。如今，它在全球范围内商业化，被称为伽马刀（Elekta Instruments，Stockholm）[17]。其他人员通过对直线加速器的改良促进了它的蓬勃发展，直线加速器的质子束辐射能将其布拉格峰能量值精确地勾勒到靶点上。高昂的成本限制了它的广泛应用[18-20]。

能够对神经组织进行非消融的调控技术在当今的功能应用中占主导地位。将电刺激从19世纪的实验室改进为立体定向、长期可植入、可程控的临床设备，为破坏性损伤提供了一个有吸引力的替代方案，并且这种创新方案已成为主导实践。Heath、Delgado、Bechtereva、Cooper、Adams、Siegfried、Benabid等率先将非人类探查性电刺激转化为临床实践，并在精神疾病、疼痛、癫痫和震颤中应用[22-28]。随后的仪器小型化和电池改进减少了一些临床使用的负担，并促进了该技术更广泛的临床应用。这项技术的全部

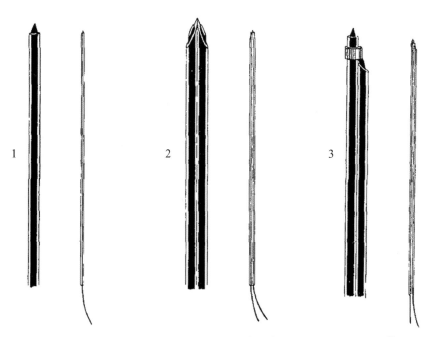

▲ 图 1-3 Horsley 和 Clarke 开发的用于电刺激和电解的立体定向针 [3]

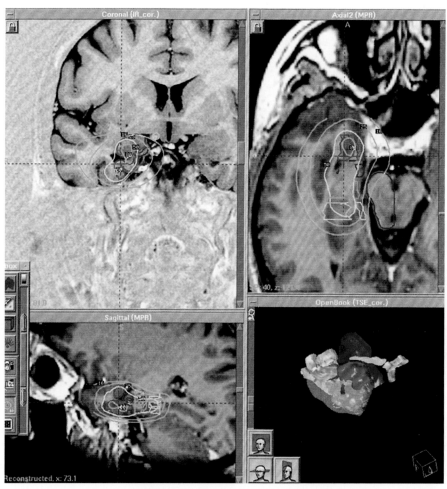

▲ 图 1-4 伽马刀放射治疗右侧颞叶内侧癫痫的剂量方案 [21]

经 Thieme 许可转载，引自 J. Régis 等

潜力尚未实现，但一些开创性的项目已经让该领域兴奋不已。NeuroPace（Mountain View，CA）推出了一种用于治疗顽固性癫痫的响应式刺激器——一种能够连续进行脑电图监测、探测癫痫发作和可程控的"反刺激"效应反应器，诠释了这一潜力[29]（图1-5）。闭环系统不仅能对电进行监控和调节，也能够对某些实施、神经化学活动进行监控和调节，这已经在实验室中得到证实，并正在进一步积极研究中[30]。其他可转化的新兴技术（包括移植、输液和光遗传学）也为该领域注入了活力。

立体定向设备对手术空间的精确配准已使其成为一种手术的基础设备，并在此基础上正在进行更多的创新。早期，Young、Kwoh和Drake在进行研究时就将带有套管导轨的机械臂与立体定向框架集成在一起[31-33]。他们进行癫痫研究时经常需要植入多个深部电极，此时机器人的效率变得非常重要。

手术领域的数字化也为其他功能提供了机会。图像引导与无缝电信相结合，可以进行远程会诊，或者通过机器人进行远程手术。与技术密切相关的教育和培训机会也比比皆是。使用通用或个体患者的神经解剖学和病理学成像的模拟器提供了类似于航空航天的实践机会。

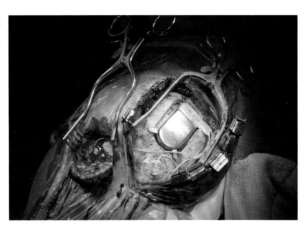

▲ 图1-5 植入式 NeuroPace 响应式神经刺激系统的术中图像，其中发电机/电池组件安装在颅骨上，双侧海马电极通过枕骨钻孔放置

解剖学和病理生理学的深入研究，众多的神经系统疾病已经可以治愈。如今，运动障碍、疼痛和癫痫的治疗效果越来越好。然而，最令人兴奋的是该领域扩展到了精神疾病、头痛、饮食失调、成瘾、植物人状态、记忆和机脑接口等新领域。

对后面几种疾病的治疗以我们现代社会可接受的方式发起，这也揭示了神经增强的新视野，以及所有相关的伦理问题。立体定向和功能性神经外科的创新精神已经实现了显著的治疗益处，现在这种创新精神需要被重新认识、讨论和赋予责任。

四、临床创新

创新是该技术临床应用的特点。在20世纪40年代，立体定向仪器被用于治疗精神疾病、运动障碍和慢性疼痛。尽管Spiegel和Wycis在他们1947年的论文中讨论了立体定向仪器在疼痛、运动障碍、三叉神经痛和囊性肿瘤中的潜在应用，但是他们的第1批病例是针对精神疾病的。无独有偶，Leksell、Talairach和Narabayashi也分享了这一方向的研究成果。有趣的是，他们都接受过精神病学培训，他们都认识到这项技术有更为广泛的应用前景。

随着神经影像学和神经科学的进步，以及对

五、结论

立体定向（一种方法论技术）和功能性神经外科（临床定位于以神经功能为中心）的双重身份和奠定了该领域的创新基础。空间配准是一个数学概念，是立体定向的基础；包括立体定向框架、配准算法、图像引导和更新配准等在内的开创性进展，代表性地应用了几何和代数数学。临床领域依赖于神经生理学，这恰恰解释了为什么该领域专业的期刊一度是 *Applied Neurophysiology*。当神经科学学科拓展了我们对大脑如何组织并行使功能的理解时，我们的治疗能力就得到了提高。

参考文献

[1] Critchley M. The Divine Banquet of the Brain. New York: Raven Press; 1979

[2] Serletis D, Pait TG. Early craniometric tools as a predecessor to neurosurgical stereotaxis. J Neurosurg. 2016; 124(6):1867-1874

[3] Horsley V, Clarke RH. The structure and functions of the cerebellum examined by a new method. Brain. 1908; 31(1):45-124

[4] Picard C, Olivier A, Bertrand G. The first human stereotaxic apparatus. The contribution of Aubrey Mussen to the field of stereotaxis. J Neurosurg. 1983; 59(4):673-676

[5] Spiegel EA, Wycis HT, Marks M, Lee AJ. Stereotaxic Apparatus for Operations on the Human Brain. Science. 1947; 106(2754): 349-350

[6] Shelden CH, McCann G, Jacques S, et al. Development of a computerized microstereotaxic method for localization and removal of minute CNS lesions under direct 3-D vision. Technical report. J Neurosurg. 1980; 52(1):21-27

[7] Kelly PJ, Alker GJ , Jr, Goerss S. Computer-assisted stereotactic microsurgery for the treatment of intracranial neoplasms. Neurosurgery. 1982; 10(3):324-331

[8] Roberts DW, Strohbehn JW, Hatch JF, Murray W, Kettenberger H. A frameless stereotaxic integration of computerized tomographic imaging and the operating microscope. J Neurosurg. 1986; 65(4):545-549

[9] Watanabe E, Watanabe T, Manaka S, Mayanagi Y, Takakura K. Three-dimensional digitizer (neuronavigator): new equipment for computed tomographyguided stereotaxic surgery. Surg Neurol. 1987; 27(6):543-547

[10] Bucholz RD, Greco DJ. Image-guided surgical techniques for infections and trauma of the central nervous system. Neurosurg Clin N Am. 1996; 7(2): 187-200

[11] Goerss SJ, Kelly PJ, Kall B, Stiving S. A stereotactic magnetic field digitizer. Stereotact Funct Neurosurg. 1994; 63(1-4):89-92

[12] Black PM, Moriarty T, Alexander E , III, et al. Development and implementation of intraoperative magnetic resonance imaging and its neurosurgical applications. Neurosurgery. 1997; 41(4):831-842, discussion 842-845

[13] Schulder M, Sernas TJ, Carmel PW. Cranial surgery and navigation with a compact intraoperative MRI system. Acta Neurochir Suppl (Wien). 2003; 85: 79-86

[14] Nimsky C, Ganslandt O, von Keller B, Fahlbusch R. Preliminary experience in glioma surgery with intraoperative high-field MRI. Acta Neurochir Suppl (Wien). 2003; 88:21-29

[15] Roberts DW, Miga MI, Hartov A, et al. Intraoperatively updated neuroimaging using brain modeling and sparse data. Neurosurgery. 1999; 45(5):1199-1206, discussion 1206-1207

[16] Fan X, Roberts DW, Olson JD, et al. Image Updating for Brain Shift Compensation During Resection. Neurosurgery. 2017

[17] Leksell L. Stereotaxis and Radiosurgery: An Operative System. Springfield, Illinois: Charles C. Thomas; 1971

[18] Colombo F, Benedetti A, Pozza F, et al. Stereotactic radiosurgery utilizing a linear accelerator. Appl Neurophysiol. 1985; 48(1-6):133-145

[19] Adler JR , Jr, Chang SD, Murphy MJ, Doty J, Geis P, Hancock SL. The Cyberknife: a frameless robotic system for radiosurgery. Stereotact Funct Neurosurg. 1997; 69(1-4 Pt 2):124-128

[20] Kjellberg RN, Koehler AM, Preston WM, Sweet WH. Stereotaxic instrument for use with the Bragg peak of a proton beam. Confin Neurol. 1962; 22:183-189

[21] Régis J, Bartolomei F, Chauvel P. Radiosurgery. In: Baltuch G, Villemure J-G, eds. Operative Techniques in Epilepsy Surgery. New York: Thieme; 2009:188

[22] Heath RG. Electrical Self-Stimulation of the Brain in Man. Am J Psychiatry. 1963; 120:571-577

[23] Delgado JM, Hamlin H, Chapman WP. Technique of intracranial electrode implacement for recording and stimulation and its possible therapeutic value in psychotic patients. Confin Neurol. 1952; 12(5-6):315-319

[24] Bechtereva N, Bondartchuk A, Smirnov V, et al. Therapeutic electrostimulation of the brain deep structure. Vopr Neirokhir. 1972; 1:7-12

[25] Cooper IS, Amin I, Gilman S. The effect of chronic cerebellar stimulation upon epilepsy in man. Trans Am Neurol Assoc. 1973; 98:192-196

[26] Adams JE, Hosobuchi Y, Fields HL. Stimulation of internal capsule for relief of chronic pain. J Neurosurg. 1974; 41(6):740-744

[27] Siegfried J. Sensory thalamic neurostimulation for chronic pain. Pacing Clin Electrophysiol. 1987; 10(1 Pt 2):209-212

[28] Benabid AL, Pollak P, Louveau A, Henry S, de Rougemont J. Combined (thalamotomy and stimulation) stereotactic surgery of the VIM thalamic nucleus for bilateral Parkinson disease. Appl Neurophysiol. 1987; 50(1-6):344-346

[29] Morrell MJ, RNS System in Epilepsy Study Group. Responsive cortical stimulation for the treatment of medically intractable partial epilepsy. Neurology. 2011; 77(13):1295-1304

[30] Lee KH, Lujan JL, Trevathan JK, et al. WINCS Harmoni: Closed-loop dynamic neurochemical control of therapeutic interventions. Sci Rep. 2017; 7:46675

[31] Young RF. Application of robotics to stereotactic neurosurgery. Neurol Res. 1987; 9(2):123-128

[32] Kwoh YS, Hou J, Jonckheere EA, Hayati S. A robot with improved absolute positioning accuracy for CT guided stereotactic brain surgery. IEEE Trans Biomed Eng. 1988; 35(2):153-160

[33] Drake JM, Joy M, Goldenberg A, Kreindler D. Computer- and robot-assisted resection of thalamic astrocytomas in children. Neurosurgery. 1991; 29(1):27-33

第 2 章 脑立体定向框架简史
A Brief History of Brain Stereotactic Frames

L. Dade Lunsford   Ajay Niranjan   著

摘 要

19 世纪 70 年代，Dittmar 在动物模型中使用了第一个引导装置。1908 年，Victor Horsley 和 Robert Clarke 描述了第一个用于人类神经外科手术的 3D 靶向技术。从 20 世纪 30 年代到 20 世纪 50 年代，Spiegel 和 Wycis 的合作努力使得立体定向设计的发展取得了重大进展。世界各地神经外科先驱的非凡贡献促成了目前使用的立体定向引导装置的发展。立体定向头架如今广泛用于脑活检、放射外科、电极放置，以及脑肿瘤、血管畸形和功能性脑疾病的治疗。本文讨论了该领域先驱者的贡献及脑立体定向引导装置的发展。

关键词

立体定位；立体定向；引导装置；头架；立体定向神经外科

"老年人应该读新书，年轻人应该读旧书。"

——Peter Jannetta 给 Jeff Brown 的建议

在医学和神经外科的历史上，立体定向设备的发展历程是非同寻常的。从那个时代到现在跨越了 150 多年，它促使在全球范围内采用立体定向技术来诊断和治疗颅脑、脊柱和躯体疾病。

术语"立体定向"源自"三维系统"的希腊词根，是基于希腊过去分词的正确拼写。1973 年，国际立体脑切除术研究学会（世界功能和立体定向外科学会的前身）将"立体定向"一词描述为希腊语"stereo"（立体）或三维与拉丁语"tactus"（触摸）的组合。这是一个同样合适的词源和首选拼写 [1]。在这 150 年的时间内开发的设备的范围和多样性证明了外科医生和工程师的聪明才智，他们努力构建可靠和准确的图像引导方法，从而以最小的风险到达大脑内的目标。

一、19 世纪

在逐渐认识到大脑功能区的存在之后，人们开始使用引导装置来探索动物大脑的深层区域。1873 年，德国的 Dittmar 描述了使用引导装置在兔子的延髓中进行切开 [2]。15 年后，圣彼得堡的医生构思了一种颅骨定位工具，将其固定在患者的颅骨上，以根据颅相学的概念（颅相学认为功能与外部颅骨形态相关）研究功能[3]。

二、20 世纪

Victor Horsley 爵士和 Robert Clarke 开发了第一个立体定向引导仪器，发表在 1906 年的 *Brain* 杂志上[4]，两人因此受到了赞扬。该仪器能可靠地引导探针置入猫的小脑以进行生理学研究。第一个直线系统使用 XYZ 轴引导探针通过安装在框架上的支架插入既定目标。它成为后续几代立体定向装置的原型（图 2-1）。Clarke 的弟子 Aubrey Mussen 随后仿照 Horsley-Clarke 框架模式制造了一种仪器[5]。正如 Phil Gildenberg 报道的那样，该仪器可能适用于人脑手术[6]。Clarke 显然在伦敦和蒙特利尔都待过，因为这个仪器被留在蒙特利尔神经学研究所。目前尚不清楚是否有患者使用该仪器得到过治疗。

立体定向仪器非常可靠，它允许选择安全手术路径、创建颅骨切口，以及将探针放置到已通过成像检测到的颅内靶点中。1918 年，Aubrey Ferguson 上尉发表了一篇关于使用引导装置取出颅内子弹碎片的报道[7]（图 2-2）。这份报道似乎是人类实际使用这种技术 [一种带有安装仪器(延长垂体钳)的外部引导装置，指向 X 线成像中所示的靶点] 的第一份出版物。考虑到躯体 X 线的可视化最近才被描述，这是一项了不起的、开创性的，但鲜为人知的贡献。

在 20 世纪 30 年代，Kirschner 描述如何使用颅骨引导装置跨卵圆孔放置毁损电极以治疗三叉神经痛[8]（图 2-3）。在 20 世纪 40 年代，许多以最初的 Horsley-Clarke 设计理念为原型的立体定向仪器的合作开发占主导地位。Ernst Spiegel 是一位奥地利神经学家，他移民到费城以逃避纳粹主义迫害，他与在坦普尔大学工作的神经外科医生 Henry Wycis 合作开发了一种实用的立体定向引导系统，用于人体手术[9, 10]。这种设备，他们

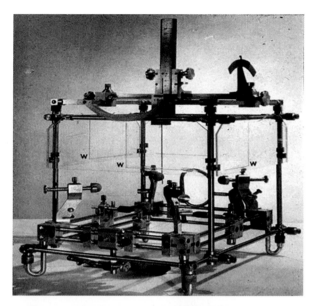

▲ 图 2-1 Horsley-Clarke 系统是最早被认可的立体定向引导仪器，旨在将探针可靠地放置在猫的小脑中，以研究小脑的生理功能

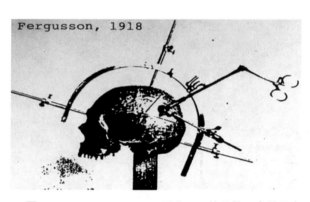

▲ 图 2-2 Aubrey Ferguson 开发了可能是第一个用于人类的引导仪器，以帮助清除第一次世界大战期间士兵的颅内子弹碎片

经 Fergusson J 许可转载，引自 A preliminary note. A new system of localization and extraction of foreign bodies in the brain. *Br J Surg.* 1918, 6: 409-417.

称之为立体脑切开机，这是立体定向引导系统第一次用于显示大脑内部标志物的图像（图 2-4）。正如 Gildenberg 所描述的一样，第一个设备只有探针或电极的平移运动。当载体位于靶点上方时，可以将探针指向靶点。后来，这些仪器被安装固定在患者头部的石膏模型上。有些被严格固定在患者的颅顶上，只是简单的瞄准装置。为了匹配基于 AP 和横向 X 线指向靶点的线的角度，

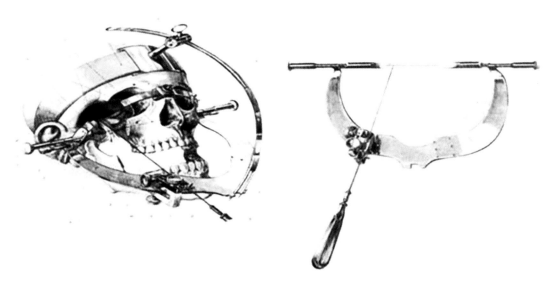

▲ 图 2-3 **Kirschner** 在 **20** 世纪 **30** 年代开发了一种立体定向装置，用于在卵圆孔中放置毁损电极以治疗三叉神经痛患者

经 Kirschner M. 许可转载，引自 Die Punktionstechnik und die Elektrokoagulation es Ganglion Gasseri. *Arch Klin Chir*. 1933, 176: 581-620.

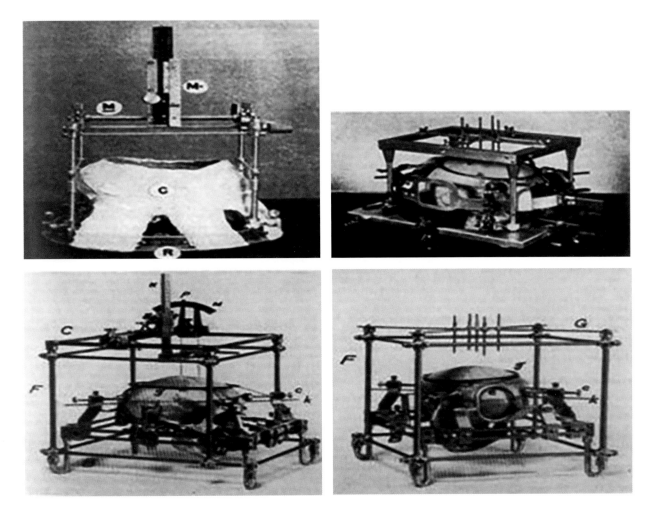

▲ 图 2-4 **Spiegel-Wycis** 引导装置，也称为立体脑切开机，是第一个使用脑图像显示大脑内部标志物的立体定向装置

经 Spiegel EA, Wycis HT 许可转载，引自 Principles and applications of Stereoencephalotomy. *Acta Neurochir*.1950(Wien), 1(2-3):137-153.

其他仪器被设计用于对探头轨迹进行角度调整。75 年前存在的仪器固定的稳定性、刚性和可重复性的问题，如今仍然存在于当前一代的 MRI 兼容性仪器中。即使是最小的移动也会扭曲靶点位置和探针轨迹。Spiegel 和 Wycis 专注于运动障碍和难治性行为障碍疾病，以尽量减少治疗中涉及的手术风险。20 世纪 40 年代和 20 世纪 50 年代，在 Freeman 开始实施经眶脑叶切除术之前，广泛实施的额叶白质切除术是通过更具侵入性的开颅术完成的[11, 12]。成千上万的患者在没有精神治疗药物的时代接受了这种侵入性的开颅术。

Lars Leksell 曾参加神经生理学家的培训，在 20 世纪 30 年代，他主要负责描述 Gamma 运动姿势音调系统。他的合作者 Ragnar Granit 后来与 George Wald 和 Keffer Hartline 分享了 1967 年诺贝尔生理学或医学奖，以表彰他在视觉和视锥细胞方面所做的工作。Leksell 继续关注那些在他的祖国瑞典接受脑部手术的患者的神经外科手术效果不佳的问题。尽管他的临床导师 Herbert Olivecrona 是公认的北欧神经外科大师，在脑肿瘤和血管畸形方面拥有丰富的经验，然而，Leksell 坚信，需要具有更小侵入性和更准确的方法来让外科医生到达大脑深处的部位。

1947 年，Leksell 前往费城与 Spiegel 和 Wycis 一起进行团体培训。当他回到斯德哥尔摩时，他提交了具有里程碑意义的论文，在其中描述了以他的名字命名的直线坐标系的原型[13]（图 2-5）。例如当颅骨 X 线可以看到钙化的肿瘤包膜时，定位是通过直接成像实现的。否则，需要使用侧位和前后位 X 线成像的脑造影术，以确定稳定的标志物（如前连合和后连合）。参照于这些可靠的点发现了内囊、苍白球或丘脑特定核团中的靶点。Leksell 的理念是，这些仪器应该足够简单，即使是神经外科医生也能掌握它们的使用方法！

Leksell 是一个不知疲倦且苛刻的发明家，他需要将他的仪器优化到最后一个小螺丝钉。随着成像技术在 X 线和脑造影术方面的发展，Leksell 评估了超声、计算机断层扫描和磁共振成像的使用，需要重新设计框架以适应这些成像变化，从而保持可靠性和成像兼容性。新仪器包括标准框架（20 世纪 50 年代）、CT 早期发展后引入的 D 框架（20 世纪 70 年代），以及最终重新设计的 G 框架，以方便开放式和封闭式（放射外科）立体定向程序的 MRI 定位（图 2-6）。靶点位于两条弧线的中心。弧线允许探针在头部侧向移动、前后移动，而靶点和探针尖端一直保持在 X、Y 和 Z 的交叉点。这就是以弧为中心的定位原则。探针轨迹的角度调节优化了轨迹，使得当探针进入

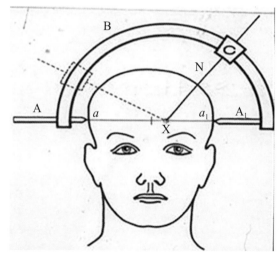
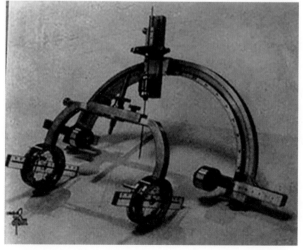

▲ 图 2-5　Leksell 立体定向系统，由直线坐标框架和一个连接到该框架并已选定 X、Y、Z 靶点坐标的半圆弧形架组成。弧形架有一个滑动探针载体，允许探针在左右和前后角度移动

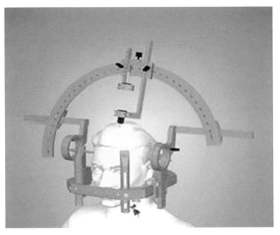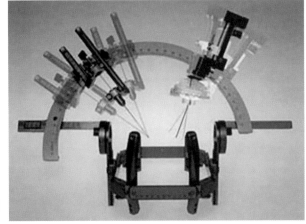

▲ 图 2-6 Leksell 模型 G 框架设计便于开放式和封闭式（放射外科）立体定向程序的 MRI 定位。该系统允许探针以多个角度移动，但始终将靶点保持在半径为 19cm 的圆弧中心

圆弧半径距离（19cm）时始终能够到达靶点。

20 世纪 50 年代，许多美国和欧洲中心开发了其他仪器。包括在美国的 Todd-Wells 系统（该设备将靶点转换为弧的交点）和德国弗莱堡的 Richert-Mundinger 系统（该系统使用极坐标将靶点放置在基础坐标头环的中心）（图 2-7）。为了调整弓弧系统或靶点弓，有人制造了模拟器，以助于将探针放置在靶点处。然后将弓弧系统转移固定在患者头部的基环上，并在适当的位置钻孔后开始手术。Tailarach 和在法国工作的众多学生使用他的仪器，将多个电极置入到癫痫手术的靶点或置入放射性同位素以进行肿瘤治疗。

在 20 世纪 50 年代和 20 世纪 60 年代，人们对行为、运动和癫痫疾病的手术选择产生了巨大的兴趣，从而相当大地促进了立体定向的发展。根据立体定向外科医生的兴趣构建多个独特的立体定向仪器，然后当他们的学生到了新地点工作时，扩展到其他中心使用。例如，Irving Cooper 在纽约使用他的仪器进行了数千次消融手术。Edward Hitchcock 在英国伯明翰开发了一种基础方形装置，可用于功能性和形态学手术。

1977 年，Russ Brown 描述了使用 N 定位器来定义在计算机断层扫描立体定向空间中的目标[14, 15]。随后与制造商 Trent Wells 和神经外科医生 Ted Roberts 的合作制造了 Brown-Roberts-Wells

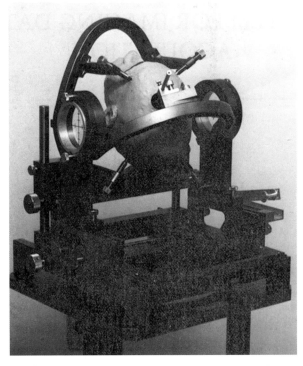

▲ 图 2-7 Todd-Wells 系统采用弧形象限原理。患者的头部固定在一个刚性支架中，该支架能以三个正交自由度移动，以将颅内靶点定位在由弧形象限定义的固定球体的焦点处

（BRW）仪器，投入使用并进行商业销售（图 2-8）。在立体定向空间中确定靶点后，使用计算机系统确定靶点坐标。使用四个角度测量调整探针以重现术前选择的轨迹。参照类似的原理，John Perry、Arthur Rosenbaum 和 Dade Lunsford

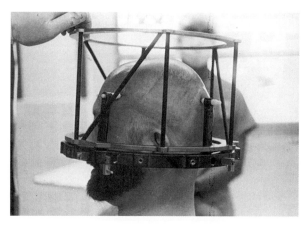

▲ 图 2-8 Brown-Roberts-Wells（BRW）是与 CT 兼容的立体定向系统，由犹他大学的一名神经外科医生、一名医学生和生物医学工程师 Trent Wells 三人合作开发

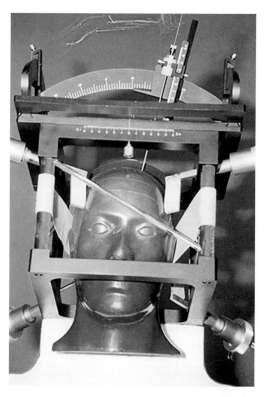

▲ 图 2-9 John Perry、Arthur Rosenbaum 和 Dade Lunsford 于 1978 年开发了一种与 CT 兼容的引导仪器（辉瑞框架）。手术过程是在 CT 仪内部进行的，并于 1982 年促成创建了第一个在匹兹堡长老会大学医院安装的专用术中CT 仪

的团队在辉瑞制药的赞助下开发了一种类似的与 CT 兼容的引导仪器[16]。辉瑞制药当时对成像技术非常感兴趣（图 2-9）。

Eric Cosman 改造了 BRW 框架以促进成像兼容功能，并便于实施肿瘤手术。该框架随后作为 Cosman-Roberts-Wells（CRW）仪器上市销售。Pat Kelly 改造了最初的 Todd Wells 仪器进而制造了他的 Kelly 立体定向系统，该系统将 CT 成像与激光和射频消融技术相结合。他所在的梅奥医学中心和后来在纽约大学的立体定向手术室成为那个时代最先进的神经外科手术室。他们将先进的靶向成像与精确的 CO_2 激光相结合，以汽化深部脑肿瘤。他的功能性神经外科实践还包括使用射频消融术为运动障碍患者毁损丘脑。

在 20 世纪 80 年代，对原始设备的改进仍在持续进行。芬兰的 Lauri Laitinen 描述了 Laitinen 立体定向仪，它由一个椭圆形的基环、带有刚性颅骨固定装置和一个用于容纳探针的连接弧共同组成[17]（图 2-10）。根据所选的成像方式（普通 X 线、MRI 或 CT），各种适配器用于定义靶点[18]。

大多数立体定向仪器由不透射线的金属制成。随着成像演变为 CT 和 MRI 影像，这些都需要重新设计。使用 CT 时，致密金属可能会掩盖靶点或轨迹。使用 MRI 时，磁敏感性伪影成为一个问题。因此，20 世纪 80 年代出现了各种

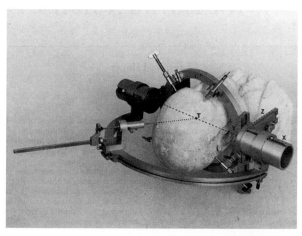

▲ 图 2-10 Laitinen 系统由立体定向仪（椭圆形基环、两个对称圆柱组件和一个半圆弧）和 CT/MRI 适配器组成

由塑料或其他成像中性成分制成的瞄准仪器。例如，Arun-Angelo Patil 设计了一种由复合材料制成的仪器，该仪器具有基础平台和现在标准的可拆卸弧形输送系统[19]。

1977—2000 年的这段时间里，大多数神经外科培训点都在指导学员安全和恰当地使用框架技术。美国测试与制造协会（American Society of Testing and Manufacturing，ASTM）要求此类仪器能够以 ±1mm 的准确度可靠地将探针放置在靶点上。然而，仪器准确度取决于用于定义靶点成像的准确度和可靠性。通过使用 1024×1024 网格的数字减影血管造影，理论机械准确度可以接近 0.1mm。当然，在开放式立体定向手术过程中，这忽视了大脑或靶点移位。在 CT 成像期间使用 512×512 网格，准确度接近 0.5mm。对于大多数 MRI，网格大小为 256×256，因此 1mm 的准确度是可以获得的最大值。对基于立体定向手术的 MRI 而言，磁敏感性伪影不扭曲靶点位置和成像至关重要。磁铁必须适当地填充和维护，并且必须使用模型进行定期验证，以保证持续的立体定向兼容性。

三、21 世纪

据说神经外科是一个每隔 25 年就会出现一次新发现的领域。新的开拓者从不看发表时间超过 25 年的文献。他们倾向于开发仪器，就好像它们是独一无二的一样。当下，临床上对与术中 CT 或 MRI 兼容的钻孔探针瞄准仪器非常依赖，这从几个角度来看都是有问题的。当前的神经外科学员不再学习基于框架的立体定向技术。这些瞄准仪器的支持者忽视了对真正的先驱者（如 Spiegel 和 Wycis）的信任，由于对准确性和可靠性的担忧而尝试并在很大程度上放弃了这些钻孔安装系统。最后，将探针传递到大脑的同时，对大脑进行成像扫描，这一过程并不能使患者感到舒适。探针反复穿过脆弱的脑实质，每一次都会增加出血的风险。请注意，在 20 世纪 50 年代徒手脑肿瘤活检的死亡率接近 30%。现在，通过使用特殊软件，外科医生可在探针通过至一明确的靶点之前规划路径。匹兹堡大学对 30 年来 2500 多名基于框架的立体定向患者的手术并发症进行了统计研究，结果表明，框架指导的立体定向手

术后出现需要再次手术的并发症风险为 0.1%。

> 采用立体定向技术后，脑肿瘤活检的死亡率较 20 世纪 50 年代徒手脑肿瘤活检降低了近 30%，需要再次手术的并发症风险降至 0.1%。

在过去的 30 年中，基于框架的靶点定位和固定技术极大地促进了立体定向放射外科领域的发展。仅 Leksell 伽马刀就已用于超过 100 万名患者。不开颅消除肿瘤、血管畸形和功能性脑靶点已经彻底改变了全世界的脑外科手术。放射外科的应用范围极大地拓展了神经外科医生可以为患者提供有意义的微创辅助诊疗疾病的数量和类型。最近出现的经颅超声聚焦技术需要持续使用基于精确框架的技术。同样，由于认识到可以使用立体定向方法可靠地定位全身的颅骨、脊柱和其他靶点，以便单个或多个疗程中靶点聚焦辐射的递送，整个放射肿瘤学领域已经发生了改变。现如今高度适形和选择性的辐射递送方法代替了过去的"黑暗中射击"的方式，而这种方法只有在立体定向原理下才有可能实现。

我应该以对机器人技术的讨论来结束本章。1988 年，我学习时的教科书《现代立体定向神经外科》描述了 Y. S. Kwoh 及其同事在 1985 年设计和建造的新立体定向系统的使用 [20]。30 年后，对此立体定向系统的改造演变出了诸如 ROSA 机器人之类的设备。理论上，触觉技术能够复制脑外科医生对脑组织工作时产生的"感觉"。机器人在脑外科手术中的作用正在演变，但套用"Steve Haines 统计第二定律"的说法，要与众不同，就必须有所作为。这些由受过部分培训的外科医生和不知情的医院管理人员进行市场营销并疯狂购买的新技术，当代和未来几代人有责任去证明它们的价值。

> 对于真正"重要"的创新，它不仅仅是一个统计参数，还必须对我们患者的生活产生影响。机器人在神经外科中的重要性尚待阐明。

参考文献

[1] Gildenberg PL. Stereotactic versus stereotaxic. Neurosurgery. 1993; 32(6): 965-966

[2] Blomstedt P, Olivecrona M, Sailer A, Hariz MI. Dittmar and the history of stereotaxy; or rats, rabbits, and references. Neurosurgery. 2007; 60(1):198-201, discussion 201-202

[3] Zernov D. Encephalometer: Device for estimation of parts of the brain in humans. [in Russian]. Proc Soc Physicomed Moscow Univ.. 1889; 2:70-80

[4] Horsley V, Clarke RH. The structure and functions of the cerebellum examined by a new method. Brain. 1908; 31:45-124

[5] Picard C, Olivier A, Bertrand G. The first human stereotaxic apparatus. The contribution of Aubrey Mussen to the field of stereotaxis. J Neurosurg. 1983; 59(4):673-676

[6] Gildenberg PL. The history of stereotactic neurosurgery. Neurosurg Clin N Am. 1990; 1(4):765-780

[7] Fergusson J. A new system of localization and extraction of foreign bodies in the brain: A preliminary note. Br J Surg. 1918; 6(23):409-417

[8] Kirschner M. Die Punktionstechnik und die Elektrokoagulation des Ganglion Gasseri. Arch Klin Chir. 1933; 176:581-620

[9] Spiegel EA, Wycis HT, Marks M, Lee AJ. Stereotaxic Apparatus for Operations on the Human Brain. Science. 1947; 106(2754): 349-350

[10] Spiegel EA, Wycis HT. [Principles and applications of stereoencephalotomy]. Acta Neurochir (Wien). 1950; 1(2-3):137-153

[11] Freeman W, Watts JW. Prefrontal lobotomy; survey of 331 cases. Am J Med Sci. 1946; 211:1-8

[12] Freeman W. Transorbital lobotomy; survey after from 1 to 3 years. Dis Nerv Syst. 1949; 10(12):360-363

[13] Leksell L. The stereotaxic method and radiosurgery of the brain. Acta Chir Scand. 1951; 102(4):316-319

[14] Brown RA. A stereotactic head frame for use with CT body scanners. Invest Radiol. 1979; 14(4):300-304

[15] Brown RA. A computerized tomography-computer graphics approach to stereotaxic localization. J Neurosurg. 1979; 50(6):715-720

[16] Perry JH, Rosenbaum AE, Lunsford LD, Swink CA, Zorub DS. Computed tomography/guided stereotactic surgery: conception and development of a new stereotactic methodology. Neurosurgery. 1980; 7(4):376-381

[17] Laitinen L. A new stereoencephalotome. Zentralbl Neurochir. 1971; 32 (1):67-73

[18] Laitinen LV, Liliequist B, Fagerlund M, Eriksson AT. An adapter for computed tomography-guided stereotaxis. Surg Neurol. 1985; 23(6):559-566

[19] Patil AA. Compute tomography-oriented stereotactic system. Neurosurgery. 1982; 10(3):370-374

[20] Kwoh YS, Hou J, Jonckheere EA, Hayati S. A robot with improved absolute positioning accuracy for CT guided stereotactic brain surgery. IEEE Trans Biomed Eng. 1988; 35(2):153-160

第 3 章 无框架导航
Frameless Navigation

Richard Rammo　Jason M. Schwalb　著

摘 要

无框架导航由传统框架的立体定向方法发展而来，但它更易于使用，目前已成为一种重要的神经外科工具。有人担心它的准确性。然而，技术的进步已经将其改进到与基于框架的技术一样准确甚至更准确的程度。本章将首先回顾立体定向神经外科的原理，然后讨论可用的无框架导航设备的种类及其优缺点。

关键词

无框架；立体定向；导航；成像；基准点；头骨安装；基于 arm 的

一、立体定向原理

立体定向告诉我们手术器械所在的空间位置。因为不需要相邻的定位标志，所以可以减少手术显露范围。准确性是功能性神经外科手术的关键要素。通过提高准确性，可降低手术风险。在显露 4cm 大小的肿瘤时，3~4mm 的定位误差影响不大，但是功能性神经调控需要更高的精密度[1]。

最初，立体定向神经外科手术仅涉及探针的配准和引导探针到空间中的特定位置。当代的手术导航技术或无框架立体定向术，依赖于容积配准，从而增加了该方法的多功能性。现在仪器位置是实时定位的，可以通过传统框架、光学跟踪设备或磁场相对于患者结构中的已知点进行跟踪[2]。

二、错误

虽然立体定向准确性最初被认为只是所用框架的一个特征，但 Maciunas 证明这只是众多因素之一[3]。其他包括成像方式的准确性、框架的承重状态和患者位置都是影响立体定向准确性的因素[4]。例如，俯卧位定位准确性不高。它在传统框架中的平均定位误差为 2.8mm[4]。

CT 通常比 MRI 更准确，因为 MRI 具有场不均匀性[5]。如前一章所述，可以通过适当的质量控制和体模测试将误差最小化。通常，商业软件被用于融合 MRI 和 CT 的图像，但是，这些软件包采用了对用户不透明的专有算法，所以应谨慎使用[3]。对于毁损或脑深部电刺激时的电极放置，许多人认为需要微电极记录、大电极记录或至少术中测试来抵消传统框架立体定向手术的固有误差[6,7]。

三、无框架立体定向

由于其易用性和患者舒适度好，该领域一直在朝着无框架立体定位方向发展。无框架手术时，可以不考虑框架的放置、立体定向计划和头架对成像的影响。固定的头部可以参考先前获得的 MRI 或 CT 影像进行定位，这些影像带有面部轮廓、标志和在手术前插入的黏性头皮基准或骨螺钉。影像学检查可以在手术前的不同时段进行。然后可以使用光学或磁性引导来追踪一根棒相对于参照弧的轨迹[8,9,10]。该方法避免了笨重的立体定向框架对手术路径的影响，并且有更大的气道通路。此外，节省了将坐标输入立体定向框架所需的额外时间。

对于活检或用于癫痫监测的深部电极放置，可以将关节臂连接到头架上，与颅骨保持固定关系。软件可以帮助外科医生通过逐步调整关节臂来排列轨迹，以使用麻花钻在颅骨钻孔，然后进行活检或放置深部电极。

在许多功能程序（参见上文）上应用这些技术时，准确性不合格，因此备受批评，但是我们可以通过不同的配准技术来提高准确性。不足为奇的是，基准移动越少，配准精密度越高。Mascott 等研究表明，基于颅骨的基准点比非植入方法更准确[11][（1.7±0.7）mm vs.（4.0±1.7）mm]。Thompson 等还发现，与基于皮肤的基准（1.35mm vs. 1.85mm）相比，骨基准产生的配准误差更低[12]。

如果需要更高的准确性或多个轨迹，可以选择 ROSA（Zimmer Biomet，Warsaw，IN）等机器

人系统，提前做好规划。机器人不是沿着关节臂进行多个关节调整，而是连接到头部并"驱动"到每个轨迹上。使用 3T MRI 扫描获得的图像在体模上进行无框架配准，ROSA 机器人可获得 1.59mm 的准确度[13]。使用 CT 成像，准确度可达到 0.3mm[13]。ROSA 的高效率使其在立体定向脑电图（stereotactic EEG，sEEG）中特别有用，因为在用立体定向脑电图进行深部电极置入时需要 10～15 个不同的轨迹[14]。在我们中心，使用此设备我们可以每 6 分钟放置 1 个深部电极。

无框架相对于基于框架的技术的潜在优势如下。
- 无框架更舒服。
- 使用俯卧位时没有框架移动。
- 不会因为头部的重量而损失准确性。
- 框架不妨碍手术路径。

四、颅骨镶嵌式框架

由于关节臂和 ROSA 都没有固定在颅骨上，因此他们有一个共性问题，即每个设备都可以相对于头部移动。颅骨镶嵌式框架可以降低这种风险。

有两种不同的颅骨镶嵌式框架已用于立体定向术——NexFrame（Medtronic，Minneapolis，MN）和 STarFix（FHC，Bowdoin，ME）。NexFrame 安装在预设的骨孔上，它有一个旋转和平移均有限的中心部件，无需烦琐的框架即可实现轨迹变换[15]。然而，由于颅骨镶嵌式框架不能重复使用，因此增加了每次手术的一次性耗材成本。该设备的准确性为 0.6～2.2mm，与 Leksell 和 CRW 框架的准确性相当[9,16,17,18]。

STarFix 即手术瞄准器，它采用 3D 打印技术制造并安装在预先放置的颅骨基准上，这些颅骨基准在手术前 1 周插入。然后进行高分辨率 CT 检查，扫描数据传输给制造商，制造商据此制作一个连接到颅骨基准的一次性无菌框架。一次性无菌框架在手术室中安装并计算立体定向轨迹。

STarFix 的准确性为 1.99mm，其准确性与使用 NexFrame 获得的结果相同[19]。然而，STarFix 的缺点是需要在手术前几天插入颅骨基准。此外，使用定制的、预先固定的框架限制了轨迹的变化。制造商会提供两个构造好了的框架，但如果两个都被污染，则必须取消手术。

第三种颅骨镶嵌式立体定向引导器被称为 Renaissance 引导系统（Mazor Robotics, Caesarea, Israel）。该系统包括一个工作站，可以在手术前规划轨迹并将其上传到机器人。机器人安装在颅骨上，圆柱形装置改变其形态，以使其引导通道与计划的轨迹对齐。活检针、RF 探针或其他仪器通过通道插入以到达预期靶点。

与传统的基于框架的系统相比，无框架系统的术中再配准和准确性确认可以产生更高的精密度。

五、术中再配准和准确性确认

即使使用固定在颅骨上并产生准确配准的系统，术中脑移位也会影响探针放置的准确性。在肿瘤切除过程中大脑将相对于颅骨移动，甚至仅仅是在脑脊液流出颅腔和空气进入颅腔时，上述情况也会发生[20, 21, 22]。使用 MRI、CT 或超声进行术中再配准可以减少这种错误[15, 23, 24]。初始配准发生在手术切口切开之前，然后在进行手术的关键部分之前通过重复扫描进行再配准。通过增加这一额外的步骤，可以减少由脑实质移位所引起的不准确性。

术中成像还可用于在手术完成前确认探针或电极是否准确放置。这些方法使用解剖准确性来确定靶点，而不是用更传统的 MER。Burchiel 等描述了在 DBS 电极置入后进行的术中 CT 的使用[23]。然后，将电极置入后扫描所得成像与术前成像进行融合，并分析与靶点的任何偏差。通过有效的电极放置或较小的硬脑膜开口，可以将移位风险降至最低。

抵消脑移位的另一种方法是使用 MRI 扫描仪和递归成像技术。ClearPoint 系统就是专为术中 MRI（intraoperative MRI，iMRI）开发的。它使用了一个改良的无框架颅骨镶嵌式框架，由 NexFrame 改造而来，作为立体定向引导[9]。在完成脑实质切除之前重新评估靶点，针对脑移位做出相应的改变。在皮肤缝合之前确认准确性。对于体内苍白球内侧部（globus pallidum pars Interna，GPi）靶点，ClearPoint 系统的平均径向误差范围为（0.5 ± 0.3）mm（在初始模型研究中）至（0.8 ± 0.3）mm[9, 25]。该系统的两个主要缺点是其为一次性用品，成本高，以及需要在 MRI 扫描仪内进行操作。

六、结论

无框架神经导航因其误差而变得复杂，其误差类似于基于框架的立体定向系统（表 3-1）。然而，在许多情况下，无框架系统具有易于使用和使患者舒适的优点。在某些情况下，无框架系统可以产生比传统立体定向框架更具准确性的探针放置效果。

表 3-1 无框架立体定向不准确的来源和补救措施

不准确的来源	补救措施
支架准确性	尽量减少接头数量
成像方式的准确性，如脑室造影术、CT、MRI	CT 比 MRI 更准确，减少扫描层间距
配准方法的准确性	移动度小的骨螺钉通常比体表标志物和黏性基准件更准确
患者相对于框架或基准件的移动	加强固定，使用骨螺钉

（续表）

不准确的来源	补救措施
脑移位	• 切口最小化：钻孔时使用麻花钻而不是骨钻 • 避免穿过脑室 • 纤维蛋白胶防止气体进入和脑脊液丢失 • 使用术中脑室造影、术中超声、CT 或 MRI 再次配准
仪器偏差	• 使用更硬的套管 • 避免与邻近颅骨碰撞
医生的失误	• 多人核对计算结果 • 使用核对表

参考文献

[1] Ellis T-M, Foote KD, Fernandez HH, et al. Reoperation for suboptimal outcomes after deep brain stimulation surgery. Neurosurgery. 2008; 63(4): 754-760, discussion 760-761

[2] Grunert P, Darabi K, Espinosa J, Filippi R. Computer-aided navigation in neurosurgery. Neurosurg Rev. 2003; 26(2):73-99, discussion 100-101

[3] Maciunas RJ, Galloway RL , Jr, Latimer JW. The application accuracy of stereotactic frames. Neurosurgery. 1994; 35(4):682-694, discussion 694-695

[4] Rohlfing T, Maurer CR , Jr, Dean D, Maciunas RJ. Effect of changing patient position from supine to prone on the accuracy of a Brown-Roberts-Wells stereotactic head frame system. Neurosurgery. 2003; 52(3):610-618, discussion 617-618

[5] Langlois S, Desvignes M, Constans JM, Revenu M. MRI geometric distortion: a simple approach to correcting the effects of non-linear gradient fields. J Magn Reson Imaging. 1999; 9(6):821-831

[6] Gross RE, Krack P, Rodriguez-Oroz MC, Rezai AR, Benabid A-L. Electrophysiological mapping for the implantation of deep brain stimulators for Parkinson's disease and tremor. Mov Disord. 2006; 21 Suppl 14:S259-S283

[7] McClelland S , III, Ford B, Senatus PB, et al. Subthalamic stimulation for Parkinson disease: determination of electrode location necessary for clinical efficacy. Neurosurg Focus. 2005; 19(5):E12

[8] Hemm S, Wårdell K. Stereotactic implantation of deep brain stimulation electrodes: a review of technical systems, methods and emerging tools. Med Biol Eng Comput. 2010; 48(7):611-624

[9] Larson PS, Starr PA, Bates G, Tansey L, Richardson RM, Martin AJ. An optimized system for interventional magnetic resonance imaging-guided stereotactic surgery: preliminary evaluation of targeting accuracy. Neurosurgery. 2012; 70(1) Suppl Operative:95-103, discussion 103

[10] McInerney J, Roberts DW. Frameless stereotaxy of the brain. Mt Sinai J Med. 2000; 67(4):300-310

[11] Mascott CR, Sol J-C, Bousquet P, Lagarrigue J, Lazorthes Y, Lauwers-Cances V. Quantification of true in vivo (application) accuracy in cranial image-guided surgery: influence of mode of patient registration. Neurosurgery. 2006; 59(1) Suppl 1:ONS146-ONS156, discussion ONS146-ONS156

[12] Thompson EM, Anderson GJ, Roberts CM, Hunt MA, Selden NR. Skull-fixated fiducial markers improve accuracy in staged frameless stereotactic epilepsy surgery in children. J Neurosurg Pediatr. 2011; 7(1):116-119

[13] Lefranc M, Capel C, Pruvot AS, et al. The impact of the reference imaging modality, registration method and intraoperative flat-panel computed tomography on the accuracy of the ROSA® stereotactic robot. Stereotact Funct Neurosurg. 2014; 92(4):242-250

[14] Alomar S, Jones J, Maldonado A, Gonzalez-Martinez J. The Stereo-Electroencephalography Methodology. Neurosurg Clin N Am. 2016; 27(1):83-95

[15] Starr PA, Martin AJ, Larson PS. Implantation of deep brain stimulator electrodes using interventional MRI. Neurosurg Clin N Am. 2009; 20(2):193-203

[16] Bot M, van den Munckhof P, Bakay R, Sierens D, Stebbins G, Verhagen Metman L. Analysis of Stereotactic Accuracy in Patients Undergoing Deep Brain Stimulation Using Nexframe and the Leksell Frame. Stereotact Funct Neurosurg. 2015; 93(5):316-325

[17] Kelman C, Ramakrishnan V, Davies A, Holloway K. Analysis of stereotactic accuracy of the cosman-robert-wells frame and nexframe frameless systems in deep brain stimulation surgery. Stereotact Funct Neurosurg. 2010; 88(5): 288-295

[18] Sharma M, Rhiew R, Deogaonkar M, Rezai A, Boulis N. Accuracy and precision of targeting using frameless stereotactic system in deep brain stimulator implantation surgery. Neurol India. 2014; 62(5):503-509

[19] Konrad PE, Neimat JS, Yu H, et al. Customized, miniature rapid-prototype stereotactic frames for use in deep brain stimulator surgery: initial clinical methodology and experience from 263 patients from 2002 to 2008. Stereotact Funct

Neurosurg. 2011; 89(1):34-41

[20] Halpern CH, Danish SF, Baltuch GH, Jaggi JL. Brain shift during deep brain stimulation surgery for Parkinson's disease. Stereotact Funct Neurosurg. 2008; 86(1):37-43

[21] Ivan ME, Yarlagadda J, Saxena AP, et al. Brain shift during bur hole-based procedures using interventional MRI. J Neurosurg. 2014; 121(1):149-160

[22] Wirtz CR, Tronnier VM, Bonsanto MM, et al. Image-guided neurosurgery with intraoperative MRI: update of frameless stereotaxy and radicality control. Stereotact Funct Neurosurg. 1997; 68(1-4 Pt 1):39-43

[23] Burchiel KJ, McCartney S, Lee A, Raslan AM. Accuracy of deep brain stimulation electrode placement using intraoperative computed tomography without microelectrode recording. J Neurosurg. 2013; 119(2):301-306

[24] Riva M, Hennersperger C, Milletari F, et al. 3D intra-operative ultrasound and MR image guidance: pursuing an ultrasound-based management of brainshift to enhance neuronavigation. Int J CARS. 2017; 12(10):1711-1725

[25] Sidiropoulos C, Rammo R, Merker B, et al. Intraoperative MRI for deep brain stimulation lead placement in Parkinson's disease: 1 year motor and neuropsychological outcomes. J Neurol. 2016; 263(6):1226-1231

第 4 章 立体定向神经外科的 MRI 和 CT 成像

MRI and CT Imaging with Stereotactic Neurosurgery

Ashesh Thaker   Aviva Abosch   著

摘 要

计算机断层扫描（computed tomography，CT）和磁共振成像（magnetic resonance imaging，MRI）对立体定向神经外科至关重要，影像技术的进步改善了患者选择、解剖定位和术中轨迹规划。了解基于框架和无框架成像的原理、基本的 CT 和 MRI 成像技术及 MRI 的安全性，对于立体定向和功能性神经外科的从业者来说是必不可少的。

关键词

计算机断层扫描（CT）；磁共振成像（MRI）；立体定向框架；MRI 的安全性

现代神经外科的进步与神经影像学的进步相一致。1895 年 Roentgen 发现 X 线，1918 年 Dandy 发明气脑造影术，1927 年 Moniz 发明血管造影术，每一次都为神经外科的进步提供了垫脚石。CT 和 MRI 技术及其诊断设备的进步为神经外科带来了巨大进步并且也使其能够更好地服务于患者。这些好处包括改善诊断、提供更合适的患者选择、增强靶点分辨率和优化治疗计划，这些都对立体定向神经外科至关重要。本章将重点介绍当前立体定向神经外科领域的 CT 和 MRI 技术，重点关注基底节成像对于运动障碍的外科治疗的重要性。

一、基于框架的影像学

1908 年，Horsley 和 Clarke 为脊椎动物建立了立体定向技术的原理。他们的导航装置通过参考颅骨标志和外部坐标系确定三维目标的坐标，从而精确定位猫的颅内结构的位置[1]。20 世纪 40 年代，Spiegel 和 Wycis 开发了一种安装在颅骨上的刚性支架，并使用其进行脑室造影对比从而进行大脑结构的识别。患者佩戴应用框架时，通过对大脑成像，获得前 - 后连合坐标（anterior and posterior commissural coordinates，AC-PC）。这些点与立体定向图谱相关联来确定空间关系（图4-1）。对运动障碍很重要的是可识别的靶点，即丘脑腹外侧核（ventrointermediate nucleus，Vim）、丘脑底核（subthalamic nucleus，STN）和苍白球内侧部（globus pallidum pars interna，GPi）。间接靶点是一种利用共同的坐标确定每个靶点结构位置的技术。基于神经标志的立体定向图谱不能消除患者的解剖变异性问题，必须使用微电极记录或宏观刺激来确认功能靶点。直接靶向则使用MRI 和（或）CT-MRI，从而基于 MRI 上靶点的直接可视化来识别大脑靶点。

间接靶点：基于共识坐标的靶点定位。
直接靶点：使用 MRI 和（或）CT-MRI 进行靶点识别，在 MRI 上直接显示靶点。

治疗震颤的靶点——Vim 的可视化，是不可能通过使用 3T MRI 序列实现的，需要通过生理确认技术进行间接靶向。7T MRI 可使丘脑内侧核可视化，有望改善基于解剖学靶点的脑深部电刺激（deep brain stimulation，DBS）手术[2]。

现代立体定向框架在 MRI 系统内是与 MRI 相兼容且安全的，磁场失真最小。尽管如此，即使是轻微的几何失真也可能是一个问题，特别是靠近框架的底部，因此框架尽可能远离靶点区域的位置。基准指示器较小的框架，如 Laitinen 系统和 Leksell 系统，与较其大的对应系统相比，产生更少的几何失真[1]。

二、无框架的影像学

虽然刚性头架对于立体定向技术的起源至关重要，但它们也有缺点。框架简化了使用探针对空间中单个点的定位。它们不是为了在图像上定位仪器而设计的[3]。此外，物理框架本身是手术过程中的一个约束。患者佩戴时不舒服。它们可能难以应用于大头围的患者。在清醒的患者中，

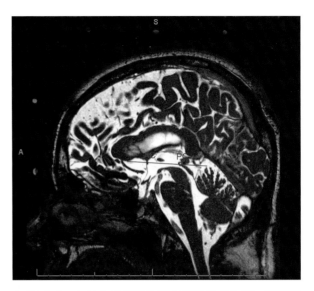

▲ 图 4-1　在帕金森病脑深部电刺激手术之前，使用刚性头架获得的矢状位相长干涉稳定（CISS）序列
前 – 后连合坐标（AC-PC）线用红色表示

无框架立体定向可以与微电极记录和宏观刺激相结合，以验证正确的位置。睡眠患者术中 MRI 成像可以单独用于无框架系统。

三、CT 影像技术

与 MRI 相比，CT 提供了出色的空间和时间分辨率，对骨骼解剖和标志物的描绘更为清晰。当使用金属植入物时，CT 不太容易出现 MRI 上可能出现的磁场不均匀性造成的运动衰减和伪影。然而，对于大多数立体定向神经外科的应用而言，CT 作为唯一的成像方式缺乏足够的软组织对比度。如果头部未在 CT 机架中精确对齐，很难识别 AC-PC 线。CT 不能很好地描绘深灰白色结构，尤其是当存在立体定向框架时。因此，CT 扫描图像通常与 MRI 扫描图像融合，以结合两种模式的优势[4]（图 4-2）。与商业手术导航软件兼容的 CT 协议需要 1～2mm 的连续（无间隙或重叠）层厚，轴位（非螺旋）采集，无机架倾斜，覆盖整个头部，包括硬腭、鼻尖、双耳、头顶和所有基准标志。笔者机构的 DBS 计划 CT 方案见表 4-1。

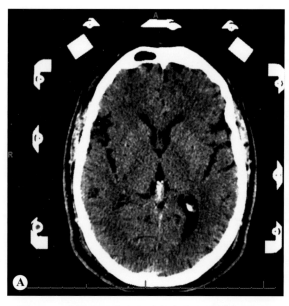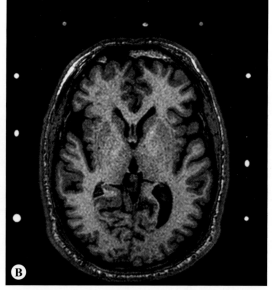

▲ 图 4-2　在帕金森病患者的基底节水平使用立体定向头架的轴位 CT（A）和轴位 3D T_1 扰相梯度回波序列（SPGR）（B）

四、MRI 影像技术

MRI 是立体定向神经外科的主要成像方式。然而，传统的 1.5 特斯拉（tesla，T）机器的图像质量低，而且过时的脉冲序列无法在苍白球内侧部（GPi）和丘脑底核（STN）水平提供足够的对比度，从而限制了某些中心向直接靶点的移动。在较高的场强下，图像失真可能是不可接受的。传统的立体定向头架和定位器通常体积太大，无法使用高质量多通道的 MRI 头部线圈[5]。高场强扫描仪和新的脉冲序列提高了图像质量。术中 MRI 使用的技术和设备的进步促使 GPi 和 STN 直接靶点的采用增加。然而，在大多数机构的这些手术中，诸如 MRI 同 CT 图像融合和术中电生理学等辅助手段仍然发挥着重要作用。

用于靶向苍白球内侧部（GPi）和丘脑底核（STN）的标准 MRI 序列包括 T_1、SWI、T_2*WI、相位敏感反转恢复（phase-sensitive inversion recovery，PSIR）和 IR-FSE。轨迹规划使用钆容积增强 T_1 图像完成。它们提供高空间分辨率和大血管可视化。靶向高分辨率轴位快速自旋回波（fast spin echo，FSE）T_2 加权图像用于定位靶点并显示电极尖端。SWI 和 IR 序列有助于定位 STN 并识别 GPi 和 GPe 的边界（图 4-3）。这些相同的序列可在术中用于指导电极放置。具体方案和参数因机构而异，但对常见序列和图像

表 4-1　放置脑深部电刺激电极前手术计划的典型 CT 方案

扫描类型 / 过程	轴　位	重　建
扫描方向	尾 – 头	
扫描开始	颅底	3mm × 3mm 大脑（230mm 视野范围）
扫描停止	通过框架顶部	1mm × 1mm 大脑（300mm 视野范围）
屏气	无	3mm × 3mm 大脑（230mm 视野范围）
静脉注射对比剂 / 盐水	无	

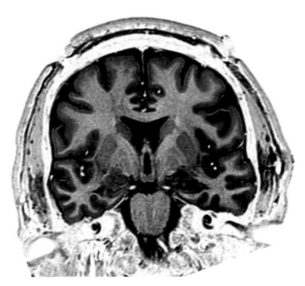

▲ 图 4-3　冠状位 IR-TSE 序列显示纹状体和苍白球之间的良好对比

采集参数的综述可以在 Starr 等的论文中找到[6]（表 4-1）。

五、MRI 的安全性

术后 MRI 是 DBS 手术后确定植入的导线位置是否正确，并确定手术是否出血的标准。在对 DBS 导线进行成像时，存在射频感应电流导致导线过热的安全问题。美国食品药品管理局（Food and Drug Administration，FDA）批准的 DBS 系统成像指南包括：1.5T 磁铁强度、应用头部比吸收率（specific absorption rate，SAR）至 0.1W/kg 的限制，以及仅使用发射 / 接收头部线圈。这限制了可用射频（RF）脉冲传递的能量[7, 8]。然而，如果采取适当的预防措施，可以在植入 DBS 装置的患者中安全地进行 MRI 检查[9]。此外，随着全球植入了超过 150 000 台 DBS 设备，越来越多患者对 MRI 成像的需求同所有其他患者相同。

六、结论

高质量的 CT 和 MRI 对基于框架和无框架的立体定向神经外科手术至关重要。它改善了患者选择，优化了解剖靶点和轨迹规划。未来神经影像学技术的进步将进一步促进立体定向和功能性神经外科患者的术前评估和术中评估。

参考文献

[1] Zrinzo L. The role of imaging in the surgical treatment of movement disorders. Neuroimaging Clin N Am. 2010; 20(1):125-140

[2] Abosch A, Yacoub E, Ugurbil K, Harel N. An assessment of current brain targets for deep brain stimulation surgery with susceptibility-weighted imaging at 7 tesla. Neurosurgery. 2010; 67(6):1745-1756, discussion 1756

[3] McInerney J, Roberts DW. Frameless stereotaxy of the brain. Mt Sinai J Med. 2000; 67(4):300-310

[4] Risholm P, Golby AJ, Wells W, III. Multimodal image registration for preoperative planning and image-guided neurosurgical procedures. Neurosurg Clin N Am. 2011; 22(2):197-206, viii

[5] Chandran AS, Bynevelt M, Lind CRP. Magnetic resonance imaging of the subthalamic nucleus for deep brain stimulation. J Neurosurg. 2016; 124(1):96-105

[6] Starr PA, Martin AJ, Larson PS. Implantation of deep brain stimulator electrodes using interventional MRI. Neurosurg Clin N Am. 2009; 20(2):193-203

[7] Larson PS, Richardson RM, Starr PA, Martin AJ. Magnetic resonance imaging of implanted deep brain stimulators: experience in a large series. Stereotact Funct Neurosurg. 2008; 86(2):92-100

[8] Dormont D, Seidenwurm D, Galanaud D, Cornu P, Yelnik J, Bardinet E. Neuroimaging and deep brain stimulation. AJNR Am J Neuroradiol. 2010; 31(1):15-23

[9] Chhabra V, Sung E, Mewes K, Bakay RA, Abosch A, Gross RE. Safety of magnetic resonance imaging of deep brain stimulator systems: a serial imaging and clinical retrospective study. J Neurosurg. 2010; 112(3):497-502

第 5 章　fMRI 和静息状态 fMRI

Functional Neuroimaging I: fMRI and Resting State fMRI

Aaron Kucyi　Jason L. Chan　Stephan Bickel　Josef Parvizi　著

摘　要

功能磁共振成像（functional magnetic resonance imaging，fMRI）是神经外科术前计划和术中指导的有用策略。本章将回顾 fMRI 的测量方法、术前 fMRI 在定位个体特定功能解剖结构中的应用，以及在解释个别病例的功能神经影像数据时应考虑的方法问题。重点是癫痫和肿瘤手术中组织切除的计划制订，还将描述功能性神经影像学在运动障碍、慢性疼痛和精神疾病中指导脑深部电刺激植入术的当前应用和潜在用途。

在常见的"基于任务"的 fMRI 方法中，当患者执行涉及感觉运动、语言和记忆功能的任务以定位语言功能区时，大脑活动会被记录下来。最近的发现表明，"静息状态"功能磁共振成像，即在患者处于无任务状态时测量自发的大脑活动，是一种可行且可能更有用的方法，从而可用于术前绘制更广泛的功能区域。在这两种方法中，由于低信噪比、数据分析问题和方法的相关性，必须谨慎解释个别病例中的 fMRI 数据。正在进行的研究工作正致力于提高功能性神经影像学的敏感性和特异性，这可能会在未来为个体化功能性神经外科手术提供更有效和更广泛的应用。

关键词

癫痫；功能连通性；术前测绘；功能磁共振成像；静息状态；语言功能区；语言

基于任务的 fMRI 测量指示任务执行期间的大脑活动。静息状态 fMRI 测量无任务状态下的自发大脑活动。

人脑由在感觉、运动和认知方面具有特殊功能的局部区域组成。然而，解剖标志的测绘通常无法提供关于给定大脑区域的功能的重要性及损伤对其的潜在影响的准确推断。因此，无创功能性神经影像已成为一种对手术指导有吸引力的策略。

功能性神经成像方法，包括功能磁共振成像（fMRI）和正电子发射断层扫描（positron emission tomography，PET），涉及神经活动的间接测量，依赖于反映神经元群体电生理信号的脑血流或代谢活动的变化[1]。血氧水平依赖性

（blood-oxygen-level-dependent，BOLD）fMRI 是最流行的方法，它对血液中脱氧血红蛋白的磁性敏感。在 BOLD fMRI 中，使用 1.5～3T 强度的标准扫描仪，每 2～3 秒以 2～4mm^3 立方体素的空间单位对全脑活动进行采样。新进展实现了更高的分辨率[2]。因此，在灰质位置，体素级活动可能反映汇集的数十万个神经元的共同活动。据说 BOLD 反应"迟缓"，是因为它一般在神经元活动增加几秒钟后开始，并在 6～12s 后趋于平稳[1]。BOLD 信号部分被非神经元"噪声"污染。这种污染的例子包括扫描仪相关污染，以及头部运动伪影、呼吸和心脏信号污染，在数据采集及其分析中必须小心。

fMRI 主要是一种研究工具。术前绘制是其最常见的临床应用。它最常用于癫痫手术和肿瘤切除术，但其作用正在扩大，涉及计划植入电极以治疗运动障碍、慢性疼痛和精神疾病。术前 fMRI 的目标是定位语言皮质，如初级感觉、运动和语言优势区域。另一个成功率有限的应用是 fMRI 已用于定位癫痫组织（另见第 20 章对 EEG 和成像的讨论）[3]。fMRI 的相对有效性可能因具体目标和病例而异。

在术前 FMRI 中，"基于任务"的方法用于让患者可以在多个时间段内执行诸如手指敲击之类的任务，这些时间段中穿插着无任务时段。这些任务尚未标准化。重要的是，基于任务的 fMRI 是一种相关方法。例如，在舌头运动期间增加的运动皮质激活并不表示激活区域对于舌头运动是必要和充分的。因此，自从手术前 fMRI 的最早应用以来，在神经外科植入电极接头后，用皮质电刺激的效果验证了结果[4]。例如，对 BOLD 活动区域的刺激会引起舌头运动吗？虽然 fMRI 结果和早期感觉区域的电刺激图谱之间经常有很好的重叠，但这种相关性并不总是简单的。fMRI 结果也可以与更具侵入性的颈动脉内注入异戊巴比妥的操作，或将巴比妥酸盐注射到右侧或左侧颈内动脉以使一侧大脑半球失活的 Wada 试验的结果进行比较。基于任务的 fMRI 的结果通常显示与提供语言和记忆相关功能信息的 Wada 试验一致。语言测试的结果比记忆测试的结果更可靠。目前，美国神经病学学会建议，针对某些癫痫亚型，基于任务的术前 fMRI 可用于语言侧向化，在有限的情况下，可用记忆功能来代替 Wada 试验[5]。

基于任务的 fMRI 需要时间进行指导和培训、需要专业知识进行操作，以及患者的合作性和依从性。此外，功能定位感觉运动区域的优势通常不清楚，因为它们可以通过结构 MRI 在解剖学上广泛识别。一种被称为"静息状态"fMRI（"resting-state" fMRI，rs-fMRI）的独特方法已被开发为一种临床上可行且可能更有效的方法，用于绘制更广泛的功能区域[6]。在 rs-fMRI 中，指示患者几分钟内不要想任何特别的事情，分析自发的大脑活动与大脑远端区域 BOLD 时间序列之间的相关性。据说具有同步活动的区域表现出"功能连通性"，这表明整合到一个网络系统。每个大脑区域都可以根据其所属的网络进行分类。对健康成人的研究表明，整个大脑的隔离网络，包括与感觉运动、语言和记忆过程相关的网络，很容易识别，并且在 rs-fMRI 中可以重现[7]。此外，已证明感觉运动区域的术前 rs-fMRI 功能连通性与颅内皮质刺激的一致性优于基于任务的激活[8]。

rs-fMRI 方法具有吸引力，因为它有效和易于实施。它几乎不需要患者的积极参与。此外，来自基础神经科学的理论概念支持 rs-fMRI 的使用。汇集的证据表明，当考虑至少几分钟时，自发相关活动反映了部分受到解剖连通性的限制，并可预测任务期间功能协同激活的"内在的"大脑组织[9]。自发活动是连续的，因此它的研究不限于静止状态的背景之下。实际上，可以使用基于任务激活和自发功能连通性这两种方法来分析持续几分钟的基于任务的 fMRI。在一项新的发展中，这两种分析的结合优于识别与直接皮质刺激输出相对应的感觉运动区域的单独分析[10]。

然而，功能连通性分析中的几个问题仍未解决。与基于任务的 fMRI 相比，该分析更容易受到头部运动等非神经噪声因素的影响。目前尚未就最佳方案达成共识，数据预处理需要特别小心[11]。此外，理想的扫描持续时间仍然未知。已知超过 6min 的扫描或多次扫描会产生更可靠的结果，但在临床上并不总是可行的[12]。在基于任务的 fMRI 和 rs-fMRI 中，使用的数据处理策略和统计阈值是可变的。通用 fMRI 数据分析的标准开始出现[13]，并且一些此类方案可以在临床上采用。

尽管在实践中不太常见，但基于任务和功能连通性的功能性神经成像方法已应用于精神疾病[14]。在难治性重度抑郁症中，PET 和 fMRI 已被用于识别面向脑深部电刺激的情绪回路[15]。此外，有证据表明，rs-fMRI 网络本身同与认知和情感障碍相关的个性化靶向区域相关。例如，单个映射到 rs-fMRI "显著网络"中扣带皮质区域的颅内刺激，导致了立体型认知和情感体验，这可以被描述为"坚持不懈的意志"[16]。

未来的此类研究可能会导致个性化功能神经外科的更广泛应用。

参考文献

[1] Heeger DJ, Ress D. What does fMRI tell us about neuronal activity? Nature Reviews Neuroscience. 2002;3(2):142-151.

[2] Feinberg DA, Setsompop K. Ultra-fast MRI of the human brain with simultaneous multi-slice imaging. Journal of magnetic resonance. 2013;229:90-100.

[3] Stufflebeam SM, Liu H, Sepulcre J, Tanaka N, Buckner RL, Madsen JR. Localization of focal epileptic discharges using functional connectivity magnetic resonance imaging. Journal of neurosurgery. 2011;114(6):1693-1697.

[4] Jack CR, Jr., Thompson RM, Butts RK, et al. Sensory motor cortex: Correlation of presurgical mapping with functional MR imaging and invasive cortical mapping. Radiology. 1994;190:85-92.

[5] Szaflarski JP, Gloss D, Binder JR, et al. Practice guideline summary: Use of fMRI in the presurgical evaluation of patients with epilepsy: Report of the Guideline Development, Dissemination, and Implementation Subcommittee of the American Academy of Neurology. Neurology. 2017;88(4):395-402.

[6] Zhang D, Johnston JM, Fox MD, et al. Preoperative sensorimotor mapping in brain tumor patients using spontaneous fluctuations in neuronal activity imaged with functional magnetic resonance imaging: initial experience. Neurosurgery. 2009;65(6 Suppl):226-236.

[7] Yeo BT, Krienen FM, Sepulcre J, et al. The organization of the human cerebral cortex estimated by intrinsic functional connectivity. Journal of neurophysiology. 2011;106(3):1125-1165.

[8] Wang D, Buckner RL, Fox MD, et al. Parcellating cortical functional networks in individuals. Nature neuroscience. 2015;18(12):1853-1860.

[9] Fox MD, Raichle ME. Spontaneous fluctuations in brain activity observed with functional magnetic resonance imaging. Nature Reviews Neuroscience. 2007;8(9):700-711.

[10] Fox MD, Qian T, Madsen JR, et al. Combining task-evoked and spontaneous activity to improve pre-operative brain mapping with fMRI. NeuroImage. 2016;124(Pt A):714-723.

[11] Power JD, Schlaggar BL, Petersen SE. Recent progress and outstanding issues in motion correction in resting state fMRI. NeuroImage. 2015;105C:536-551.

[12] Laumann TO, Gordon EM, Adeyemo B, et al. Functional System and Areal Organization of a Highly Sampled Individual Human Brain. Neuron. 2015;87 (3):657-670.

[13] Nichols TE, Das S, Eickhoff SB, et al. Best practices in data analysis and sharing in neuroimaging using MRI. Nature neuroscience. 2017;20(3):299-303.

[14] Dyster TG, Mikell CB, Sheth SA. The Co-evolution of Neuroimaging and Psychiatric Neurosurgery. Frontiers in neuroanatomy. 2016;10:68.

[15] Mayberg HS. Targeted electrode-based modulation of neural circuits for depression. The Journal of clinical investigation. 2009;119(4):717-725.

[16] Parvizi J, Rangarajan V, Shirer WR, Desai N, Greicius MD. The will to persevere induced by electrical stimulation of the human cingulate gyrus. Neuron. 2013;80(6):1359-1367.

第6章　功能性神经影像学

Functional Neuroimaging II

Walid I. Essayed　Prashin Unadkat　Alexandra J. Golby　著

摘　要

功能性神经影像学是现代神经外科（包括术前和术中手术指导）不断发展和日益重要的工具。随着这些现代技术的发展，解剖、显微结构、代谢和功能成像之间的界限变得模糊。在本章中，我们回顾了当前可用方法的最新进展，同时强调了每种技术的优势和局限性。本章围绕这些模式的生理基础展开，即与经颅磁刺激（transcrianial magnetic stimulation，TMS）和磁源成像（magnetic source imaging，MSI）的电生理相比，fMRI、PET 和间接纤维束成像的代谢水平。

关键词

功能性神经影像学；fMRI；正电子发射断层扫描；PET；纤维束成像；DTI；经颅磁刺激；nTMS；磁源成像；MEG

功能性神经影像学是现代神经外科（包括术前和术中手术指导）不断发展和日益重要的工具。在本章中，我们将回顾当前可用方法的最新技术，同时强调每种技术的优点和局限性，了解哪些是合理使用和解释的必要条件。

随着这些现代技术的发展，解剖、显微结构、代谢和功能成像之间的界限变得模糊。功能磁共振成像（functional magnetic resonance imaging，fMRI）和正电子发射断层扫描（positron emission tomography，PET）等技术直接基于生物功能的代谢基础，而纤维束成像基于功能的结构底物，特别是水分子沿有髓白质纤维轴突的分布。其他模式，如经颅磁刺激和磁源成像，是基于与电神经元功能相关的电磁特性。我们的回顾仅限于这些技术，不包括其他方法，如灌注磁共振成像、磁共振成像波谱和脑电图。本章围绕特定的成像功能展开，即 fMRI、PET 和间接纤维束成像的代谢水平，以及 TMS 和 MSI 的电生理。

代谢功能：功能磁共振成像是用于了解皮质功能性神经解剖学的最流行的方式，临床上用于了解功能区域与某些病变或潜在病理的关系。临床 fMRI 的日益普及部分是由于大多数中心高场强磁体的使用增加、扫描时间相对较短、非侵入性，以及没有任何已知的不良反应。

直接方法： fMRI 的生理基础是血氧水平依赖性（BOLD）信号，主要基于神经血管耦合现象。与该区域内增加的脑氧代谢率（cerebral metabolic rate of oxygen，$CMRO_2$）相比，皮质特定区域内与任务相关的神经元活动导致脑血流量（cerebral blood flow，CBF）的更大程度的增加。

fMRI： 具体来说，脱氧血红蛋白被用作内源性顺磁对比剂，可以导致 fMRI 信号下降。在神经元激活区域，顺磁性物质通过抗磁性氧合血红蛋白的相对增加而稀释，导致 T_2^* 加权图像上的 fMRI 信号整体增加，这是 BOLD fMRI 的基础。梯度回波 fMRI 由于其高灵敏度，是临床应用中使用最广泛的序列。高分辨率 fMRI 在很大程度上取决于有利的信噪比。

一、伪影和限制

一些成像伪影会对 fMRI 的质量产生有害效应。由自主运动或呼吸引起的运动相关伪影可能会影响结果。来自先前手术或组织界面的易感性伪影可能导致信号丢失。来自大静脉结构的 BOLD 信号可能会产生假阳性结果，其并不代表真正的神经元活动。由于肿瘤周围异常的血液动态自动调节而发生的神经血管解耦可能导致

假阴性结果。此外，虽然 fMRI 具有出色的空间分辨率，但与脑磁图（magnetoencephalography，MEG）等电生理脑映射技术相比，其对神经元活动的延迟血流动力学反应降低了时间分辨率。

二、任务示范选择

自问世以来，fMRI 在指导不同脑部疾病的医疗和外科护理方面越来越有用。虽然 fMRI 已经映射了多个功能，但在术前评估中通常测试的是运动、感觉、语言、视觉和偶尔记忆。

根据感兴趣的功能，患者执行具有"块"或"事件相关"的特定任务示范设计。患者的准备包括检查前的解释和评估遵循任务指示的能力，这可减少假阳性和假阴性结果。需要根据患者年龄或预先存在的神经功能缺损仔细调整任务示范，以确保适当的任务执行。

三、关键应用

• 在肿瘤切除和癫痫手术中用于脑卒中风险分层和手术计划的运动、感觉和语言映射[1, 2]（图 6-1）。

• 其他技术的验证和指导：术前白质纤维束成像、术中直接皮质刺激引导、降低清醒手术期间诱发癫痫发作和患者疲劳的风险[2]（图 6-1）。

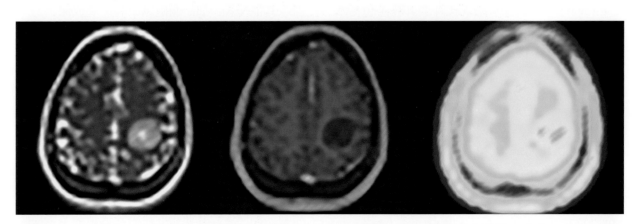

▲ 图 6-1　30 岁女性，左侧运动皮质有 **WHO** 分类 Ⅲ 级少突胶质细胞瘤。病灶有相对均匀的低 **T_1** 和高 **T_2** 信号，没有任何对比增强。**PET** 检查（^{18}**F**- 氟乙基酪氨酸）显示病变内的高摄取区域。这些结果指导了组织病理学的评估，证实了这种病变的间变性

• 评估神经可塑性及其预后对应关系[3]。

四、PET

正电子发射断层扫描（PET）是对正电子发射放射性电示踪剂释放的湮没光子的断层扫描，它经常与计算机断层扫描（computer tomography，CT）相结合，从而为结构成像提供基础。正电子发射示踪剂的细胞吸收变化很大，但通常在数小时内可测量，导致时间分辨率低。这代表了使用 PET 作为正常脑功能成像方法的主要限制。最近开发了有前途的基于氨基酸摄取的放射性示踪剂，用于脑成像特别有效。这些与采集方法的发展相关的放射性示踪剂的进步正在逐步打开主要的诊断、治疗和预后的应用，以便在脑肿瘤管理中使用 PET。

（一）诊断应用

• 新诊断肿瘤的肿瘤分级评估[4]（图 6-2）。
• PET 引导下的活检[5]。

• 区分肿瘤和炎症组织[6]。

（二）治疗应用

• PET 引导的手术切除和放射治疗[7]。
• 早期评估胶质瘤和原发性中枢神经系统淋巴瘤的治疗反应[8]。
• 治疗后评估和再分期[5, 9]。

（三）预后价值

PET 可为多种脑肿瘤病理提供有用的预后信息，包括胶质瘤、转移瘤和原发性中枢神经系统淋巴瘤[10, 11]。

五、间接方法

（一）纤维束成像

白质纤维束成像基于水分子在大脑中的扩散，提供了对重要白质束的方向、位置和完整性进行体内非侵入性评估的独特可能性。纤维束成像是目前唯一可用的非侵入性体内白质束

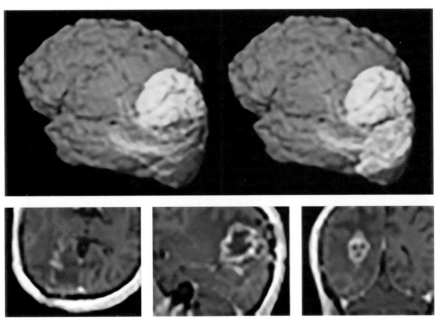

▲ 图 6-2 **49 岁男性**，患有复发的右侧顶枕叶复发性胶质母细胞瘤。纤维束成像显示视辐射纤维向下移位。在功能性 **MRI**（蓝色）上检测到的皮质激活证实了纤维束成像结果，表现为皮质激活仅表现于肿瘤的皮质中。病灶的轴位、矢状位和冠状位视图可见视辐射在尾部移位，没有明显的浸润。切除前后患者视野正常

评估方法。不断增长的技术复杂性及采集、处理和纤维束识别方法的细微差别可能具有挑战性，但在回顾性和前瞻性研究中，连续的临床研究证实了在示踪成像结果和患者表现之间存在可能的相关性[12, 13]。新的方法能够通过复杂交叉纤维和瘤周水肿区域识别甚至很薄的纤维束[14]，并将这些纤维束成像结果与 fMRI 和经颅磁刺激（navigated transcranial magnetic stimulation，nTMS）等其他功能技术相结合[15]，这将有助于扩展纤维束成像在功能性神经外科手术中的应用范围。

（二）关键应用

1. 术前和术中规划

纤维束成像能够对大脑白质进行非侵入性空间分析，可作为任何轴内病变的术前风险分层和切除计划的主要工具。目前有多个报道证实了其术前评估对肿瘤、血管和癫痫手术中功能保留的影响[16, 17]。多个团队通过将纤维束成像数据与手术显微镜相结合，证明了白质空间分析对术中指导的有用性[18]。

2. 脑深部电刺激

脑深部电刺激（deep brain stimulation，DBS）作为从治疗帕金森病到抵抗抑郁症等各种疾病的主要工具的逐步发展，揭示了 DBS 实际功能机制的复杂性，目前人们认为这种机制是基于局部的、区域的，有时是远端电路的，因此白质纤维束成像作为一种了解其功效和解释刺激的有害效应的方法是有价值的。回顾性研究和直接区域定位报道正在逐步确定 DBS 中纤维束成像的全部范围[19]。

3. 诊断价值

白质束成像是评估和监测大脑半球、脑干和脊柱病变中主要纤维束受累的宝贵工具，包括创伤、肿瘤和退行性变[20, 21]。

六、电生理功能

（一）导航下的经颅磁刺激

由于能够在个体的 MRI 上导航刺激点的位置，因此使用经颅磁刺激进行脑映射正变得越来越流行。类似于直接皮质刺激，导航下的 nTMS 是基于诱导原理从而通过皮肤表面上的线圈产生的磁场在下面的脑组织内产生电流，其是非侵入性的。次级电流与磁场强度成正比，并根据个人的静息运动诱发电位而设定。它用于运动映射已显示出与 DCS 的良好相关性。nTMS 显示出用于语言映射的前景，并且具有高于 fMRI 的优势，因为其具有更好的时间分辨率，以及与功能表现出直接因果关系的优势[22]。nTMS 定义的皮质区域可以用于指导白质纤维束成像[15]。进一步的研究将评估该技术的可能应用和真正潜力，包括它与其他皮质映射方法的整合。

（二）磁源成像

MSI 是一种将 MEG 数据与来自 MRI 的解剖数据共同应用的脑映射方法。MEG 的原理基于使用超导干扰装置（super conducting interference device，SQUID）检测由自发或与任务相关的脑电活动产生的磁场。MEG 有几个优点：一是它具有出色的时间分辨率，大约为毫秒；二是它直接测量大脑活动，而不是 fMRI 中的 BOLD 信号。到目前为止，MEG 已被用于运动、语言、视觉和听觉映射，以及癫痫活动的定位[23]。高成本和选址要求极大地限制了其更广泛的应用，但未来多种临床应用将是可能的。

七、结论

一系列功能成像技术的敏感性和特异性将持续提高。对每种技术的优点和局限性的透彻理解是相关适应证和结果解释的关键。

参考文献

[1] Holodny AI, Shevzov-Zebrun N, Brennan N, Peck KK. Motor and sensory mapping. Neurosurg Clin N Am. 2011; 22(2):207-218, viii

[2] Kekhia H, Rigolo L, Norton I, Golby AJ. Special surgical considerations for functional brain mapping. Neurosurg Clin N Am. 2011; 22(2):111-132, vii

[3] Robles SG, Gatignol P, Lehéricy S, Duffau H. Long-term brain plasticity allowing a multistage surgical approach to World Health Organization Grade II gliomas in eloquent areas. J Neurosurg. 2008; 109(4):615-624

[4] Hatakeyama T, Kawai N, Nishiyama Y, et al. 11C-methionine (MET) and 18-Ffluorothymidine (FLT) PET in patients with newly diagnosed glioma. Eur J Nucl Med Mol Imaging. 2008; 35(11):2009-2017

[5] Farwell MD, Pryma DA, Mankoff DA. PET/CT imaging in cancer: current applications and future directions. Cancer. 2014; 120(22):3433-3445

[6] Juhász C, Bosnyák E. PET and SPECT studies in children with hemispheric low-grade gliomas. Childs Nerv Syst. 2016; 32(10):1823-1832

[7] Grosu AL, Weber WA, Franz M, et al. Reirradiation of recurrent high-grade gliomas using amino acid PET (SPECT)/CT/MRI image fusion to determine gross tumor volume for stereotactic fractionated radiotherapy. Int J Radiat Oncol Biol Phys. 2005; 63(2):511-519

[8] Suchorska B, Tonn JC, Jansen NL. PET imaging for brain tumor diagnostics. Curr Opin Neurol. 2014; 27(6):683-688

[9] Boellaard R, O'Doherty MJ, Weber WA, et al. FDG PET and PET/CT: EANM procedure guidelines for tumour PET imaging: version 1.0. Eur J Nucl Med Mol Imaging. 2010; 37(1):181-200

[10] Kamson DO, Mittal S, Robinette NL, et al. Increased tryptophan uptake on PET has strong independent prognostic value in patients with a previously treated high-grade glioma. Neuro-oncol. 2014; 16(10):1373-1383

[11] Li W, Ma L, Wang X, Sun J, Wang S, Hu X. (11)C-choline PET/CT tumor recurrence detection and survival prediction in post-treatment patients with high-grade gliomas. Tumour Biol. 2014; 35(12):12353-12360

[12] Winston GP, Daga P, White MJ, et al. Preventing visual field deficits from neurosurgery. Neurology. 2014; 83(7):604-611

[13] Zhu FP, Wu JS, Song YY, et al. Clinical application of motor pathway mapping using diffusion tensor imaging tractography and intraoperative direct subcortical stimulation in cerebral glioma surgery: a prospective cohort study. Neurosurgery. 2012; 71(6):1170-1183, discussion 1183-1184

[14] Chen Z, Tie Y, Olubiyi O, et al. Corticospinal tract modeling for neurosurgical planning by tracking through regions of peritumoral edema and crossing fibers using two-tensor unscented Kalman filter tractography. Int J CARS. 2016; 11(8):1475-1486

[15] Weiss C, Tursunova I, Neuschmelting V, et al. Improved nTMS- and DTI-derived CST tractography through anatomical ROI seeding on anterior pontine level compared to internal capsule. Neuroimage Clin. 2015; 7:424-437

[16] Bello L, Gambini A, Castellano A, et al. Motor and language DTI Fiber Tracking combined with intraoperative subcortical mapping for surgical removal of gliomas. Neuroimage. 2008; 39(1):369-382

[17] Chen Z, Tie Y, Olubiyi O, et al. Reconstruction of the arcuate fasciculus for surgical planning in the setting of peritumoral edema using two-tensor unscented Kalman filter tractography. Neuroimage Clin. 2015; 7:815-822

[18] Kuhnt D, Bauer MH, Becker A, et al. Intraoperative visualization of fiber tracking based reconstruction of language pathways in glioma surgery. Neurosurgery. 2012; 70(4):911-919, discussion 919-920

[19] Calabrese E. Diffusion Tractography in Deep Brain Stimulation Surgery: A Review. Front Neuroanat. 2016; 10:45

[20] Mickevicius NJ, Carle AB, Bluemel T, et al. Location of brain tumor intersecting white matter tracts predicts patient prognosis. J Neurooncol. 2015; 125(2): 393-400

[21] Yao Y, Ulrich NH, Guggenberger R, Alzarhani YA, Bertalanffy H, Kollias SS. Quantification of Corticospinal Tracts with Diffusion Tensor Imaging in Brainstem Surgery: Prognostic Value in 14 Consecutive Cases at 3 T Magnetic Resonance Imaging.World Neurosurg. 2015; 83(6):1006-1014

[22] Lefaucheur JP, Picht T. The value of preoperative functional cortical mapping using navigated TMS. Neurophysiol Clin. 2016; 46(2):125-133

[23] Jung J, Bouet R, Delpuech C, et al. The value of magnetoence-phalography for seizure-onset zone localization in magnetic resonance imaging-negative partial epilepsy. Brain. 2013; 136(Pt 10):3176-3186

第 7 章 术中 CT 成像
Intraoperative CT Imaging

Jamie Toms　Kathryn Holloway　著

摘　要

功能性神经外科手术，无论是癫痫手术、脑深部电刺激还是毁损手术，都涉及精确的目标定位和修改。计算机断层扫描（computer tomography，CT）和磁共振成像（magnetic resonance imaging，MRI）均可用于术中成像，以便精确规划手术、放置植入物和确认手术位置。本章重点介绍术中 CT 成像[1]。

关键词

脑深部电刺激；功能性神经外科；术中成像；目标定位

一、患者选择

术中 CT 成像有两个目的。首先，它用于配准和评估植入物位置，如立体定向框架或骨基准的配准。其次，它可以作为立体定向设备与无框架导航系统结合使用。例如，它可用于椎弓根螺钉的 O 形臂导航、Vertek 臂对齐或无基准的 Nex 框架案例。然后可以评估定位设备的精确位置。

在当前技术的测量下，所有立体定向装置的传递误差都在 2mm 范围内。因此，术中成像提供持续的准确性反馈，并允许基于实际位置而非预期位置解释生理数据。术中 CT 扫描还可用于验证设备是否正确传送到大脑内的某个位置，无论它是否被立体定向放置。例如，它可以识别分流器在脑室内的位置。因此，当需要立体定向引导或需要对设备位置进行术中验证时，应进行术中 CT 成像。

二、成像设备选择

CT 与 MRI 相比有哪些优势？ CT 具有很高的几何精度，但它们缺乏识别特定脑结构所需的软组织对比[2]。解决此问题的一种方法是将术中 CT 图像与术前 MRI 合并。这样做会产生配准错误的风险。另外，CT 成像确实有一些优势。它可以在较大、较重的患者、具有心脏起搏器和其他电子植入物的患者、清醒或睡眠患者、头部固定或自由的情况下进行。

便携式术中 CT 成像设备的使用越来越频繁。固定的术中诊断 CT 扫描仪不太常见。便携式技术包括 O 形臂（Medtronic, Inc., Minneapolis, MD）、Ceretom（NeuroLogica Corporation Danvers, MA）、BodyTom（NeuroLogica Corporation Danvers, MA）和 Airo CT（Brainlab Munich Germany）。到本书出版时，可能还有其他选择。选择成像设备的主要考虑因素是其与其他设备的兼容性、所寻求的图像质量水平、尺寸限制、视野，当然还有可用性。早期的便携式 CT 的视野有限，但这已通过前面提到的设备得到纠正。O 形臂有一个大口径以适应微电极轨道的成像，第二次迭代具有足够大的视野以可视化立体定向框架定位器。它也被广泛使用，因为它也可用于脊柱手术。然而，Ceretome 的孔比其他孔小得多，导致患者需要完全平躺，这对定位造成了限制。尽管如此，Ceretome 在脑深部电刺激（DBS）植入手术中得到了很好的使用 [3]。BodyTom 很大，这限制了它的移动能力。Airo CT 和 O 形臂可作为立体定向设备与市售导航系统无缝集成。只要连接了参考弧，O 形臂就可以与手术导航系统配对，以提供扫描配准。Brain Lab 和 Airo CT 的连接方式类似。每个系统都有独特的工作流程，但原理是一样的。

在本章中，我们将描述使用 O 形臂进行无基准、无框架 DBS 放置，作为将扫描仪用作立体定向设备的示例。此方法需要更新的导航软件包 Cranial 3.0。

我们还将讨论其在术中识别植入物位置中的应用。

三、操作过程

当使用 O 形臂放置 DBS 导线时，患者需置于躺卧位置。他们的头部位于具有前项圈约束的射线可穿过的头部固定器中。项圈有助于气道管理，并作为镇静药恢复的约束装置。在术中微电极记录功能测试过程中，可以将其移除以获得更大的舒适度。

患者的头部位于 O 形臂环的中心。O 形臂的三个位置已编程。在"停放"位置，外科医生可以最大限度地接近患者的头部。"扫描"位置最适合成像。它必须具有 < 15° 的倾斜才能用作配准或导航扫描。"中间"位置是一个过渡点，允许 O 形臂从"停放"转换为"扫描"，而不会与床、患者或设备发生碰撞。将带有参考弧的 FESS 框架（图 7-1A）（鼻窦手术中常用的摩擦配合导航头架）用硅胶带固定在患者的额部上。硅胶带将其与参考弧一起连接到患者的额部。外科医生获得低剂量 O 形臂图像（标准模式 =0.6mSv），并使用 Cranial 3.0 软件将该图像与手术导航系统上的术前 MRI 图像合并。用钝头导航探头在患者头皮上标记钻孔部位。

FESS 框架被移除，然后患者准备好并套上设备套。钻孔且固定 Stimloc 和 Nexframe（Medtronic, Inc., Minneapolis, MD）并与目标对齐（图 7-1B）。将中心套管插入大脑并获得另一幅图像。在 Cranial 3.0 中传输和合并 O 形臂图像的更高效工作流程允许在设置微电极记录设备时传输、合并和分析新图像。然后在 O 形臂图像上评估中央套管在解剖结构中的位置。之后根据中心套管的位置选择最佳的第二个通道并插入。一旦微电极或脑深部电刺激器引导装置达到目标深度，O 形臂可用于拍摄植入位置的图像。植入物以高清模式成像。此模式每次旋转拍摄更多图像，但毫安（mA）降低，因此辐射剂量大致相当于标准模式扫描。这些图像中的每一个都提供立体定向准确度的持续反馈，并允许在解剖背景和实际植入物位置解释生理数据，而不是其预期位置（图 7-2）。在一组 32 名患者的无基准研究中，作者发现，与作者的基于基准的病例（未发表的数据）相比，所需的微电极通道数量没有差异。

根据作者的经验，术中 CT 也可用于放置困难的引流管或 Ommaya 囊。增强模式图像（2.2 mSv）具有与诊断 CT 相同的剂量，可以对软组

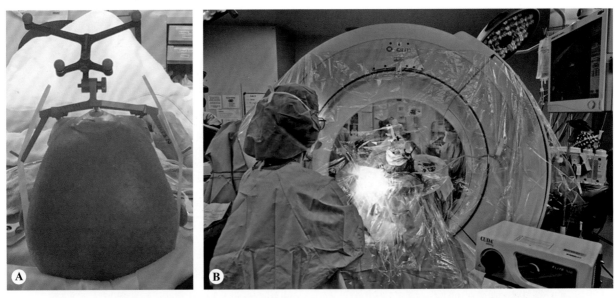

▲ 图 7-1　A. 放置在患者头部的 FESS 框架用于钻孔定位；B. 使用装置套的无基准 O 形臂和 Nexframe 装置

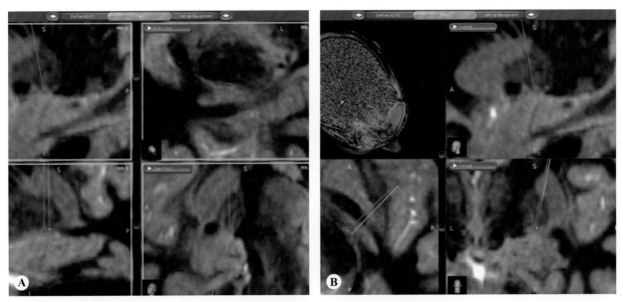

▲ 图 7-2　A. 导航轨迹视图，比较放置在右侧苍白球内侧部的脑深部电刺激电极的实际位置（红色）与计划位置（蓝色）；
B. 导航解剖视图，比较脑深部电刺激器电极的实际位置（红色）与计划位置（蓝色）

织进行成像。脑室可以进行可视化，但金属伪影会限制其可视化。尽管在大多数情况下，增强模式足以将脑室定位以进行引流管或 Ommaya 囊的放置，但如果需要更清晰的图像，可以将术中图像与术前图像合并。在为癫痫患者放置反应性神经刺激器和进行激光消融手术时，也可以在术中使用 CT（图 7-3）。此外，据报道，在增强模式

O 形臂图像上检测到实质内大量出血[4]。

四、结论

术中 CT 允许有效和准确的术中配准和植入位置验证，使外科医生有机会在离开手术室之前识别和纠正与计划相关的任何临床相关偏差。

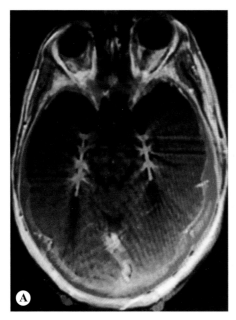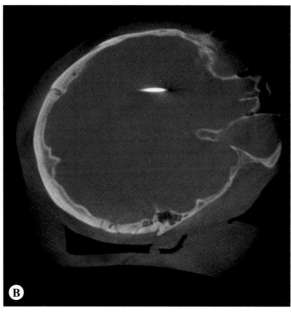

▲ 图 7-3　放置引导装置后立即进行 O 形臂扫描以显示引导装置的放置

A. O 形臂图像和术前 MRI 的术中合并，以显示在反应性神经刺激器植入手术中放置于双侧海马深部的电极；B. 在与术前成像合并之前，激光消融手术中金属探针的位置

参考文献

[1] Burchiel KJ, McCartney S, Lee A, Raslan AM. Accuracy of deep brain stimulation electrode placement using intraoperative computed tomography without microelectrode recording. J Neurosurg. 2013; 119(2):301-306

[2] Holloway K, Docef A. A quantitative assessment of the accuracy and reliability of O-arm images for deep brain stimulation surgery. Neurosurgery. 2013; 72 (1) Suppl Operative:47-57

[3] Mirzadeh Z, Chapple K, Lambert M, et al. Parkinson's disease outcomes after intraoperative CT-guided "asleep" deep brain stimulation in the globus pallidus internus. J Neurosurg. 2016; 124(4):902-907

[4] Katisko JPA, Kauppinen MT, Koivukangas JP, Heikkinen ER. Stereotactic operations using the o-arm. Stereotact Funct Neurosurg. 2012; 90(6):401-409

第8章 针对运动障碍的脑深部电刺激手术中的微电极记录

Microelectrode Recordings in Deep Brain Stimulation Surgery for Movement Disorders

Adolfo Ramirez-Zamora　Leonardo Almeida　Michael S. Okun　著

摘　要

脑深部电刺激（deep brain stimulation，DBS）是一种成熟的治疗药物难治性帕金森病、肌张力障碍和特发性震颤的方法。DBS导联放置于目标核团中的最佳位置是取得治疗成功的关键因素。术中神经生理学有助于定位已知会产生积极反应的目标区域。在本章中，我们将回顾与DBS手术相关的解剖结构，并讨论用于靶向不同的基底节核和大脑部位的微电极记录（microelectrode recording，MER）技术的基础知识。

关键词

脑深部电刺激；震颤；帕金森病；肌张力障碍；微电极记录；MER；DBS手术

一、背景

脑深部电刺激（DBS）是一种针对各种药物难治性运动障碍的公认疗法。成功的DBS疗效取决于选择适当的患者、术后编程、非DBS相关问题的管理，以及对治疗相关潜在并发症的识别。准确地放置电极是取得积极手术效果的关键步骤。

电极的准确放置取决于合适的靶向和MER。

由于图像采集技术差、脑移位和头颅积气，仅使用图像引导的间接立体定向靶向技术可能会影响结果。正确使用MER可以精确地绘制运动区域并识别目标边界，然后通过DBS导联进行宏观刺激来验证。DBS导联的最终位置可以通过确定术中阈值来选择，以优化临床获益并限制不必要的不良反应。

MER识别神经元动作电位并促进对动觉细胞（具有运动诱发神经元反应的细胞）的测试。它可以表征特定核团或大脑区域内的地形和范围，并确定其边界。这取决于临床专业知识。记录技术主要包括三个要素，如下所示。

• 目标验证：通过单个微电极以验证生理与基于影像学的预期区域是否匹配，但此项技术最容易出错。

• Ben-Gun 方法：以 Alim Louis Benabid 教授命名，这种方法依赖于同时植入多个微电极，并且具有将脑组织固定到位以避免术中移位的优势，该技术依赖于使用 5 个同时针道的最佳方法。有几个小组修改了这项技术，用 2 个或 3 个 MER 针道代替 5 个。

• MER 映射：最精确和详细的方法，该方法使用单 MER 针道，并根据前一针道确定下一针道。这允许医生绘制三维结构图，并为电极选择最佳位置。虽然这项技术更精确，但它可能更耗时，更容易受到大脑移位的影响。然而，额外 MER 针道的益处应与受伤风险（通常是出血）进行权衡。

本章将回顾治疗运动障碍疾病的手术中的基本 MER 和宏观刺激技术。它将关注最常见的条件和目标，讨论理想目标放置的解剖结构、边界和技巧。表 8-1 总结了 MER 映射和解剖定位的重要原则。

二、丘脑底核

丘脑底核（subthalamic nucleus，STN）是一个复杂的双凸杏仁状结构，被纤维束密集包围。帕金森病和震颤的成功治疗依赖于在感觉运动区域及在其周围结构附近准确地放置 DBS 导线（图 8-1）。

许多中心使用到 STN 的倾斜目标轨迹来避开脑室系统并最大化核内电极的长度。冠状面上由外向内方向需要 $10°\sim30°$，矢状面上需要 $40°\sim90°$（$45°\sim60°$ 最为常见），以避开运动皮质。MER 轨迹可以在距 STN 目标的任意不同距离处开始，大多数中心记录在预定解剖目标上方 $10\sim30mm$ 处。MER 的目标是识别 STN 的特

表 8-1　基于记录和刺激效果的可疑导联位置

	STN	GPi	Vim
前部	• 识别出的 STN 高于预期，并且 STN 和 SNr 之间的差距可能更大 • 缺乏丘脑活动 • 在与大多数腹侧和背侧接触相似的电压下刺激 IC 产生的 CS 或 CB 不良反应（强直性肌肉收缩） • STN 的长期运行可与相邻的内囊相关联，应谨慎行事	• MER 显示缺乏 GPi 或运动觉细胞 • 前期也可能有长期的 GPi 细胞 • 大部分纹状体可能会遇到长 MER 轨迹 • 位于前方的 DBS 导联在较高电压下可能不会产生明显的急性效应	• 缺乏被动运动觉丘脑细胞 • 高水平刺激无有害效应 • 有限或无震颤控制 • 可能会有情绪变化或非特异性头晕
后部	• MER 期间突出的丘脑活动取决于导线轨迹 • STN 的生理活动可能较短，并且遇到比预期更低（多为腹侧）的情况 • 附近内侧丘系受刺激引起的感觉异常	• 由于 IC 的刺激，CS 或 CB 不良反应的存在可以识别后路轨迹。与背侧接触相比，大多数腹侧接触的 AE 阈值较低（基于前 DBS 轨迹角） • 视束相对于 GPi 下边界的位置可能会随着更多的后路和内侧轨迹的增加而增加 • 基于中外侧位置，GPi 和 OT 之间可能存在位于腹侧的间隙	• Vc 和 Vim 交界处的触觉细胞 • 通过轻触发 MER 激活突出的皮肤接受神经元 • 跟随于严格的躯体感觉后的低阈值的持续感觉异常

（续表）

	STN	GPi	Vim
侧方	• MER（1~2mm）上缺乏神经元活动或短 STN 运行，具体取决于轨迹 • STN 以下的 SNr 缺失 • 刺激 IC 引起 CS 或 CB 不良反应（强直性肌肉收缩） • 由于激活了穿行于 IC 最内侧部的前视野纤维，导致同步和同时的眼偏差	• MER 通常显示大部分 GPe 和一小部分 GPi，在它们之间常有一个大的薄片状区域 • 可能的边界细胞 • MER 期间缺乏视束或 IC • 没有因 IC 刺激引起 CS 或 CB 不良反应	• MER 上记录短 Vim 轨迹 • 刺激 IC 引起 CS 或 CB 不良反应（强直性肌肉收缩）
中间部	• MER 发现提示 Rn • 因 Rn 刺激而产生的头晕、恶心或温暖感觉 • 因刺激动眼神经纤维引起的眼同侧内向偏斜和复视	• MER 通常显示 GPi 的大部分和 GPe 的一小部分 • 视束相对于 GPi 下边界的位置随着内侧轨迹的增加而增加 • 基于通道角度的不同，在接触中经常能观测到产生不良反应（肌肉收缩）的比较低的阈值	• 通过 MER 轻刺激，激活突出的下颌和口周皮肤接受神经元 • 刺激时明显的口面部感觉异常和构音障碍
背侧	• 无不良反应或症状改善	• 位于背侧的 DBS 导联在较高电压下可能不会产生明显的急性效应	• 对震颤控制的益处有限或没有益处，且没有感觉不良反应
腹侧	• MER 记录与 SNr 一致 • 潜在的影响突然变化 • 刺激 IC 可能导致 CS 或 CB 不良反应	• 视束刺激可能导致视觉幻视 • 刺激 IC 引起 CS 或 CB 不良反应。与背侧接触相比，腹侧接触最多的 AE 阈值较低（基于前 DBS 轨迹角）	• 由于刺激 Lm，引起对称性面部、手臂和腿部的感觉异常

AE. 不良反应；CS. 皮质脊髓；CB. 皮质脑干；DBS. 脑深部电刺激；IC. 内囊；Lm. 内侧丘系；MER. 微电极记录；STN. 丘脑底核；Gpi. 苍白球内侧部；Gpe. 苍白球外侧部；SNr. 黑质；Vc. 腹尾核；Vim. 腹外侧核；Rn. 红核；OT. 视束
建议根据微电极发现和刺激对电极进行解剖定位
请注意，由于轨迹的原因，上述许多影响可能不一致

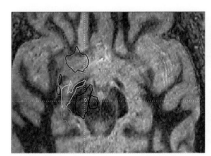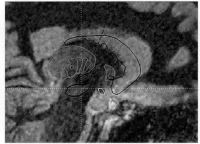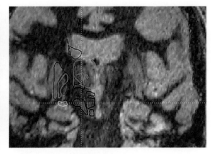

▲ 图 8-1　在矢状位、冠状位和轴位上，脑深部电刺激导线在丘脑下核内与周围结构的关系

征性自发放电模式，定位周围的细胞核并揭示包含运动相关细胞在内的运动区域。运动区域细胞的调制通过放电频率的可听见的变化来体现，这种变化是可重复的，并且与对侧和偶尔同侧关联的被动运动同步。沿着通往 STN 的轨迹可能出现背侧和腹侧丘脑的神经元活动特征。神经元放电是不规则的、持续的、频率低至中等的，并且具有更活跃的模式，并在 28～40Hz 放电[1]。在 STN 上方和丘脑核下方 1～2mm 处会遇到 Zi。Zi 由不规则、短暂和低密度的神经元放电组成，伴低强直放电率和偶尔的神经元爆发（25～45Hz）[2, 3]。在电极进入 STN 之前背景活动增加。特征性 STN 神经元放电具有强直但突发、高频、高密度、不规则放电模式，偶尔爆发，平均放电率在 34～47Hz。SNr（黑质网状结构）位于 STN 以下，与 STN 相比，其神经元放电遵循更规律、更持续、更高频、更强直模式；而且在 SNr 中缺乏爆发、震颤细胞和运动相关细胞[4]。

使用微刺激可以补充 MER，300Hz、200～300s 脉冲宽度、1～2s 序列持续时间、高达 100μA 的双相脉冲的微刺激可用于确定潜在的不良反应并帮助描绘局部解剖结构[5]。多汗症是刺激 STN 区域的背内侧、前内侧和后内侧位置的常见不良反应[6]。其他视觉障碍（如注视偏差）更难以定位到单个区域或结构。一旦确定了最终轨迹，就可以采用具有非绝缘尖端的微电极内导管或采用 DBS 导线进行宏观刺激。使用 60～90ms 脉冲宽度和 130～180Hz 频率对跨越 STN 的每个触电进行术中测试刺激，如果使用高达 10V 的刺激没有引起可重现的有害效应，则可以加宽脉冲宽度并重复测试以排除电气故障。每个触点都在单极或双极刺激下进行测试，并且在高压下没有任何不良反应是导线放置次优选的重要线索（图 8-1）。

三、苍白球内侧部

在帕金森病（Parkinson's disease，PD）和肌张力障碍中，苍白球内侧部（GPi）的感觉运动区域可以成为 DBS 的目标。DBS 导线被植入 GPi 的腹侧、后侧和外侧，因为这个位置可以最大限度地提高效率并限制无法忍受的不良反应的发生。GPi 被位于后部和中间的内囊包围。内囊纤维也向腹侧突出。视束位于腹侧。苍白球外侧部（globu pallidus externa，GPe）位于 GPi 的外侧。与 STN 靶点相比，GPi 的典型立体定向靶点需要相对于冠状位角倾斜度更小，甚至严格的矢状窦旁（0°～15°）通路，此通路有助于避免穿透脑室，尽管 GPi 通常足够横向，但这不是问题。矢状位角位于前面，既可以避开运动皮质，产生的通道又不影响内囊（相对于连合平面在 40°～60° 的角度范围内）。

针对 GPi 区域的典型 MER 轨迹穿过纹状体、放射冠、GPe、GPi 和视束。更偏后的 MER 通路可能会穿过内囊。最初 MER 束可能揭示具有纹状体不规则神经元活动特征的低频（4～6Hz）低密度放电的表现。纹状体记录之后是一个安静的背景，没有明显的神经元活动，这通常与穿过白质束和 GPe 周围的外髓板相一致。在 GPe 区域，神经元活动不规则，放电频率较低（34～19Hz）。MER 可能揭示两种可能的神经元放电模式，即高频单元（50～21Hz），它们活跃度强但经常短暂停顿（pausers），以及不太常见的低频单元（18～12Hz），有时被称为低频率暂停[7]。暂停细胞可能会被高频爆发（爆发细胞）打断，爆发通常比腹外侧丘脑中遇到的爆发更快[8]。另一组神经元胞体以中等频率规律性分布在苍白球周围，这些细胞被称为边界细胞，可以在 GPe 和 GPi 之间，以及 GPi 和视束之间观察到。边界细胞也可能出现在 GPi 的后缘或分离背侧和腹侧 GPi 的椎板中。整体后台活动在进入 GPi 之前升高，并在使用 MER 退出目标时降低。

在感觉运动（后腹外侧）区域内，被动和（或）主动肢体运动（通常由多个关节进行）引起对侧单位放电的驱动更频繁，但它们也可以是同侧的。视束在穿过 GPi 腹侧的边界细胞和豆状襻袢纤维后可以识别，通常位于 GPi 边界下方 0.5～1.5mm。传递到眼睛的闪光会在视束纤维内产生诱发放电，相比通过示波器上的视觉表现，其更能通过听觉来感知。在这个水平上的微电极刺激可以产生光幻视。MER 的目标包括识别不太靠外侧且靠近 GPe 的轨迹，观察与后外侧感觉运动区域一致的运动觉细胞，并确定与位于后部和内侧的内囊的安全距离。导线应放置在靠近视束的位置，但不要放在视束中（图 8-2）。最终引线的位置在很大程度上取决于轨迹。例如，更垂直的轨迹将需要距离后囊边界 3mm 或更长，距离假定的侧边界 2～3mm。尽管 GPi 和 GPe 的相对运行长度，以及体细胞驱动响应的存在可能会为 MER 轨迹的位置提供线索，但该信息可能会产生误导，尤其是在采用单道目标验证方法的情况下。寻找效益阈值和不良反应的最佳测试是宏观刺激。它可以在最终引线定位后完成。测试使用与慢性神经刺激相同的参数进行——脉冲为 60～90μs，频率为 130Hz 或 180Hz。仔细检查是否有面部牵拉、言语困难或其他肌肉收缩迹象。

阈值由不良反应的发生决定。对于潜在的治疗接触，建议使用 4～5V 的预期双极能量传递，或者如果是单极的，则为 3～4V。重新定位 DBS 引线的需求取决于特定接触阈值。如果在术中测试期间未发现任何影响，建议增加脉冲宽度以诱发包膜效应。如上所述，关于 STN 刺激，手术室缺乏不良反应表明存在技术问题或 DBS 导线故障。

在肌张力障碍患者中，从苍白球外侧到内侧的过渡更难以通过 MER 区分。在肌张力障碍患者的 GPi 中，细胞表现出非常不寻常的放电模式，称为高频爆发或"细胞包"。这些细胞以不规则的间隔突发放电，并以相对较高的背景放电率进行放电。

四、丘脑腹外侧核

丘脑腹外侧核（ventral intermediate nucleus，Vim）是治疗药物难治性特发性震颤的最常见靶点，但也经常是其他震颤疾病的靶点。Vim 的后部是主要的感觉丘脑核，它接收来自内侧丘脑和脊髓丘脑感觉传入的输入，称为腹尾核（ventral caudalis，Vc）。Vim/Vop 的前面是接收来自基底神经节输出核（GPi、SNr）的传入信号的区域，包括腹嘴前核（ventro-oralis anterior，Voa）和腹前核（ventral anterior nucleus，VA）。腹侧位于内侧丘系本身。背侧、腹侧核的背侧区域围绕着 Vim。在内侧，Vim 接收具有包括面部区域在内的感受野的本体感受传入。此外，内囊的后肢与 Vim 横向毗邻。DBS 导联或 MER 通道的轨迹对于成功放置丘脑 DBS 同样重要。大多数中心更喜欢更垂直的 Vim 方法。前 / 矢状角决定了更多的背侧接触是否会相对于 Vim 向前移动。此外，矢状位中较小的角度可能会使引线穿过 Vim 的长轴，使电极分别更靠近感觉丘脑和前核，并可能限制其效率。出于这个原因，大多数中心试图将植入电极与 Vim 和腹嘴后核（ventro-oralis posterior，Vop）的边界平行。此外，DBS 导联轨迹更垂直的 AC-PC 角与改善的头部震颤抑制有关[9]。

MER 的目标之一是识别感觉丘脑的前缘。特征性 Vim 放电和被动运动躯体特定区细胞将有助

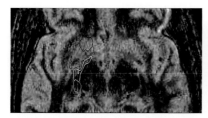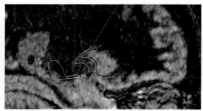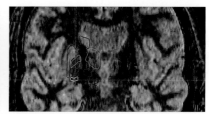

▲ 图 8-2　在矢状位、冠状位和轴位上，脑深部电刺激导线在苍白球内侧部的位置与周围结构的关系

于将 DBS 引线放置在 Vc 边界前 2～3mm 处和囊边界内侧。Vim 靶点腹侧边界背侧 15～25mm 的初始轨迹记录通常首先穿过背侧丘脑。随后识别发射率在 3～18Hz 的强直活跃单元，这更具 Voa/Vop 区域特征。随着微电极从腹侧向 Vim 传递，观察到更多更高频率的神经元单元。神经元放电密度低至中等，但通过关节的被动运动同步而不是主动运动同步。丘脑内严格的躯体解剖通常将面部感受野置于内侧，手指置于面部侧面。上肢置于腹内侧而下肢置于背外侧。腹内侧神经元则负责下颌的开闭和舌的伸缩。此外，腹尾向感觉接受神经元的推进产生具有明确皮肤感觉域的单元。这些是通过在狭窄的躯体区域内轻触而激活的。当电极前进时，神经元放电频率、密度和背景通常保持不变。

与 GPi 和 STN 靶向相反，微刺激可以提供电极周围区域神经解剖结构的精细细节，并且可以促进映射。感觉丘脑中的微刺激可能会在非常低的电流阈值（1～5μA）下产生明显的感觉异常。如果微刺激在相对较高的阈值（约 25μA）下产生广泛的（面部、手臂和腿部）感觉异常，这表明刺激了内侧丘系。虽然一个单一的轨道可以提供植入所需的大部分信息，但大多数中心执行后定位跟踪，以确保识别 Vc 的边界。一个完美的单一轨道应该是手被动运动细胞，然后是手触觉，最后是手轻触区域。

最终导线植入的理想部位是含有神经元的区域，该区域具有与手相对应的动觉感受野，位于感觉丘脑边缘前 2～3mm 处的交界间水平或以下，

一些外科医生更喜欢将导线置入未定带(图 8-3)。DBS 导线植入后，常规进行 MER 映射后的大电极刺激，或在某些中心进行替代，以评估抑制震颤和不良反应的电压或电流阈值。有害效应将取决于有源电极相对于周围神经解剖结构的位置。当用最多的腹侧和内侧触点（更接近 Vc）进行刺激时，口面部短暂的感觉异常很常见。短暂的感觉异常常见于成功放置引线（1～3mA）时。

五、良好微电极记录的提示

无论采用何种技术，MER 的目标是评估神经活动（或缺乏神经活动），以在确定最终 DBS 尖端位置之前描绘解剖生理图。MER 之前的重要考虑因素包括以下几个方面。

• 术前停用中枢神经系统活性药物，合适的体位，仔细检查记录设备，消除电噪音，制订立体定向计划。

• 完成前 - 后平面或外侧 - 中间平面并一次性识别边界非常重要，因为宏观刺激前的最终电极放置将取决于与这些边界的线性距离。

• 避免与急性神经系统变化（潜在的颅内出血）、镇静药对记录的影响，以及早期识别脑转移迹象有关的陷阱。

• 清楚地了解局部解剖和刺激基底节周围结构的效果对于成功放置 DBS 至关重要。此外，当与 MER 参与者开放式交流时，还必须采用一致和详细的方法记录和测试神经元活动。

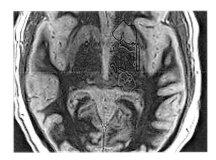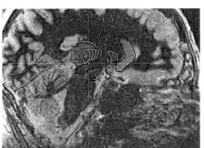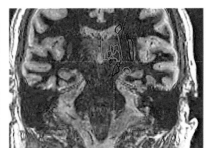

▲ 图 8-3 在矢状位、冠状位和轴位上，脑深部电刺激导线在丘脑腹外侧核内的位置与周围结构的关系

参考文献

[1] Hutchison WD, Allan RJ, Opitz H, et al. Neurophysiological identification of the subthalamic nucleus in surgery for Parkinson's disease. Ann Neurol. 1998; 44(4):622-628

[2] Merello M, Tenca E, Cerquetti D. Neuronal activity of the zona incerta in Parkinson's disease patients. Mov Disord. 2006; 21(7):937-943

[3] Sterio D, Zonenshayn M, Mogilner AY, et al. Neurophysiological refinement of subthalamic nucleus targeting. Neurosurgery. 2002; 50(1):58-67, discussion 67-69

[4] Starr PA, Subramanian T, Bakay RA, Wichmann T. Electrophysiological localization of the substantia nigra in the parkinsonian nonhuman primate. J Neurosurg. 2000; 93(4):704-710

[5] Starr PA, Christine CW, Theodosopoulos PV, et al. Implantation of deep brain stimulators into the subthalamic nucleus: technical approach and magnetic resonance imaging-verified lead locations. J Neurosurg. 2002; 97(2):370-387

[6] Ramirez-Zamora A, Smith H, Youn Y, Durphy J, Shin DS, Pilitsis JG. Hyperhidrosis associated with subthalamic deep brain stimulation in Parkinson's disease: Insights into central autonomic functional anatomy. J Neurol Sci. 2016; 366:59-64

[7] Vitek JL, Bakay RA, Hashimoto T, et al. Microelectrode-guided pallidotomy: technical approach and its application in medically intractable Parkinson's disease. J Neurosurg. 1998; 88(6):1027-1043

[8] Lozano A, Hutchison W, Kiss Z, Tasker R, Davis K, Dostrovsky J. Methods for microelectrode-guided posteroventral pallidotomy. J Neurosurg. 1996; 84(2): 194-202

[9] Moscovich M, Morishita T, Foote KD, Favilla CG, Chen ZP, Okun MS. Effect of lead trajectory on the response of essential head tremor to deep brain stimulation. Parkinsonism Relat Disord. 2013; 19(9):789-794

第9章 皮质和皮质下定位
Cortical and Subcortical Mapping

Anthony l. Ritaccio　Peter Brunner　Gerwin Schalk　著

摘 要

电刺激映射（electrical stimulation mapping，ESM）是用于描绘功能皮质的最常用技术。它可以在使用植入电极的癫痫监测单元中进行，也可以在手术室（患者处于清醒或麻醉状态）中进行。结果指导策略目标是尽量减少手术造成的感觉运动和语言损伤。然而其他补充方法正越来越多地被使用，如基于被动皮质脑电图（electrocorticographic，ECoG）的功能映射和皮质-皮质诱发电位（cortico-cortical evoked potential，CCEP）。

关键词

功能映射；皮质脑电图；电刺激

一、背景

（一）主要概念

神经外科手术切除有两个目标，即优化切除范围和最小化缺损范围，尤其是当功能区皮质受累时。对于癫痫手术，功能映射允许外科医生最大限度地切除致痫区以消除癫痫发作，同时将功能丧失的风险降至最低[1]。不管怎样，手术切除肿瘤是为了提高生存率。功能映射的目的是优化术后生活质量[2]。

（二）理由

功能区可能因病变或其相关水肿扭曲或形态模糊。癫痫区或轴内肿瘤可能位于功能区。先天性异常可能会破坏传统的解剖标志，并且功能皮质的位置、重复和解剖范围是可变的[3]。此外，病变位置和患者发病时的年龄会导致不同程度的大脑可塑性。

本章的重点是回顾已建立的功能映射技术，如 ESM 和躯体感觉诱发电位（somatosensory evoked potential，SSEP）。新兴技术及其临床相关性也将被讨论。

二、电刺激映射的基本生理原理

为了精确定位，当阴极和阳极都接触目标组

织时使用双极刺激。当在癫痫监测单元中进行映射时，可以使用皮质下网格电极或深度电极来完成，或者在开放性手术期间使用手持刺激器来完成。

双极范式中的电流建模显示电极之间（对于 1cm 电极间设计为 5mm）的电流中途急剧下降 [4]。受刺激的面积取决于与刺激电极的距离和施加的电流量。电荷密度是电荷和与大脑接触的电极表面的横截面积的函数。通过使用具有双相脉冲和恒定电流的刺激器，已经消除了由电荷转移和电解造成的潜在毁损机制。几十年来使用的时间收敛范式已经防止了热沉积造成的伤害。

ESM 效应是由于局部电扩散而发生的。郎飞结的初始轴突段和节点对施加的电流具有最高的兴奋性，可能是因为它们具有最高的钠通道浓度。

三、患者选择

只有语言和感觉运动能力完整的患者才能获得可操作的映射信息。用于映射的刺激训练包括 1～2s 作用于躯体感觉和运动皮质，≤ 10s 作用于语言识别。感觉、运动麻痹或言语犹豫 / 失语的任何显著损害都将妨碍在这些时间限制内进行充分的测试。

四、术前评估

功能磁共振成像（functional magnetic resonance imaging，fMRI）和弥散张量成像（diffusion tensor imaging，DTI）有助于定位语言和感觉运动皮质。此附加数据为两期癫痫手术的网格电极和条状电极的最佳放置提供了帮助，或者为术中 ESM 的最佳选择提供了指导。

没有Ⅳ级数据证实 fMRI 和 DTI 降低发病率的能力，并且 fMRI 的时间分辨率较差。它不够灵敏和（或）准确，无法独立用作定位方法 [5]。

fMRI 在语言偏侧化中很有用，但它的特点可以识别多个起作用的功能性语言区域。ESM "干扰" 映射识别关键节点或因果节点。对于运动功能保存研究，DTI 的空间分辨率低于对白质束的直接电刺激 [6]。DTI 和 ESM 之间的不准确相关性可能由肿瘤侵袭和术中脑移位造成。此外，在对弓状束进行成像时，最近的 DTI 技术缺乏端到端跟踪的可靠性，使得传统的额叶和颞叶语言末端的定位不准确。

五、手术过程

（一）药物和麻醉注意事项

术前给予 20mg/kg 苯妥英钠或 1g 左乙拉西坦用于肠外抗惊厥预防。建议减少甘露醇的剂量（20% 甘露醇，0.5g/kg），因为当患者清醒时，高剂量甘露醇会导致恶心和呕吐。最常见的清醒开颅术策略是 "asleep-awake-asleep" 方法。最初通常使用快速可逆的静脉麻醉（如丙泊酚），右美托米定也是常用的。吸入麻醉药会抑制脑电图（electroencephalograhpy，EEG）信号，增加 SSEP 的延迟或减少振幅，应该避免。

（二）电极和刺激器注意事项

为了进行 ESM，将电极放置在皮质上并通过开关盒连接到皮质刺激器，该皮质刺激器将双相脉冲电荷输送到一对电极上（图 9-1）。对于慢性映射，皮质电极网格由中心到中心间隔 10mm 并嵌入硅胶中的铂铱圆盘（直径 4mm，暴露 2～3mm）组成，形成各种尺寸的网格和条带（4×5 或 8×8 电极阵列）被放置。网格可以修剪以匹配开颅术的形状或预成形以适合特定区域（如专用 4×3 内侧皮瓣中的 35 触点网格）。

具有 4～12 个触点的条带提供超出开颅范围的皮质覆盖。也可以使用深部电极（由 2～5mm 长的圆柱形铂铱电极组成，直径为 1mm，间隔 5～10mm）。术中，手持式 Ojemann 探头具有一

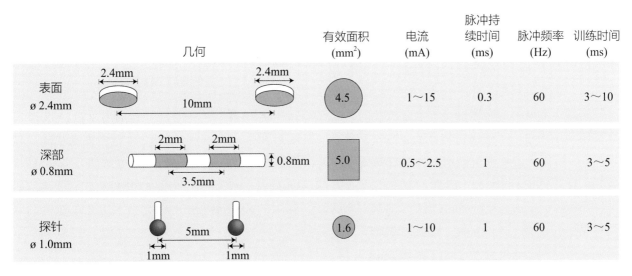

	几何	有效面积 (mm²)	电流 (mA)	脉冲持续时间 (ms)	脉冲频率 (Hz)	训练时间 (ms)
表面 ø 2.4mm	2.4mm 10mm 2.4mm	4.5	1~15	0.3	60	3~10
深部 ø 0.8mm	2mm 2mm 0.8mm 3.5mm	5.0	0.5~2.5	1	60	3~5
探针 ø 1.0mm	5mm 1mm 1mm	1.6	1~10	1	60	3~5

▲ 图 9-1　表面、深部和术中探针电极的常见刺激参数。电极间距离和暴露的刺激表面按比例说明

对相距 5mm 的球形电极，用于在整个清醒切除过程中执行 ESM。

（三）刺激范式和技术

手术以外，慢性 ESM 适用于在功能皮质内或附近植入硬膜下网格 / 条形电极或立体脑电图（stereo-electroencephalographic，SEEG）深度阵列的候选患者的癫痫手术。该映射在监控单元中完成。使用 SEEG 刺激映射传统上难以接近的皮质区域是可能的，如岛叶、腹侧和内侧皮质。SEEG 映射的缺点是与硬膜下网格覆盖相比，它的采样大小有限。

癫痫评估需要皮质脑电图（ECoG）来监测癫痫发作和刺激诱发的后发放，这些放电可能会导致癫痫发作。现代刺激器和开关盒通常集成到现有的 EEG 视频监控系统中，并提供直观的图形用户界面。术中 ESM 可在肿瘤或癫痫病灶切除时进行，可以使用网格、条形、深度或棒状电极界面。皮质生理学的差异、不同的圆盘 / 球电极配置和电极直径、电极间距离选择和通过脑脊液的电流分流，这些差异导致了有多种多样的刺激方案[7]（图 9-1）。可对麻醉患者进行术中 ESM 以测量运动反应，但患者需要清醒以进行体感、运动或语言研究。患者的配合或主观感受是

必需的。术中 ESM 为皮质灰质和皮质下纤维束提供定位指导，因为两者都可能受到刺激。这种"hodotopic"视图同时考虑了节点和网络。正如许多大型外科研究所表明的那样，它在保留功能方面优于其他可用技术，特别是在接受神经胶质瘤切除术的患者中[8, 9]。

积极反应（区域运动、感觉迟钝、幻视）和消极反应（运动抑制、言语停止、失语）都可能在刺激下发生。ESM 的作用是神经元兴奋和抑制、中间神经元和局部纤维束参与的复杂混合物[10]。可获取的功能区皮质和不可或缺的功能区皮质之间的区别已被编码[11]。不可或缺的皮质是指初级运动皮质 / 锥体束、初级感觉皮质、初级视觉皮质、Broca 区和 Wernicke 区，以及弓状束。如果可能的话，任何切除策略都要保留不可或缺的区域。基底颞叶语言区域或梭形回面部识别区可以被映射。然而，也没有必要绝对回避，这些区域可以切除而无明显并发症。

（四）映射方法

1. 体感映射

对中央后回的评估需要清醒、警觉的患者来描述或确认局部感觉异常或感觉迟钝。刺激首先应用在侧裂上，然后逐渐向上，依次激活口面

部、手部、臂部、躯干和下肢区域。

运动映射：运动映射可在处于清醒或麻醉状态的患者身上进行。映射以类似的从上到下的方向进行，观察对侧是否有任何诱发的阵挛活动。

感觉运动映射的刺激器设置会有所不同，这取决于使用市售的手持棒还是直接通过放置在中央前/后脑回上的硬膜下网格阵列进行刺激（图9-1）。使用 60Hz 频率和 1ms 脉冲宽度的刺激棒（电极间距为 5mm）从 1～2mA 开始，以 1～2mA 的增量进行，最大为 10mA。如果在麻醉下进行运动映射，则初始电流设置可以从 4～5mA 开始。如果使用中心到中心电极间距为 1cm 的网格，常见的刺激设置为 50Hz 频率和 50ms 脉冲宽度，1～15mA。不需要超过 2～3s 的刺激序列来产生效果。

2. 语言映射

当感兴趣的手术区域包括优势半球额叶和颞叶语言区域时，需要对清醒患者进行语言映射，使用的常见任务包括数数、句子重复和对象命名。额叶语言部位可能会导致语言停滞，而颞上回后部可能会导致接受缺陷。然而，结果可能是失语、失语或言语停止的组合，具体取决于刺激部位和施加的电流。具有任何对象命名缺陷但具有完整句子重复的部位被认为是异常区域。刺激器设置取决于刺激设备，但与用于躯体感觉和运动评估的类似。Haglund 等已经建立了"安全边缘"的概念[12, 13]。切除边缘与最近的 ESM 语言部位的距离是术后语言障碍持续时间和持久性的最重要变量。根据对违反该策略的语言缺陷的观察，已将额叶语言部位的安全范围定为 1cm，颞叶命名部位的安全范围定为 2cm[12]。

3. 白质区映射

皮质下白质束的 ESM 是可行的，这样做是为了保留功能并最大限度地扩大肿瘤切除范围。在绘制下行运动束时，使用多通道肌电图有助于检测目标肌群[14]。与语言系统相关的白质通路的清醒刺激（如弓状束、钩束或上/下纵束）对于切除深部病变具有重要价值[15]。刺激参数与皮质

刺激相同，但所需的麻醉水平会使运动束映射复杂化。

（五）SSEP 定义中央沟

SSEP 是对周围神经刺激的电反应。SSEP 可用于在手术期间保持运动和躯体感觉功能。使用这种技术，正中神经受到电刺激，SSEP 的反应从位于皮质表面的 ECoG 网格中记录下来。中央沟的位置由 SSEP 响应中 N20/P20 分量的相位反转确定，它表示从初级运动到感觉功能的过渡。

（六）数据聚合与配准的策略和方法

在慢性映射范式中，从功能失调的皮质区测绘功能需要汇总映射数据和可用的癫痫监测结果，并将它们与患者的解剖结构/病变进行配准。ECoG 电极位置由术后 CT 图像确定，该图像与术前结构 MRI 图像共同配准。然后将聚合和配准的结果可视化为神经导航系统中的叠加层，该系统用于计划和辅助手术切除。

六、围术期管理（包括并发症）

皮质脑电图

皮质脑电图（ECoG）是手术刺激模式的重要组成部分。在刺激期间，它会监测可能导致癫痫发作的局部后发放（after-discharge，AD）。AD 表示局部惊厥阈值，这要求刺激以低振幅开始，并以 1～2mA 的幅度增加，直到看到效果或产生 AD。如果已知存在 AD，则应在比 AD 阈值低 1～2mA 的情况下进行测试。如果测试阴性，则可谨慎地重新尝试较高的电流设置，因为随着时间的推移通常会产生调节效应，并且可能无法进行有用的测试。要知道，AD 的存在可能是因为它们会产生语言逮捕的误报。任何由刺激引起的临床或亚临床癫痫发作都可以通过用冰林格溶液灌洗，或者如果需要，肠胃外给予咪达唑仑或丙泊酚来抑制。

七、新技术的新兴角色

（一）光学成像 /MEG/TMS/CCEP/ 被动皮质脑电图总结

自 80 年前 Penfield 及其同时代人的开创性工作以来，术前映射技术几乎没有改变[16]。近年来，随着对大脑生理学的更深入研究，以及传感、刺激和计算技术的逐渐成熟，这一现象有所改变。最近的一些研究评估了基于被动皮质脑电图（ECoG）的功能映射、皮质 – 皮质诱发电位（cortico-cortical evoked potential，CCEP）、经颅磁刺激（transcranialmagnetic stimulation，TMS）和脑磁图（magnetoencephalography，MEG）的临床适用性[17-22]。

被动功能映射使用与 ESM 相同的电极记录来自大脑的电信号。经过生物信号放大器的信号放大后，计算机提取出已知的反映电极下大脑活动的 ECoG 特征。通过确定诸如在运动或语言接收等任务期间此大脑活动位置的改变，算法可以创建出功能区皮质地图。这种基于 ECoG 的被动功能映射方法已经在不同的临床场景中进行了评估，并显示出与 ESM 密切相关[19, 23]。

CCEP 将 ESM 的各个方面与被动功能映射相结合。CCEP 评估 ECoG 对单个电刺激的反应，从而可以识别在解剖学上与刺激部位相连的那些皮质位置。例如，接受语言节点的电刺激可以突出额下回的语言表达位置，可能是通过弓状束进行交流[24]。

与 ESM 类似，TMS 通过应用磁脉冲来影响大脑功能。由于无创，所以其定位准确度有限，但它在评估语言偏侧方面有特殊用途，可以作为一种无创性替代品，替代颈动脉内异戊巴比妥（Wada）试验[25]。

MEG 是一种类似于头皮脑电图的无创检查方法，不同之处在于它是基于磁场而不是电场的检测。因此，MEG 比 EEG 具有更高的空间分辨率。虽然 MEG 并未广泛使用，但一些研究已经探索了其在术前功能映射中的价值。

（二）将新技术集成到装备中的可行性

越来越多的中心已将上述技术整合到临床实践中。随着时间的推移，被动 ECoG 映射和 CCEP 技术可能会完全集成到神经外科设备中，而与 TMS 和 MEG 相关的不可靠性和费用可能会限制其在特定病例或临床研究中的应用。

八、结论

通过使用 ESM 技术进行功能定位已经有几十年的历史了。大量的Ⅳ级证据表明，常见的映射方法可以保留语言功能，减少术后运动障碍和语言障碍，并提高生活质量[3, 26]。替代性技术正在发展，以补充这些长期存在的技术。

参考文献

[1] Gil-Robles S, Duffau H. Surgical management of World Health Organization Grade II gliomas in eloquent areas: the necessity of preserving a margin around functional structures. Neurosurg Focus. 2010; 28(2):E8

[2] Duffau H. Brain mapping in tumors: intraoperative or extraoperative? Epilepsia. 2013; 54 Suppl 9:79-83

[3] Ojemann G, Ojemann J, Lettich E, Berger M. Cortical language localization in left, dominant hemisphere. An electrical stimulation mapping investigation in 117 patients. J Neurosurg. 1989; 71(3):316-326

[4] Nathan SS, Sinha SR, Gordon B, Lesser RP, Thakor NV. Determination of current density distributions generated by electrical stimulation of the human cerebral cortex. Electroencephalogr Clin Neurophysiol. 1993; 86 (3):183-192

[5] Austermuehle A, Cocjin J, Reynolds R, et al. Language functional MRI and direct cortical stimulation in epilepsy preoperative planning. Ann Neurol. 2017; 81(4):526-537

[6] Ohue S, Kohno S, Inoue A, et al. Surgical results of tumor resection using tractography-integrated navigation-guided fence-post catheter techniques and motor-evoked potentials for

preservation of motor function in patients with glioblastomas near the pyramidal tracts. Neurosurg Rev. 2015; 38(2):293-306, discussion 306-307

[7] Hamberger MJ, Williams AC, Schevon CA. Extraoperative neurostimulation mapping: results from an international survey of epilepsy surgery programs. Epilepsia. 2014; 55(6):933-939

[8] De Benedictis A, Duffau H. Brain hodotopy: from esoteric concept to practical surgical applications. Neurosurgery. 2011; 68(6):1709-1723, discussion 1723

[9] De Witt Hamer PC, Robles SG, Zwinderman AH, Duffau H, Berger MS. Impact of intraoperative stimulation brain mapping on glioma surgery outcome: a meta-analysis. J Clin Oncol. 2012; 30(20):2559-2565

[10] Ranck JB , Jr. Which elements are excited in electrical stimulation of mammalian central nervous system: a review. Brain Res. 1975; 98(3):417-440

[11] Zago S, Ferrucci R, Fregni F, Priori A. Bartholow, Sciamanna, Alberti: pioneers in the electrical stimulation of the exposed human cerebral cortex. Neuroscientist. 2008; 14(5):521-528

[12] Haglund MM, Berger MS, Shamseldin M, Lettich E, Ojemann GA. Cortical localization of temporal lobe language sites in patients with gliomas. Neurosurgery. 1994; 34(4):567-576, discussion 576

[13] Ojemann GA, Dodrill CB. Verbal memory deficits after left temporal lobectomy for epilepsy. Mechanism and intraoperative prediction. J Neurosurg. 1985; 62(1):101-107

[14] Keles GE, Lundin DA, Lamborn KR, Chang EF, Ojemann G, Berger MS. Intraoperative subcortical stimulation mapping for hemispherical perirolandic gliomas located within or adjacent to the descending motor pathways: evaluation of morbidity and assessment of functional outcome in 294 patients. J Neurosurg. 2004; 100(3):369-375

[15] Duffau H. Stimulation mapping of white matter tracts to study brain functional connectivity. Nat Rev Neurol. 2015; 11(5):255-265

[16] Penfield W, Boldrey E. Somatic motor and sensory representation in the cerebral cortex of man as studied by electrical stimulation. Brain. 1937; 60(4): 389-443

[17] Crone NE, Miglioretti DL, Gordon B, Lesser RP. Functional mapping of human sensorimotor cortex with electrocorticographic spectral analysis. II. Eventrelated synchronization in the gamma band. Brain. 1998; 121(Pt 12):2301-2315

[18] Leuthardt EC, Miller K, Anderson NR, et al. Electrocorticographic frequency alteration mapping: a clinical technique for mapping the motor cortex. Neurosurgery. 2007; 60(4) Suppl 2:260-270, discussion 270-271

[19] Brunner P, Ritaccio AL, Lynch TM, et al. A practical procedure for real-time functional mapping of eloquent cortex using electrocorticographic signals in humans. Epilepsy Behav. 2009; 15(3):278-286

[20] Matsumoto R, Nair DR, LaPresto E, et al. Functional connectivity in the human language system: a cortico-cortical evoked potential study. Brain. 2004; 127 (Pt 10):2316-2330

[21] Picht T, Schmidt S, Brandt S, et al. Preoperative functional mapping for rolandic brain tumor surgery: comparison of navigated transcranial magnetic stimulation to direct cortical stimulation. Neurosurgery. 2011; 69(3):581-588, discussion 588

[22] Cheyne D, Bostan AC, Gaetz W, Pang EW. Event-related beamforming: a robust method for presurgical functional mapping using MEG. Clin Neurophysiol. 2007; 118(8):1691-1704

[23] Korostenskaja M, Wilson AJ, Rose DF, et al. Real-time functional mapping with electrocorticography in pediatric epilepsy: comparison with fMRI and ESM findings. Clin EEG Neurosci. 2014; 45(3):205-211

[24] Tamura Y, Ogawa H, Kapeller C, et al. Passive language mapping combining real-time oscillation analysis with cortico-cortical evoked potentials for awake craniotomy. J Neurosurg. 2016; 125(6):1580-1588

[25] Pelletier I, Sauerwein HC, Lepore F, Saint-Amour D, Lassonde M. Noninvasive alternatives to the Wada test in the presurgical evaluation of language and memory functions in epilepsy patients. Epileptic Disord. 2007; 9(2):111-126

[26] Sanai N, Mirzadeh Z, Berger MS. Functional outcome after language mapping for glioma resection. N Engl J Med. 2008; 358(1):18-27

第 10 章 帕金森病的评估和药物治疗
Parkinson Disease-Evaluation and Medical Treatment

Lisa Deuel   Eric S. Molho   著

摘 要

帕金森病（PD）的诊断是通过识别患者运动迟缓、僵硬、步态障碍等核心运动症状，以及一些患者的经典静止性震颤来确定的。左旋多巴仍然是治疗帕金森病的关键治疗策略，目前有许多方案可用于治疗减少帕金森病的运动和非运动特征。药物方案治疗必须针对患者的个性化需求和个体化的不良反应。目前还没有有效的治疗方法可以减缓或阻止该病的进展。

关键词

帕金森病；症状波动；左旋多巴；路易体；非运动症状

一、背景

（一）流行病学

帕金森病（Parkinson's disease，PD）是一种进行性神经退行性疾病，其特征是运动迟缓和至少以下三个附加特征之一，即静止性震颤、姿势不稳定和僵硬[1]。该病系老年性疾病，60岁以上病例占到 1%；然而，40 岁之前诊断的早发病例确有发生，考虑可能与某些基因突变有关。该病以男性病例为主，超过 60%。是否存在种族差异，包括是否白种人比亚洲人和非裔美国人面临更大的患病风险，目前仍存在争议。

帕金森病是多种遗传和环境因素相互作用的结果[2]。流行病学研究表明，接触杀虫剂、饮用井水、焊接和军事接触橙剂会增加患帕金森病的风险。不到 10% 的病例与单基因遗传有关。共有5 种常染色体显性遗传模式和 5 种常染色体隐性遗传模式。除了这些罕见的致病突变外，还有几个明确的风险修饰基因[3]。2010 年，美国因帕金森病的经济负担估计达到 144 亿美元，而且这一负担可能会持续增加[4]。

（二）病理学

帕金森病与中脑黑质致密部多巴胺能细胞丢失和色素沉着减少有关。当患者出现初始症状时，60%～70% 的多巴胺能神经元已经丧失。尸检显微镜显示路易体的存在。这些圆形细胞质包涵体含有病理蛋白质 α 突触核蛋白。

最近几年，帕金森病作为一种单纯的运动障碍疾病，由单纯的多巴胺能细胞变性起病的经典描述得到了实质性修改。依据 2003 年首次发表的 Braak 假说，异常 α 突触核蛋白以地图样扩散积聚。嗅球和下位脑干在早期受到影响，其次是中脑，症状开始向上发展，依次由涉及皮质下区和基底节的疾病引起，最后涉及特定的皮质区域[5]。这种模式可以解释症状出现的时间和顺序，以及为什么嗅觉障碍可能早于运动功能，而认知障碍则出现在疾病病程的后期。该假说的另一个重要含义是，多巴胺能功能障碍可能只是疾病复杂过程中的一小部分，该疾病过程实际涉及 5- 羟色胺能、去甲肾上腺素能和胆碱能系统，从而产生非运动特征，如自主神经、睡眠、情绪和认知等症状。

二、诊断

PD 的典型临床症状表现为不对称性单侧发病。患者在左旋多巴治疗后持续不对称症状得到显著改善，可以进一步支持诊断。疾病和残疾会在 10 年或更长时间内进展。排除标准可能提示继发性帕金森综合征或帕金森综合征的诊断，包括异常脑成像、既往使用过抗精神病药物或非典型发现，如核上性凝视麻痹、小脑和长束征或早发痴呆、频繁跌倒或严重立位性低血压。帕金森病的疑似诊断可能需要数月甚至数年才能确诊，因为随着疾病的发展，更多支持性数据都会得到证实。

（一）帕金森病运动特征

运动迟缓是帕金森病诊断的重要特征。它可以以多种方式表现出来，包括动作迟缓、振幅降低或重复动作减弱、面部表情僵硬（模仿能力减退）、说话柔和（发音减退）或小写症（缩微）。患者也可能有不对称性的肌强直、静息性震颤和姿势异常，表现为躯干弯曲和倾斜，肘部和膝盖弯曲。姿势不稳是指一旦失去平衡就无法恢复平衡。拖沓、碎步、手臂摆动减少和整体转身困难是帕金森病步态的特征。步态黏滞（犹如双脚黏在地板上，尤其是在穿过门口或改变方向时）和慌张步态（身体重心推动身体向前，增加向前的动量）进一步使行动变得困难。

（二）帕金森病非运动特征

多巴胺缺乏导致帕金森病的运动障碍症状；然而，其他神经递质系统功能障碍会导致几种常见的非运动症状[6, 7]。经常提及 PD 的早期症状之一是嗅觉功能障碍。这已被作为个体的无症状家庭成员的早期预测标志物[8]。5- 羟色胺能功能障碍可在运动症状前 PD 的早期出现，导致 REM 睡眠行为障碍，常常早于经典运动症状的出现，并导致抑郁和焦虑等情绪障碍。患者还可能经历交感（去甲肾上腺素能）和副交感（胆碱能）神经系统功能障碍，症状包括便秘、胃轻瘫、尿频和尿急、性功能障碍和直立性低血压。其他常见的非运动性症状有疲劳、白天嗜睡、冷漠和包括疼痛在内的各种感官症状。这些都会对生活质量产生深远影响。认知能力下降和精神病是晚期并发症，会降低生活质量，导致患者失去独立生活能力[9, 10]。

三、评估

目前还没有敏感性和特异性高的血液检测或影像学检查来确认特发性帕金森病。因此，任何诊断的首要任务是排除其他神经退行性疾病和帕金森病的继发原因。表 10-1 显示了 PD 的鉴别诊断，表 10-2 显示了重要病史和检查结果，提醒临床医生需要做的鉴别诊断。

脑磁共振成像通常并没有显著异常，但它有助于判定帕金森病的继发原因。同样，血液检测也用于筛查肝豆状核变性、肝功能障碍或甲状腺功能减退症。也可以进行多巴胺转运体成像检查（DaTscan®），该方法用于测量黑质纹状体神

表 10-1　成人帕金森病的鉴别诊断

- 其他退行性疾病
  - 路易体痴呆症（DLB）
  - 多系统萎缩（MSA）
  - 进行性核上性麻痹（PSP）
  - 皮质基底变性（CBD）
- 继发性帕金森病
  - 药物诱发帕金森病（来自抗精神病药、止吐药）
  - 血管性帕金森病
  - 脑炎后帕金森综合征
  - 正常压力脑积水（NPH）
  - 自身免疫性脑炎
  - 肝豆状核变性
  - 结构性脑损伤（脑卒中、肿瘤、出血）
  - 中毒性损伤（MPTP、一氧化碳）
- 假性帕金森病
  - 原发性震颤
  - 张力障碍性震颤
  - 老年人的其他步态障碍

MPTP. 1- 甲基 -4- 苯基 -1,2,3,6- 四氢吡啶

表 10-2　何时怀疑非典型或继发性帕金森病

- 重度偏侧帕金森综合征→结构性脑损伤
- 下半身帕金森病→ NPH、血管性帕金森病
- 早期痴呆→ DLB、PSP、NPH
- 早衰 / 共济失调→ PSP、MSA、CBD、NPH
- 障碍性眼跳 / 复视→ PSP
- 单侧肢体肌阵挛、失用症、皮质感觉丧失→皮质基底细胞变性
- 早期自主障碍（直立性晕厥、阳痿）→ MSA
- 早期尿失禁→ MSA、NPH
- 对左旋多巴反应差或无反应→以上所有

NPH. 正常压力脑积水；DLB. 路易体痴呆症；PSP. 进行性核上性麻痹；MSA. 多系统萎缩；CBD. 皮质基底细胞变性

经的功能完整性[11]。它可用于区分特发性帕金森病（以摄取减少为特征）与药物诱导性帕金森病，以及其他与多巴胺能功能障碍（原发性震颤或正常压力脑积水）无关的帕金森病。不足的是 DaTscan® 的特异性不足以将特发性帕金森病与进行性核上性麻痹或多系统萎缩等其他退行性帕金森病区分开来。

四、治疗

左旋多巴可替代多巴胺，是药物治疗的主要手段。用药后，除震颤外的运动症状缓解效果良好，震颤可能对药物无反应。卡比多巴与左旋多巴结合，通过多巴脱羧酶阻断其外周代谢，它可以提高中枢神经系统生物利用度，减少外周不良反应。卡比多巴是一种口服药物，以多种"即时"释放和长效配方制剂销售，现有一种胃肠凝胶，可通过电泵（Duopa®）直接输送到十二指肠[12]。该药最常见的剂量相关不良反应包括恶心、直立性头晕、嗜睡，以及认知障碍患者的幻觉。

（一）左旋多巴的长期效应

疾病早期，每日 3 次左旋多巴足以维持症状持续缓解。不过，这种"长反应"依赖于剩余的有功能神经元群，这些神经元可以储存左旋多巴，并以生理方式逐渐释放多巴胺。然而，随着疾病的进展，许多因素都会导致不可预测的药物治疗反应。起初，症状往往是可预测的"逐步消退"发作，但对于疾病晚期，症状变得更加严重和不可预测，并可能与药物诱导的不自主运动有关。

几种辅助疗法可作为单一疗法或与卡比多巴联合使用。合成的多巴胺激动药有助于早期和晚期疾病治疗。这些药物通常反应较弱，并且白天突然嗜睡、冲动控制障碍、幻觉和直立性低血压的发生率较高。酶抑制药包括单胺氧化酶（monoamine oxidase，MAO-B）抑制药和邻苯二酚 -O- 甲基转移酶（catechol-O-methyltransferase，COMT）抑制药，通过阻止左旋多巴的代谢降解来延长其有效性。金刚烷胺是一种抗病毒药物，可作为轻度的单一疗法或多巴胺替代疗法的辅助疗法。在晚期疾病中，它可以最大限度地减少致残性运动障碍，并提供一些抗帕金森病的作用。抗胆碱能药物有许多不良反应，但可用于震颤型帕金森病患者。

（二）长期治疗策略

在疾病早期，旨在研究延迟启动左旋多巴治疗效应或近似"持续多巴胺能刺激"的策略在预防症状反复或改变长期结果方面并没有得到证实[13-15]。因此，应在疾病早期治疗中使用辅助药物，以治疗左旋多巴抵抗症或对左旋多巴耐受有困难的患者；在疾病晚期，可以有助于最小化症状波动。治疗策略需要个体化，因为患者之间的症状特征、药物反应性和不良反应可能存在很大差异。表 10-3 总结了治疗帕金森病症状波动的药物选择。

（三）非运动症状的治疗

帕金森病会出现非运动症状。抑郁症和焦虑症很常见，用常规疗法很难控制。认知能力下降也很常见，通常会在疾病晚期发展成为痴呆症[9]。胆碱酯酶抑制药最初被批准用于治疗阿尔茨海默病，也可用于帕金森病，具有一定的短暂效应。总的来说，治疗精神症状晚期的一个有用的首要策略是减少或消除辅助性 PD 药物使用。这可能导致运动症状恶化，当进一步减少 PD 药物不再可行时，可以添加抗精神病药物氯氮平（Clozaril）和喹硫平（Seroquel）来治疗幻觉和妄想[10, 16]。美国食品药品管理局最近批准了一种新型 5- 羟色胺 2A 反向激动药 Pimavanserin（Nuplazid®），以满足这一需求[17]。

五、结论

帕金森病是一种进行性神经退行性疾病，其特征是运动迟缓，以及静止性震颤、姿势不稳和僵硬三个附加特征中的至少一个，症状通常是不对称性的。DaTscan® 可能有助于确诊。运动症状和非运动症状的治疗方案如上所述。不幸的是，目前还没有明确方法来延缓该病的进展。

表 10-3 帕金森病症状波动的药物治疗选择

轻度至中度（疗效减退）	重度（不可预测或伴有运动障碍）
增加左旋多巴（相同剂量）使用频率	添加托卡朋（COMT 抑制药）
左旋多巴控释制剂	添加金刚烷胺（运动障碍）
添加 COMT 抑制药（恩他卡朋）	阿扑吗啡注射（抢救治疗）
添加多巴胺激动药（罗哌尼罗、普拉克索、罗替戈汀）	卡比多巴 / 左旋多巴肠道凝胶输液泵
添加 MAO-B 抑制药（司来吉兰、拉沙吉兰）	脑深部电刺激（DBS）

COMT. 邻苯二酚 –O– 甲基转移酶；MAO-B. B 型单胺氧化酶

参考文献

[1] Lang AE, Lozano AM. Parkinson's disease. First of two parts. N Engl J Med. 1998; 339(15):1044-1053

[2] Kieburtz K, Wunderle KB. Parkinson's disease: evidence for environmental risk factors. Mov Disord. 2013; 28(1):8-13

[3] Ferreira M, Massano J. An updated review of Parkinson's disease genetics and clinicopathological correlations. Acta Neurol Scand. 2017; 135(3):273-284

[4] Kowal SL, Dall TM, Chakrabarti R, Storm MV, Jain A. The current and projected economic burden of Parkinson's disease in the United States. Mov Disord. 2013; 28(3):311-318

[5] Braak H, Del Tredici K, Rüb U, de Vos RA, Jansen Steur EN, Braak E. Staging of brain pathology related to sporadic Parkinson's disease. Neurobiol Aging. 2003; 24(2):197-211

[6] Marras C, Chaudhuri KR. Nonmotor features of Parkinson's disease subtypes. Mov Disord. 2016; 31(8):1095-1102

[7] Martínez-Fernández R, Schmitt E, Martinez-Martin P, Krack P. The hidden sister of motor fluctuations in Parkinson's disease: A review on nonmotor fluctuations. Mov Disord. 2016; 31(8):1080-

1094

[8] Siderowf A, Jennings D, Eberly S, et al. PARS Investigators. Impaired olfaction and other prodromal features in the Parkinson At-Risk Syndrome Study. Mov Disord. 2012; 27(3):406-412

[9] Barba AL, et al. Dementia, in Parkinson's Disease. In: Ebadi M, Pfeiffer RF, eds. Boca Raton, FL: CRC Press; 2013:413-433

[10] Molho ES, Factor SA. Psychosis, in Parkinson's Disease and Nonmotor Dysfunction, Pfeiffer RF, Bodis-Wollner I, eds. Totowa, NJ: Humana Press; 2013:63-90

[11] Cummings JL, Henchcliffe C, Schaier S, Simuni T, Waxman A, Kemp P. The role of dopaminergic imaging in patients with symptoms of dopaminergic system neurodegeneration. Brain. 2011; 134(Pt 11):3146-3166

[12] Olanow CW, Kieburtz K, Odin P, et al. LCIG Horizon Study Group. Continuous intrajejunal infusion of levodopa-carbidopa intestinal gel for patients with advanced Parkinson's disease: a randomised, controlled, double-blind, double-dummy study. Lancet Neurol. 2014; 13(2):141-149

[13] Fox SH, Lang AE. 'Don't delay, start today': delaying levodopa does not delay motor complications. Brain. 2014; 137(Pt 10):2628-2630

[14] Rascol O, Hauser RA, Stocchi F, et al. AFU Investigators. Long-term effects of rasagiline and the natural history of treated Parkinson's disease. Mov Disord. 2016; 31(10):1489-1496

[15] Gray R, Ives N, Rick C, et al. PD Med Collaborative Group. Long-term effectiveness of dopamine agonists and monoamine oxidase B inhibitors compared with levodopa as initial treatment for Parkinson's disease (PD MED): a large, open-label, pragmatic randomised trial. Lancet. 2014; 84(9949):1196-1205

[16] Miyasaki JM, Shannon K, Voon V, et al. Quality Standards Subcommittee of the American Academy of Neurology. Practice Parameter: evaluation and treatment of depression, psychosis, and dementia in Parkinson disease (an evidence-based review): report of the Quality Standards Subcommittee of the American Academy of Neurology. Neurology. 2006; 66(7):996-1002

[17] Cummings J, Isaacson S, Mills R, et al. Pimavanserin for patients with Parkinson's disease psychosis: a randomised, placebo-controlled phase 3 trial. Lancet. 2014; 383(9916):533-540

第 11 章　帕金森病的外科治疗
Surgery for Parkinson's Disease

Jessica Shields　Steven M. Lange　Julie G. Pilitsis　著

摘　要

多项研究表明，脑深部电刺激（deep brain stimulation，DBS）在减少帕金森病（Parkinson's disease，PD）患者的运动症状（震颤、运动迟缓、肌张力障碍）和改善生活质量方面有效[1, 2, 3]。与单独药物治疗相比，应用 DBS 治疗的患者具有更好的生活质量，包括日常活动能力的改善和情绪改善，同时没有证据表明术前疾病严重程度更高的患者会有更糟糕的结果。仔细的术前患者选择、术中计划和术后护理对于良好的结果至关重要。

关键词

脑深部电刺激；帕金森病；丘脑底核；苍白球；震颤

一、患者选择

与任何手术一样，患者的仔细选择对获得最佳结果至关重要。神经内科学、神经外科学和神经心理学多学科评估对手术的成功至关重要。根据目前推荐，患者至少有 5 年的帕金森病（PD）症状，尽管进行了最佳药物治疗，但患者的症状仍会影响生活质量[4]，此时可以考虑手术治疗。早期 STIM 试验比较了早期 PD 患者队列研究中的 DBS 治疗和药物治疗（平均年龄 53 岁，病程 8 年），根据帕金森病评定量表（Unified Parkinson's Disease Rating Scale，UPDRS）和日常生活活动（Activities of Daily Living，ADL）子量表评价，患者的生活质量、运动障碍具有显著改善[5]。年龄方面没有绝对指南，在我们的实践中，我们治疗的帕金森病患者年龄范围为 16—80 岁。在老年人群中，必须考虑并发症和患者复杂的医疗状况，但尤为重要的是手术能使患者的生活得到有意义的改善，这要超过手术的风险。

众所周知，DBS 治疗后，包括强直、运动迟缓、开/关症状和震颤等主要症状改善最大，但很难治疗药物治疗不能改善的姿势不稳和步态僵硬。痴呆症和无法参与 DBS 手术计划过程是手术的禁忌证，高达 30% 的 DBS 不能缓解症状与手术适应证选择不当有关[6]。

术前检查包括常规医学检查、帕金森病外科介入治疗核心测试评估（Core Assessment Program for Surgical Interventional Therapies in Parkinson's Disease，CAPSIT-PD）、神经心理学评估，以及对基底节进行精细断层 MRI（有明显的运动伪影）。CAPSIT 测试包括 UPDRS 测试，UPDRS-3 是运动层面的检查，在药物治疗和非药物治疗的情况下进行[7]。总的来说，使用左旋多巴治疗后，好的手术候选患者的 UPDRS 评分提高了 30% 以上；然而，患有孤立性震颤症状或对称性疾病的患者可能达不到 30% 的改善，但结果仍然有意义。

神经心理学系列测验通常包括 Mattis 痴呆症评定量表（Mattis Dementia Rating Scale，MDRS）、痴呆症评定量表（Dementia Rating Scale，DRS）、Stroop 测验（Stroop Test，ST）、追踪测验 A 和 B 部分（Trail Making Test Part A and B，TMT A/B）、威斯康星卡片分类测验（Wisconsin Card Sorting Test，WCST）和帕金森病问卷（Parkinson Disease Questionnaire，PDQ-39）。认知能力下降和日常生活活动的独立性筛查对于术前评估至关重要，因为并发认知能力下降的患者接受丘脑底核（subthalamic nucleus，STN）DBS 治疗可能会加剧这种情况，MDR 通常在 36 个月内下降[3]。据报道，接受 STN-DBS 治疗后抑郁等精神症状也会恶化，这是一个重要的术前考虑因素[8]。

二、手术过程

PD 治疗药物在手术前 12h 停用，以确保准确的神经生理学记录。在需要进行微电极记录（microelectrode recording，MER）的情况下，通常选择静脉镇静与局部麻醉相结合。在基于 MRI 的病例、儿童肌张力障碍病例和其他罕见的适应证中，通常使用全身麻醉。同时希望在手术过程中和术后 24h 内，收缩压 < 140mmHg，舒张压 < 90mmHg。

患者可采用传统的立体定向框架（如 Leksell，Elekta；Cosman Roberts Wells，Integra）或"无框架"方法（如 Clearpoint，MRI 介导；StarFix，Pacific Neuroscience）。这两种方法之间的精确度已经用模型或接受 DBS 植入患者进行了测量比较，结果发现两者相似[9-11]。立体定向术前常规使用 MRI 检查，手术轨迹应避开沟静脉和接近脑室以减少出血和偏离的风险。当使用 3T MRI 时，可以直接识别靶点，当使用 1.5T MRI 时，可以基于前后连合间接识别靶点。手术医生在三种靶点（丘脑 Vim、GPi、STN）之间的选择在很大程度上取决于临床特征。对于以肌张力障碍为主或有神经心理问题的患者，通常选择 GPi[3]。多项研究表明，在比较 GPi 和 STN 时，术后效果相当。对于认知功能下降且为震颤的患者，在与患者仔细沟通不治疗其他 PD 症状后，可以选择 Vim。

使用 14mm 的钻头钻孔，用于插入微电极。为了尽量减少脑组织偏移，需使用纤维蛋白密封剂。术中通过 MER 进行电生理检查，以显示特定脑靶区的特征性神经元信号[12]。一旦靶点选定后，放置 DBS 导线并进行刺激，以检测是否有效，尤其是刺激可能诱导的不良反应。经过测试后，导联线固定并埋在皮下。平均 1 周后，采用坐位进行第二次手术，将 DBS 导线的延长线连接到通常放置在胸部的植入式脉冲发生器。多学科团队通常在月度会议上决定针对哪个靶点，以及执行双侧还是单侧手术，有经验的治疗中心也可以使用术中 MRI 替代 MER[13]。

三、并发症

多中心研究表明，DBS 术后严重手术并发症往往很少见，据报道，30 天的围术期死亡率和永久性神经系统并发症分别接近 0.4% 和 1.0%[14]。DBS 手术可能导致的颅内并发症包括颅内出血（intracranial hemorrhage，ICH）、静脉梗死和电极周围水肿。虽然 DBS 术后 ICH 的病因尚不清楚，一些公认的风险因素包括术中微电极记录

（MER）所用电极的数量、套管穿过皮质的力量、穿过或靠近脑室的轨迹，以及过去使用的带台阶的微电极。为了将围术期和术后 ICH 的风险降至最低，建议规划入口点、反复验证坐标和监测收缩压。治疗包括控制血压、稳定生命体征、维持血容量正常、避免高温、纠正凝血疾病和减少癫痫活动；症状的缓解通常发生在术后。

DBS 手术的全身并发症包括空气栓塞和癫痫发作。DBS 癫痫发作的风险较低（0.2%～2.3%），据报道在 DBS 手术后的前 48h 内较高，癫痫发作最有可能发生在脑出血、电极周围水肿或缺血的情况下，这会将术后癫痫发作的风险增加 30～50 倍[15]。

与硬件相关的 DBS 并发症占相当大比例，尽管技术的改进和外科技术的发展减少了硬件相关并发症[16, 17]。硬件并发症定义为与植入导线（折断或移位）、延长线（侵蚀、收紧和折断）或 IPG（故障、翻转）相关的事件，这些事件需要外科干预。在我们的实践中，最常见的是侵蚀，为了避免这种情况发生，我们开始磨除钻孔处及其延伸处附近的外层骨，以便让装置可以埋在最低的位置。导线断裂时，患者通常表现为震惊感。在某些情况下，断裂可以通过高阻抗或 X 线片异常来确定。在其他情况下，必须探究电

池和延伸位置。导线位移很少见，通常发生在围术期。

感染仍然是 DBS 最常见的并发症，可发生在 DBS 系统的任何地方[18]。许多浅表感染可通过口服抗生素治疗，而深层感染通常需要移除植入硬件部分。对于 DBS 相关感染，尤其是金黄色葡萄球菌感染，在许多情况下，早期手术治疗移除部分硬件和适当的抗生素预防被认为是有效的保守治疗。避免伤口并发症与手术团队对生物膜形成的认识、严格执行无菌措施、手术的及时性，以及围术期预防性使用抗生素最相关。

基底节突触连接对行为有影响，因为它们与边缘、皮质下和前额叶有着密切的关系。刺激引起的不良反应可能包括运动障碍、复视、构音障碍、吞咽困难、躁狂、冷漠和冲动，随着设置参数的降低和药物调整，这些不良反应基本上是可逆的。

四、结论

DBS 是治疗 PD 及相关运动障碍的一种有效疗法，如今，STN 和 GPi 是 PD 最常用的靶点。DBS 后的急性和长期结果显示，患者的临床状况有了显著和持久的改善。

参考文献

[1] Weaver FM, Follett KA, Stern M, et al. CSP 468 Study Group. Randomized trial of deep brain stimulation for Parkinson disease: thirty-six-month outcomes. Neurology. 2012; 79(1):55-65

[2] Deuschl G, Schade-Brittinger C, Krack P, et al. German Parkinson Study Group, Neurostimulation Section. A randomized trial of deepbrain stimulation for Parkinson's disease. N Engl J Med. 2006; 355(9): 896-908

[3] Follett KA, Weaver FM, Stern M, et al. CSP 468 Study Group. Pallidal versus subthalamic deep-brain stimulation for Parkinson's disease. N Engl J Med. 2010; 362(22):2077-2091

[4] Okun MS, Foote KD. Enough is enough: moving on to deep brain stimulation in patients with fluctuating Parkinson disease. Arch Neurol. 2009; 66(6): 778-780

[5] Schüpbach WM, Maltête D, Houeto JL, et al. Neurosurgery at an earlier stage of Parkinson disease: a randomized, controlled trial.

Neurology. 2007; 68(4): 267-271

[6] Okun MS, Tagliati M, Pourfar M, et al. Management of referred deep brain stimulation failures: a retrospective analysis from 2 movement disorders centers. Arch Neurol. 2005; 62(8):1250-1255

[7] Defer GL, Widner H, Marié RM, Rémy P, Levivier M. Core assessment program for surgical interventional therapies in Parkinson's disease (CAPSIT-PD). Mov Disord. 1999; 14(4): 572-584

[8] Berney A, Vingerhoets F, Perrin A, et al. Effect on mood of subthalamic DBS for Parkinson's disease: a consecutive series of 24 patients. Neurology. 2002; 59(9):1427-1429

[9] Henderson JM, Holloway KL, Gaede SE, Rosenow JM. The application accuracy of a skull-mounted trajectory guide system for image-guided functional neurosurgery. Comput Aided Surg.

2004; 9(4):155-160

[10] Maciunas RJ, Galloway RL , Jr, Latimer JW. The application accuracy of stereotactic frames. Neurosurgery. 1994; 35(4):682-694, discussion 694-695

[11] Holloway KL, Gaede SE, Starr PA, Rosenow JM, Ramakrishnan V, Henderson JM. Frameless stereotaxy using bone fiducial markers for deep brain stimulation. J Neurosurg. 2005; 103(3): 404-413

[12] Gross RE, Krack P, Rodriguez-Oroz MC, Rezai AR, Benabid AL. Electrophysiological mapping for the implantation of deep brain stimulators for Parkinson's disease and tremor. Mov Disord. 2006; 21 Suppl 14:S259-S283

[13] Starr PA, Martin AJ, Ostrem JL, Talke P, Levesque N, Larson PS. Subthalamic nucleus deep brain stimulator placement using high-field interventional magnetic resonance imaging and a skull-mounted aiming device: technique and application

accuracy. J Neurosurg. 2010; 112(3):479-490

[14] Voges J, Koulousakis A, Sturm V. Deep brain stimulation for Parkinson's disease. Acta Neurochir Suppl (Wien). 2007; 97(Pt 2):171-184

[15] Pouratian N, Reames DL, Frysinger R, Elias WJ. Comhensive analysis of risk factors for seizures after deep brain stimulation surgery. J Neurosurg. 2011; 115(2):310-315

[16] Kocabicak E, Temel Y. Deep brain stimulation of the subthalamic nucleus in Parkinson's disease: surgical technique, tips, tricks and complications. Clin Neurol Neurosurg. 2013; 115(11):2318-2323

[17] Joint C, Nandi D, Parkin S, Gregory R, Aziz T, Aziz T. Hardware-related problems of deep brain stimulation. Mov Disord. 2002; 17(3) Suppl 3: S175-S180

[18] Hariz MI. Complications of deep brain stimulation surgery. Mov Disord. 2002; 17(3) Suppl 3:S162-S166

第 12 章 特发性震颤的评估、影像学和药物治疗

Essential Tremor: Evaluation, Imaging and Medical Treatment

Lauren Len Spiegel　Joohi Jimenez-Shahed　著

摘　要

特发性震颤（essential tremor，ET）是一种常见的运动障碍，以手部、头部和声音的姿势性和动作性震颤为特征，通常有家族史，酒精会使其改善，压力或焦虑会使其恶化。它通常可以区别于其他震颤类型，包括帕金森病、肌张力障碍、神经病变和药物诱发的震颤。症状通常是对称性的，临床进展通常很慢。病理生理学认为 ET 是由小脑 - 丘脑 - 皮质通路中的异常输出活动介导的，并得到了尸检和影像学研究的支持。ET 的药物治疗包括普萘洛尔和扑米酮（及其他药物），晚期病例可能需要多种药物治疗。

关键词

特发性震颤；普萘洛尔；扑米酮；诊断；病理生理学；治疗

一、背景

特发性震颤（ET）是最常见的运动障碍之一，估计患病率为 0.4%～3.9%，在 65 岁以上的人群中，患病率更高，为 4.6%[1, 2]。这种疾病的发病年龄呈双峰分布，在 10—30 岁的人群中出现一个小高峰，在 60—80 岁的人群中发病率更高[3]。

（一）现象学和家族史

特发性震颤是一种典型的遗传性、以姿势和运动为主的手部震颤综合征。其他身体部位（如头部、声音和躯干）也可能出现震颤[4]。4～12Hz 特征性的姿势性震颤通常是双侧的，并且在很大程度上是对称的[4, 5]。60%～70% 的患者报告饮酒后症状改善，而焦虑、压力和咖啡因会加重震颤[5]。半数 ET 患者有家族史，尤其是那些发

病较早的患者[6]。较年轻发病的 ET 患者在教育和工作生活中的表现与未受影响的同龄人相似，而发病年龄较大的患者可能患有痴呆症并死亡率升高，但两者对口服药物的反应水平没有显著差异[6]。尚未明确特定的 ET 致病基因。

（二）评定量表

症状严重程度可以在研究和临床环境中使用临床量表评估，如 Fahn-Tolosa-Marin 震颤评定量表（Tremor Rating Scale，TRS）和震颤研究组特发性震颤评定量表（Tremor Research Group Essential Tremor Rating Assessment Scale，TETRAS）。TRS 是一个 5 级（0～4）量表，最高总分为 144[7]，而 TETRAS 是最近开发的，最高总分为 64[8]。两种临床量表都包括评估不同姿势和任务的震颤幅度，以及对日常生活活动的影响。

（三）临床进展

ET 进展缓慢，尤其是在病程的早期。发病年龄较小且有家族史的患者可能会出现症状超过 40 年[9]。一项研究发现，4 个因素与基线震颤评分的增加显著相关，即首次就诊时年龄较大、疾病持续时间较长、运动障碍药物的使用及声音震颤的存在。3 个因素与更快的震颤进展显著相关，即单侧或头部或颈部震颤发病、不对称性疾病、基线和先前随访之间的持续时间更长。在这项研究中，TRS 评分在首次就诊前每年增加不到 1 分，在观察研究期间（平均随访时间 3.6 年）每年增加约 2 分[10]。

（四）鉴别诊断

鉴于在震颤障碍中，静止性、姿势性和动作性震颤有重叠，很难区分不同的震颤综合征。震颤综合征的诊断需要特定类型的震颤，且允许其他震颤的诊断（表 12-1）。例如，虽然动作性震颤通常与 ET 相关，而静止性震颤与帕金森病（Parkinson's disease，PD）相关，但静止性震颤可见于多达 30% 的 ET，往往发生在更晚、更严重的阶段，因而并不能排除 ET 诊断[11]。

二、病理生理学和影像学

（一）动物研究

骆驼蓬碱诱导的 ET 震颤动物模型表明下橄榄核内存在病理现象，因为它在该结构中诱导节律性爆发性放电，该结构包含投射至浦肯野细胞和小脑深部核团（deep cerebellar nuclei，DCN）的通路[12]。DCN 形成至脑干的投射，最终与脊髓及丘脑皮质网络建立密切联系。该通路的下调可能导致病理性震颤。

（二）尸检研究

ET 与多种病理相关，包括浦肯野细胞的 γ-

表 12-1　震颤亚型的区分

震　颤	频率（Hz）	静止性	姿势性	动作性	肌张力障碍性
特发性	4～12	+	*	+	−
帕金森性	3～11	*	+	+	−
肌张力障碍性	4～8	+	+	*	*
神经病性	4～11	−	*	+	−
药物诱发性	2～10	+	+	+	−

数据来自运动障碍协会关于震颤的共识声明（1998 年）

*. 诊断所需；+. 可能存在；−. 几乎总是不存在

氨基丁酸能功能降低、小脑蚓部萎缩、齿状变性和脑铁蓄积增加[13,14,15]。Louis 及其同事对 33 例 ET 患者的脑进行尸检的研究表明，76% 存在浦肯野细胞变性和细胞死亡的小脑改变，这与齿状核（DCN 的一个组成部分）的显著变化有关，包括神经元丢失、小胶质细胞簇和传出纤维的减少。这些作者还报道了病理异质性，这与实践中观察到的一些临床异质性一致[14]。其他人提出，ET 患者的脑尸检可见齿状核 γ- 氨基丁酸能 A 受体减少导致小脑 – 丘脑 – 皮质通路中小脑起搏器输出活动的去抑制，从而产生震颤[15,16,17]。

（三）影像学研究

虽然 ET 是一种临床诊断，但功能磁共振成像和磁共振成像研究是了解震颤病理生理学的非侵入性补充。小脑受累是与许多支持 γ- 氨基丁酸能功能障碍的研究最一致的发现。^{123}I- 碘氟烷注射扫描（DaTscan™）能够区分帕金森病与其他震颤类型；然而，正常扫描并不明确意味着 ET 诊断[12,18]。在实践中，除非预计将进行脑深部电刺激（deep brain stimulation，DBS），大多数患者不需要成像[19]。

三、治疗

唯一获得美国食品药品管理局批准的 ET 治疗药物是普萘洛尔，但最常见的 ET 初始药物是扑米酮和普萘洛尔[19]。这些药物有 A 级证据支持其疗效，但 30%～50% 的患者对这两种药物都没有反应。B 级证据支持可能有效的药物包括阿普唑仑、阿替洛尔、加巴喷丁、索他洛尔和托吡酯。药物选择可能取决于其潜在的不良反应[20-22]（表 12-2）。随着障碍的进展可能需要多种药物治疗[23]。A 型肉毒毒素注射具有难治性 ET 的 C 类证据。包括 DBS 在内的手术治疗应该是尽管接受了药物治疗，但仍严重损害他们执行日常任务能力的震颤候选者。

表 12-2　特发性震颤的治疗药物

药　名	每日总剂量（mg）	推荐级别	潜在不良反应
扑米酮	250～750	A	镇静、恶心、头晕、共济失调、急性毒性反应、骨髓抑制
普萘洛尔	120～320	A	心动过缓、晕厥
阿普唑仑	0.125～3	B	镇静、滥用可能性、戒断反应
阿替洛尔	50～200	B	心动过缓、晕厥
加巴喷丁	1200～3600	B	镇静
索他洛尔	75～200	B	心动过缓、晕厥
托吡酯	200～400	B	肾结石、青光眼、找词困难、厌食、感觉异常
纳多洛尔	40～80	C	心动过缓、晕厥
尼莫地平	120	C	心动过缓
氯硝西泮	0.5～6	C	镇静、滥用可能性、戒断反应
肉毒素	不定	C	肌肉无力、吞咽困难、声音嘶哑
普瑞巴林	150～600	U	镇静

A. 确定有效；B. 很可能有效；C. 可能有效；U. 证据不足

参考文献

[1] Louis ED. Clinical practice. Essential tremor. N Engl J Med. 2001; 345(12): 887-891

[2] Chopra A, Klassen BT, Stead M. Current clinical application of deep-brain stimulation for essential tremor. Neuropsychiatr Dis Treat. 2013; 9:1859-1865

[3] Louis ED, Dogu O. Does age of onset in essential tremor have a bimodal distribution? Data from a tertiary referral setting and a population-based study. Neuroepidemiology. 2007; 29(3-4):208-212

[4] Deuschl G, Bain P, Brin M, Ad Hoc Scientific Committee. Consensus statement of the Movement Disorder Society on Tremor. Mov Disord. 1998; 13 Suppl 3:2-23

[5] Raethjen J, Deuschl G. The oscillating central network of Essential tremor. Clin Neurophysiol. 2012; 123(1):61-64

[6] Hopfner F, Ahlf A, Lorenz D, et al. Early- and late-onset essential tremor patients represent clinically distinct subgroups. Mov Disord. 2016; 31(10): 1560-1566

[7] Fahn S, Tolosa E, Marin C. Clinical rating Scale for tremor. Parkinson's Disease and Movement disorders. Baltimor-Munich: Urban & Schwarzenberg; 1988:225-34

[8] Elble R. The Essential Tremor Rating Assessment Scale. J Neurol Neuromed. 2016; 1(4):34-38

[9] Putzke JD, Whaley NR, Baba Y, Wszolek ZK, Uitti RJ. Essential tremor: predictors of disease progression in a clinical cohort. J Neurol Neurosurg Psychiatry. 2006; 77(11):1235-1237- Erratum in: J Neurol Neurosurg Psychiatry. 2010;81(1):126. doi:10.1136/jnnp.2006.086579

[10] Louis ED, Gerbin M, Galecki M. Essential tremor 10, 20, 30, 40: clinical snapshots of the disease by decade of duration. Eur J Neurol. 2013; 20(6):949-954

[11] Thenganatt MA, Louis ED. Distinguishing essential tremor from Parkinson's disease: bedside tests and laboratory evaluations. Expert Rev Neurother. 2012; 12(6):687-696

[12] Bhalsing KS, Saini J, Pal PK. Understanding the pathophysiology of essential tremor through advanced neuroimaging: a review. J Neurol Sci. 2013; 335(1-2):9-13

[13] Handforth A. Harmaline tremor: underlying mechanisms in a potential animal model of essential tremor. Tremor Other Hyperkinet Mov (N Y). 2012; 2: 2-92

[14] Louis ED, Faust PL, Vonsattel JP, et al. Neuropathological changes in essential tremor: 33 cases compared with 21 controls. Brain. 2007; 130(Pt 12):3297-3307

[15] Paris-Robidas S, Brochu E, Sintes M, et al. Defective dentate nucleus GABA receptors in essential tremor. Brain. 2012; 135(Pt 1):105-116

[16] Louis ED. Essential tremor: evolving clinicopathological concepts in an era of intensive post-mortem enquiry. Lancet Neurol. 2010; 9(6):613-622

[17] Lorenz D, Deuschl G. Update on pathogenesis and treatment of essential tremor. Curr Opin Neurol. 2007; 20(4):447-452

[18] Sharifi S, Nederveen AJ, Booij J, van Rootselaar AF. Neuroimaging essentials in essential tremor: a systematic review. Neuroimage Clin. 2014; 5:217-231

[19] Zesiewicz TA, Elble RJ, Louis ED, et al. Evidence-based guideline update: treatment of essential tremor: report of the Quality Standards subcommittee of the American Academy of Neurology. Neurology. 2011; 77(19):1752-1755

[20] Pal PK. Guidelines for management of essential tremor. Ann Indian Acad Neurol. 2011; 14 Suppl 1:S25-S28

[21] Gironell A, Kulisevsky J. Diagnosis and management of essential tremor and dystonic tremor. Ther Adv Neurol Disorder. 2009; 2(4):215-222

[22] Loiselle C, Young R.. Gamma knife: a useful tool for treatment of essential tremor. Swedish Radiosurgery. 2014; 3 4. DOI: 10.3978/j.issn.2218-676X.201 4.08.01

[23] Ondo WG. Essential tremor: treatment options. Curr Treat Options Neurol. 2006; 8(3):256-267

第 13 章　特发性震颤的外科治疗
Surgery for Essential Tremor

Andres I. Maldonado-Naranjo　Joshua Golubovsky　Andre G. Machado　著

摘　要

腹外侧核（ventral intermedius nucleus，Vim）的脑深部电刺激（deep brain stimulation，DBS）已被美国食品药品管理局批准用于治疗特发性震颤（essential tremor，ET）或与帕金森病相关的震颤。在本章中，我们将重点介绍 ET 的治疗，并将描述对 DBS 候选者的评估、手术程序、术后管理、风险和并发症避免策略，以及描述适应证和我们的患者选择过程。本章还描述了手术计划的步骤，包括靶点和轨迹规划、手术入路、术中生理学和宏电极植入。

关键词

特发性震颤；丘脑；脑深部电刺激；微电极生理学；腹外侧核（Vim）

一、患者选择

考虑手术治疗特发性震颤（ET）的患者由一个跨学科团队通过神经系统检查、视频记录和使用钆对比剂的脑 MRI 进行评估。然后在多学科会议上讨论病例，以确定候选资格并讨论技术选择。通用标准列在表 13-1 中。手术治疗的先决条件包括确诊 ET[1, 2]、药物治疗未能有效减少震颤且无不可忍受的不良反应，以及震颤相关的功能和生活质量严重受损。

二、术前准备

一旦候选资格最终确定，患者将被安排进行

表 13-1　腹外侧核脑深部电刺激的纳入和排除标准

适应证	危险信号
特发性震颤确诊	认知和行为问题，不切实际的目标
药物治疗失败	早期疾病，未经优化的药物治疗
严重的药物耐受性	脑成像异常，替代诊断
中重度残疾	严重的内科或外科共存病

旨在降低围术期风险的术前评估。根据需要，进行内科、心脏病学或其他医学专业评估。血小板抗聚集治疗、抗凝和非甾体抗炎药物在手术前停用 7～10 天，或者在高危人群中启动华法林 – 肝素过渡治疗。获得具有 T_1 和 T_2 加权图像的 1.5T 或 3T 钆对比剂增强容积 MRI 用于规划。当 MRI

被禁用时，可使用高分辨率薄层 CT 增强扫描。由于与脑深部电刺激（DBS）系统相兼容的 MRI 序列数量有限，在 DBS 术后需要频繁进行 MRI 的患者可能不是合适的人选[3, 4]，尽管一些 DBS 系统现在在特定扫描条件下与头部和躯干 MRI 相兼容。有必要参考特定 DBS 植入物的标签以获取 MRI 安全说明。

靶向性

虽然直接和间接使用 DBS 靶向性技术是很常见的，但通常可用的 1.5T 或 3.0T MRI 序列不允许显示单个划分的丘脑核团。因此，丘脑靶向性主要依赖于基于后连合（posterior commissure，PC）、至第三脑室壁距离及至内囊距离的间接靶向。虽然在第一次立体定向套管中定位丘脑的 Vim 核以放置 DBS 引线，但我们通常更喜欢通过首先定位位于 Vim 后方的主要感觉中继腹尾核（ventrocaudal，Vc）来改进立体定向定位。Vc 是由内侧的面部感觉代表区和外侧的下肢感觉代表区组成。Vc 和 Vim 之间的转变通常位于后连合前方 2～4mm 处，Vc 中的上肢代表区位于第三脑室壁外侧 10～11mm 处。丘脑底部通常位于连合间平面的水平。第一个微电极记录（MER）通道可以提示相对于计划的偏侧性。如果识别出更多与面部相对应的触觉单位，则表明通道比预期的更内侧；如果识别出更多与腿部相对应的触觉单位，则表明通道更偏外侧。第二个 MER 通道可以在前方进行，以帮助明确 Vc-Vim 的转变。最后一个电极通常放置在估计 Vc-Vim 转变的前方 2～4mm 处，并瞄准上肢的生理性局部解剖位置[5]。尽管我们通常避免经脑室路径[6]，但由于脑室较大或其他限制（如血管的解剖位置），一些患者需要经脑室路径，从而缩小了路径规划的选择范围[5, 7]。

三、手术程序

立体定向框架安置在外眦 - 耳屏线处，与 AC-PC 平面平行。头钉用手指拧紧以避免框架变形。接下来，获取立体 CT 并与 MRI 图像融合。轨迹坐标由导航软件生成。头皮准备后，应用坐标定位环和立体定向弓。做一线性或曲线切口，钻一孔，并移除剩余内部边缘陡峭的平坦面。锚固钻孔装置固定于颅骨上并电灼硬脑膜，以十字形方式打开，并行一小的脑皮质切除术，注意避免对浅表血管造成任何潜在损伤。组装微型驱动器并插入一预测量的套管。钻孔用吸收性明胶海绵和纤维蛋白胶填充，以最大限度地减少脑脊液流失和气颅。

（一）微电极记录

我们通常会在距离最终目标 15mm 处开始记录。微电极沿着与 Vim 主轴平行的矢状角轨迹前进，通常与 AC-PC 线成 50°～60°，横向角度为 15°～20°。当它下降时，它穿过 Voa/Vop、Vim、Vc、丘脑腹侧缘和内侧丘系的纤维[8]。丘脑前核密度低，放电速度慢，在 Voa/Vop 中由响应对侧肢体主动运动的爆破细胞（15Hz）介导[8]。随着电极的推进，Vim 动觉单元（25～30Hz）和震颤细胞可能会被隔离。接下来，可以找到本体感受区（对深部肌肉触诊有反应），对应于"Vc 背壳"。Vc 包含对轻触非常敏感的单元。靶向在躯体上进行调整，在拇指和嘴巴的 Vc 感受区前方进行靶向时，效果更好[9]。术中 O 形臂图像与 MER 轨迹相结合，以在最终导线植入前插入相对于 Vim 的电极位置。我们团队最近的一项研究[10]表明，术中 O 形臂的使用减少了成功定位所需的穿刺次数。最终电极位于已识别的 Vim/Vc 边界前方 3～4mm 处[5]（图 13-1）。沿轨迹进行微刺激（10～100μA），并观察其效果。

（二）DBS 电极植入和测试

一旦选定了最终靶点，移除微电极和套管，调整框架坐标，随后插入套管，之后是 DBS 导线，并将其推进到靶点。触点 0 位于 Vim 的腹侧。使用单相宏刺激（脉冲宽度 90μs，频率 130Hz），

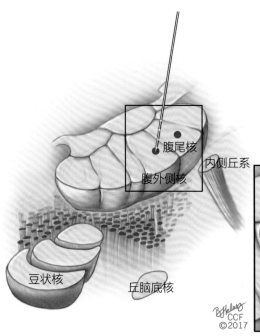

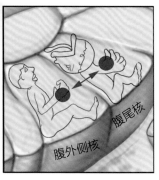

◀ 图 13-1　左侧基底节的三维显示
主要目标是针对腹尾核中手 / 手臂的躯体特定区域。在微刺激过程中，可能会引起关节囊（运动）和感觉异常（内侧丘系）等不良反应，这将表明接近这些结构。一旦确认腹尾核，微电极向前移动，以对准腹外侧核的手 / 手臂代表区域（经许可转载，Cleveland Clinic Center for Medical Art & Photography ©2019，版权所有）

逐渐增加电压，并观察患者震颤的改善和可能的不良反应。我们通常从最远端的电极开始。然而，如果在低阈值下引发不良反应，可能需要双相刺激。如果需要重新定位电极，我们建议将靶点移动至少 1.5mm 的增量，以避免落入先前的轨道。一旦 Vim DBS 电极放置满意，移除导丝和套管，并用 Stimloc 装置（Medtronic，Minneapolis）固定电极。接下来，电极在帽状腱膜下方穿过隧道到达顶部区域，以备二期手术。然后，多余的导线缠绕在骨孔周围并闭合切口。放置导线 7～10 天后植入脉冲发生器。

四、术后管理

可以进行 CT 检查以排除亚临床颅内并发症，如无症状出血或意外电极迁移。恢复震颤药物治疗，并给予围术期抗生素。大多数患者通常在过夜后出院。

并发症

并发症包括出血、感染、硬件和刺激相关并发症。据报道，出血风险在 1.5%～3%，永久性病残率风险为 0.5%～1%。如果通过套管观察到出血，应持续冲洗直至其清除。如果出现进展性恶化的迹象，必须进行检查，手术可以中止。避开浅表、脑沟或深部血管的轨迹可能更安全。感染率为 1%～15%。与硬件相关的并发症，如导线断裂、导线移位、导线暴露、断开及脉冲发生器部位疼痛，在各个中心之间存在显著差异。Vim 刺激相关的并发症包括感觉异常、肌肉收缩、构音障碍、肌张力障碍、步态和平衡问题及灵活性下降 [5, 11-13]。程序设计通常可以在保持良好效益的同时将此类有害效应降至最低。

五、结论

Vim DBS 可有效治疗药物难治性特发性震颤。DBS 的替代选择包括通过射频、放射外科或聚焦超声进行的丘脑切除术，所有这些都是不可逆的。

参考文献

[1] Jain S, Lo SE, Louis ED. Common misdiagnosis of a common neurological disorder: how are we misdiagnosing essential tremor? Arch Neurol. 2006; 63 (8):1100-1104

[2] Deuschl G, Bain P, Brin M, Ad Hoc Scientific Committee. Consensus statement of the Movement Disorder Society on Tremor. Mov Disord. 1998; 13 Suppl 3: 2-23

[3] Sharan A, Rezai AR, Nyenhuis JA, et al. MR safety in patients with implanted deep brain stimulation systems (DBS). Acta Neurochir Suppl (Wien). 2003; 87:141-145

[4] Rezai AR, Phillips M, Baker KB, et al. Neurostimulation system used for deep brain stimulation (DBS): MR safety issues and implications of failing to follow safety recommendations. Invest Radiol. 2004; 39(5):300-303

[5] Rezai AR, Machado AG, Deogaonkar M, Azmi H, Kubu C, Boulis NM. Surgery for movement disorders. Neurosurgery. 2008; 62 Suppl 2:809-838, discussion 838-839

[6] Gologorsky Y, Ben-Haim S, Moshier EL, et al. Transgressing the ventricular wall during subthalamic deep brain stimulation surgery for Parkinson disease increases the risk of adverse neurological sequelae. Neurosurgery. 2011; 69 (2):294-299, discussion 299-300

[7] Machado A, Rezai AR, Kopell BH, Gross RE, Sharan AD, Benabid AL. Deep brain stimulation for Parkinson's disease: surgical technique and perioperative management. Mov Disord. 2006; 21 Suppl 14:S247-S258

[8] Gross RE, Krack P, Rodriguez-Oroz MC, Rezai AR, Benabid AL. Electrophysiological mapping for the implantation of deep brain stimulators for Parkinson's disease and tremor. Mov Disord. 2006; 21 Suppl 14:S259-S283

[9] Benabid AL, Pollak P, Gao D, et al. Chronic electrical stimulation of the ventralis intermedius nucleus of the thalamus as a treatment of movement disorders. J Neurosurg. 1996; 84(2):203-214

[10] Frizon LA, Shao J, Maldonado-Naranjo AL, Lobel DA, Nagel SJ, Fernandez HH, Machado AG. The Safety and Efficacy of Using the O-Arm Intraoperative Imaging System for Deep Brain Stimulation Lead Implantation. Neuromodulation. 2018 Aug;21(6):588-592

[11] Beric A, Kelly PJ, Rezai A, et al. Complications of deep brain stimulation surgery. Stereotact Funct Neurosurg. 2001; 77(1-4):73-78

[12] Umemura A, Jaggi JL, Hurtig HI, et al. Deep brain stimulation for movement disorders: morbidity and mortality in 109 patients. J Neurosurg. 2003; 98(4): 779-784

[13] Hariz MI. Complications of deep brain stimulation surgery. Mov Disord. 2002; 17 Suppl 3:S162-S166

第 14 章　肌张力障碍的评估、成像和药物治疗
Dystonia: Evaluation, Imaging and Medical Treatment

Travis J. W. Hassell　Fenna T. Phibbs　著

摘　要

肌张力障碍是一种多动型运动障碍，主要特征是间歇性或持续性肌肉收缩，肌肉收缩导致重复的、有规律的和扭曲的姿势并伴有震颤。准确识别这些特征并了解适当的药物治疗方式、化学神经溶解术和手术干预将改善患者的预后。本章将介绍一套可用于准确诊断肌张力障碍的简单方法，并对当前的医疗策略进行回顾。

关键词

肌张力障碍；化学神经溶解术；眼睑痉挛；痉挛性斜颈；DYTb

肌张力障碍是一种多动型运动障碍，主要特征是间歇性或有时是持续性的肌肉收缩，导致震颤或身体姿势异常等重复性运动。虽然肌张力障碍临床特征较多，但也有共通的临床表现。识别异常运动的主要现象学才能准确分类。本章将介绍一套可用于准确识别和治疗肌张力障碍综合征的关键临床特征的简单方法。

一、分类和诊断

（一）临床特征和现象学

由于临床特征、时间模式复杂、受影响年龄跨度大，以及与特发性震颤（essential tremor，

ET）和帕金森病（Parkinson's disease，PD）等其他运动障碍重合，肌张力障碍的识别和诊断较为困难。随着已识别基因和遗传性肌张力障碍综合征越来越多，找到一套更为系统的方法来区分肌张力障碍模式变得更加重要。2013 年发表了一份共识声明，对肌张力障碍的分类进行了修订，详见表 14-1，准确分类依赖于识别临床特征和病因这两个主要特征[1]。

引起或加剧肌张力障碍性收缩的原因通常是特定动作或随意动作产生异常且有时疼痛的姿势。通常情况下，将肌张力障碍运动视为绕纵轴扭转，并且具有典型方向或模式[2]。这种模式化的运动有助于将肌张力障碍与其他运动功能亢

表 14-1 肌张力障碍的分类标准

类 别	分 类	子 组
临床特征	发病年龄	• 婴儿期（出生—2 岁） • 儿童期（2—12 岁） • 青春期（13—20 岁） • 成年早期（21—40 岁） • 成年晚期（40 岁及以上）
	身体分布	• 局部性（一个身体区域——眼睑痉挛、口舌、喉部、颈部、四肢） • 节段性（2 个或更多连续区域） • 多灶性（2 个或更多非连续性） • 泛发性（躯干加 2 个其他位置）
	时间模式	• 病程（静态与渐进） • 可变（持续、特定行动、昼夜、阵发性）
	相关特征	• 单纯性（有或无震颤） • 联合性（伴有其他神经或全身性疾病）
病因	中枢神经系统病理	• 变性的、结构的或两者都不是
	遗传性	• 遗传性或原发性（具有各种遗传模式的遗传）
	特发性	• 获得性或继发性 [代谢、重金属（肝豆状核变性）、脑损伤、药物诱导、血管、肿瘤、感染、心因性] • 散发性与家族性

改编自 Camargos S, Cardoso F [2].

奋运动区分开来。呈现这些姿势所需用到的肌肉通常是受累肌肉，但肌张力障碍性收缩也可能发生在与主要运动相邻的肌肉中。这称为泛化。镜像是一个类似的概念，但肌张力障碍运动是由对侧同源、未受累的身体部位的随意运动引起的 [3]。例如，用未受累的手写字可以引发受累的手出现肌张力障碍屈腕。关于肌张力障碍运动存在多种理论，但主流理论认为中枢神经系统内存在不同程度的环境抑制受损。这会造成感觉运动整合的不平衡和不适当的输出反应，表现为特定肌肉群出现异常的共同收缩 [4, 5]。肌电图（electromyography，EMG）显示，增加感觉输入会改变肌肉恢复模式。患者通常会发展出"感觉诡计"，从而减轻这些肌张力障碍性收缩 [4-6]。

当间歇性肌张力障碍性收缩时，通常会产生震颤，尤其是在拮抗肌试图提供平衡时。很难以震颤为主要特征，将肌张力障碍性震颤与其他运动障碍区分开来。然而，肌张力障碍性震颤的某些特征可能会有所帮助。肌张力障碍性震颤可以是有规律的，也可能是没规律的，具有抽筋的特点，并且当运动与肌张力障碍肌肉的预期方向相反时会放大。这见于颈肌张力障碍。当达到所需的肌张力障碍姿势时，肌张力障碍性震颤通常会减轻。这称为零点 [7]。孤立性头部震颤，或先于手部震颤或比手部震颤更严重的头部震颤更可能是肌张力障碍性震颤，而不是特发性震颤或帕金森病。在仰卧位时，通常肌张力障碍性头部震颤会持续，而特发性震颤头部震颤会减弱 [8]。

当达到所需的姿势或零点时，肌张力障碍性震颤会减轻。
躺下时肌张力障碍性头部震颤持续存在，而原发性头部震颤减弱。

考虑肌张力障碍的诊断时，重要的是要排除

模仿和继发性原因。表 14-1 对此类内容进行了总结。在开始任何测试之前考虑症状的自然史也很重要。童年或早发性肌张力障碍更可能在发病时累及下肢，有已知进展和早期泛化史，更可能与其他异常运动有关，如帕金森病，并对多巴胺替代等药物治疗有响应。相比之下，成年（＞26 岁）发病更可能累及头部或颈部，而不是肢体，例如早发性肌张力障碍，更集中而不是泛化，具有显著特点，并且发病后病情发展时间较短（5～7 年）[9]。

（二）基因检测

自 1997 年首次描述原发性全身性或家族性肌张力障碍（DYT1）以来，已经确定有许多不同基因与肌张力障碍综合征相关。一些临床上常见的综合征包括 DYT1（原发性全身性）、DYT3（X- 连锁肌张力障碍 – 帕金森症）、DYT4（发音障碍）、DYT5（多巴响应性）和 DYT11（肌张力障碍 – 肌阵挛）。随着年龄的增长，肌张力障碍综合征为遗传病因而非特发性或继发性病因的可能性下降[2]。表 14-2 对主要的遗传性肌张力障碍综合征进行了总结。

（三）成像和其他诊断工具

虽然影像学不能用于肌张力障碍的诊断，但当临床高度怀疑继发性肌张力障碍时，它可能会有所帮助。为了最好地评估结构性、血管性、肿瘤性、感染性或其他此类病因，磁共振成像是首选方法。肌电图可以提供其他证据，通过感觉诡计显示肌肉纤维恢复的变化。肌电图还可以显示激动肌群和拮抗肌群是否共同收缩[5]。然而，无法通过肌电图得出明确的诊断。一些肌张力障碍综合征会产生肌肉痉挛，使患者感到疼痛。疼痛可能不会出现在所有形式的肌张力障碍中，但在某些形式中很常见，如颈肌张力障碍。一项研究报告称 75% 的患者有颈部疼痛[10]。疼痛缓解有

表 14-2　遗传性肌张力障碍的诊断

肌张力障碍类型	发病年龄	临床标志	DYT 编号
单纯性肌张力障碍	童年期或青春期	内收肌发声障碍	DYT 4
		泛发性喉保留	DYT 1
		局部、多灶性或泛发性	DYT 1、DYT 5、DYT 6
		颅颈和全身	DYT 2、DYT 6、DYT 16、DYT 25、DYT 27
	成年早期	单纯颅颈	DYT 23、DYT 24、DYT 27
肌张力障碍 – 帕金森病	童年期和成年期	对多巴有反应	DYT 5
		X 连锁帕金森肌张力障碍	DYT 3
		起病快	DYT 12
肌张力障碍 – 肌阵挛		对酒精有反应	DYT 11
		对酒精没有反应	DYT 26
阵发性肌张力障碍		非运动诱发性	DYT 8——乙醇、苯并芘
		运动诱发性（运动、突然的运动诱发）	DYT 18——共济失调、癫痫、溶血性贫血、低脑脊液葡萄糖、生酮饮食
			DYT10——抗惊厥药

引自 Camargos S，Cardoso F [2].

助于诊断，并作为治疗成功的指标。

二、治疗

在确定治疗肌张力障碍综合征的最佳方案时，采用多模式方法，首先采用口服药物和肉毒毒素化学神经溶解术，然后在需要时进行手术干预。通常根据肌张力障碍分类决定治疗策略，重点放在局灶水平上。化学神经溶解术是针对局灶性和节段性肌张力障碍的一线疗法。肉毒毒素通常比口服药物更受欢迎，因为它有效且全身不良反应最小。然而，对于更广泛的肌张力障碍，口服药物的覆盖范围比肉毒毒素治疗所允许的范围更广[11, 12]。大多数原发性全身肌张力障碍，以及难治性局灶性和节段性肌张力障碍都考虑通过手术治疗。表14-3和表14-4对医疗方案进行了总结。

三、结论

肌张力障碍综合征的临床范围很广，并且可能与其他神经系统疾病重叠，使得准确诊断十分困难，但对于适当的治疗很重要。识别主要现象学并采用适当的分类可提高诊断准确性。肉毒毒素可有效治疗所有形式的肌张力障碍，是局灶性肌张力障碍的主要治疗方法。

表 14-3　肌张力障碍的治疗 [11, 12]

治疗药物[11]	每日剂量（分 2～4 剂）	常见不良反应
苯海索（抗胆碱能）	6～40mg	视物模糊、意识模糊、便秘、尿潴留、口干
氯硝西泮 / 地西泮（GABA-A 受体激动药）	1～4mg/10～40mg	嗜睡、疲劳
卡比多巴 – 左旋多巴（多巴胺前体）	75mg/300～500mg/2000mg	恶心
丁苯那嗪（多巴胺耗竭）	12.5～100mg	静坐不能、焦虑、抑郁、自杀倾向、帕金森病、嗜睡
巴氯芬（GABA-B 受体激动药）	40～120mg	嗜睡、疲劳、恶心、虚弱
卡马西平（电压门控钠通道阻滞药、GABA）	800～1200mg	用于阵发性运动诱发性运动障碍

表 14-4　肉毒毒素用于肌张力障碍

肉毒毒素（菌株）	肌张力障碍亚型适应证	证据级别 / 建议[12]
A 型肉毒毒素（Dysport）	CD，B，L，OM，AD	CD-A；B-B；L-B；OM-C；AD-U
A 型肉毒毒素（BOTOX）	CD，B，L，OM，AD	CD-A；B-A；L-B；OM-C；AD-C
B 型肉毒毒素（Xeomin）	CD，B，L，OM，AD	CD-A；B-A；L-U；OM-U；AD-U
B 型肉毒毒素（Myobloc）	CD，B，L，OM，AD	CD-A；B-U；L-U；OM-U；AD-U

CD. 颈肌张力障碍；B. 眼睑痉挛；L. 肢体；OM. 口腔下颌；AD. 内收肌发声困难

推荐顺序：A、B、C、U

参考文献

[1] Albanese A, Bhatia K, Bressman SB, et al. Phenomenology and classification of dystonia: a consensus update. Mov Disord. 2013; 28(7):863-873

[2] Camargos S, Cardoso F. Understanding dystonia: diagnostic issues and how to overcome them. Arq Neuropsiquiatr. 2016; 74(11):921-936

[3] Sitburana O, Wu LJ, Sheffield JK, Davidson A, Jankovic J. Motor overflow and mirror dystonia. Parkinsonism Relat Disord. 2009; 15(10):758-761

[4] Hallett M. Pathophysiology of writer's cramp. Hum Mov Sci. 2006; 25(4-5): 454-463

[5] Sohn YH, Hallett M. Disturbed surround inhibition in focal hand dystonia. Ann Neurol. 2004; 56(4):595-599

[6] Loyola DP, Camargos S, Maia D, Cardoso F. Sensory tricks in focal dystonia and hemifacial spasm. Eur J Neurol. 2013; 20(4):704-707

[7] Erro R, Rubio-Agusti I, Saifee TA, et al. Rest and other types of tremor in adult-onset primary dystonia. J Neurol Neurosurg Psychiatry. 2014; 85(9): 965-968

[8] Agnew A, Frucht SJ, Louis ED. Supine head tremor: a clinical comparison of essential tremor and spasmodic torticollis patients. J Neurol Neurosurg Psychiatry. 2012; 83(2):179-181

[9] O'Riordan S, Raymond D, Lynch T, et al. Age at onset as a factor in determining the phenotype of primary torsion dystonia. Neurology. 2004; 63(8): 1423-1426

[10] Chan J, Brin MF, Fahn S. Idiopathic cervical dystonia: clinical characteristics. Mov Disord. 1991; 6(2):119-126

[11] Jankovic J. Medical treatment of dystonia. Mov Disord. 2013; 28(7):1001-1012

[12] Hallett M, Albanese A, Dressler D, et al. Evidence-based review and assessment of botulinum neurotoxin for the treatment of movement disorders. Toxicon. 2013; 67:94-114

第 15 章　肌张力障碍的外科治疗
Surgical Treatment of Dystonia

John Honeycutt　著

摘　要

最近，儿童运动障碍特别工作组将肌张力障碍定义为"一种运动障碍，其中无意识的持续性或间歇性肌肉收缩导致扭曲和重复运动、异常的姿势或两者兼有"[1]。肌张力障碍是一种难以诊断和治疗的疾病，表现为肌张力障碍，与痉挛、舞蹈症和手足徐动症重叠。本章将讨论用鞘内巴氯芬（intrathecal baclofen，ITB）和脑深部电刺激（deep brain stimulation，DBS）治疗药物难治性肌张力障碍。

关键词

肌张力障碍；巴氯芬；脑深部电刺激；感染；鞘内泵

一、患者选择

医疗管理从物理、职业和言语治疗及有限的药物治疗开始。当运动障碍对药物治疗无效时，会进行手术治疗。与药物治疗一样，手术选择是有限的。主要采用鞘内巴氯芬和脑深部电刺激。苍白球切除术和丘脑切除术因为存在明显的双侧和不可逆病变的不良反应，脑深部电刺激已取代了苍白球切除术和丘脑切除术。针对局灶性颈肌张力障碍，也可使用外周去神经支配手术，但注射肉毒毒素和脑深部电刺激治疗现在是主流治疗方法。单纯肌张力障碍患者最常接受脑深部电刺激治疗。大多数儿科患者还有症状性痉挛和肌张力障碍。在这类情况下，首先考虑使用巴氯芬泵，因为家人对"脑外科手术"有所顾忌。也就是说，脑深部电刺激的并发症发生率与鞘内巴氯芬相似。孩子们变得依赖药物，且需要续泵。在续泵和更换后，人们总是担心巴氯芬戒断综合征[2]。许多患者同时使用巴氯芬泵和脑深部电刺激，这会减少所需的巴氯芬剂量。

在考虑插入巴氯芬泵之前，使用可塑形泵确保髂嵴和胸腔之间有足够的空间用于植入泵。如果空间不够，应该给孩子一些成长的时间。许多幼儿患者由于体重过轻而延迟了泵的放置。由于运动障碍，患者通常很瘦，增加体重对他们而言很困难。置入泵后，也许是因为疾病得到控制，热量消耗较低，患者体重会有所增加。

术前，需要一个由经验丰富的神经科医生、理疗师和神经外科医生组成的多学科团队进行脑深部电刺激评估，对表现水平进行测量和评分。优先考虑改善言语和上肢功能。对于大多数患者来说，很难摆脱轮椅独立行走。患者及其家属可能难以理解这一点。

对于原发性肌张力障碍，尤其是DYT1患者，在医疗管理失败后考虑脑深部电刺激。系列研究表明DYT1肌张力障碍对脑深部电刺激迅速响应且有效。不幸的是，原发性肌张力障碍的发生率低于继发性肌张力障碍。其他遗传性肌张力障碍也会对脑深部电刺激有响应，但响应程度不同。在大多数情况下，与遗传疾病相关的其他医疗问题使患者生活和医疗管理更加复杂。Marks等对原发性肌张力障碍（DYT1）与继发性肌张力障碍的脑深部电刺激结果的早期比较进行了总结：两组均响应良好，但原发性组在18个月后持续改善，其改善程度高于继发性组[3]。继发性肌张力障碍的治疗时好时坏（表15-1）。

每个脑深部电刺激患者都需要伦理审查委员会按照现行美国食品药品管理局对肌张力障碍的人道主义器械豁免状态批准的严格批准程序进行登记。在我们的实践过程中，不对<7岁的患者进行植入。还鼓励参与PEDiDBS，即接受脑深部电刺激的儿科患者的国际登记[2]。

从长期来看，与继发性肌张力障碍相比，用脑深部电刺激治疗原发性肌张力障碍成功率更高。

二、巴氯芬泵的术前准备

巴氯芬泵的其中一个优点是患者可以接受巴氯芬泵试验。通过腰椎穿刺给予的单次脑脊液剂量可以显示疗效。但是由于该疾病的复杂性，研究者使用放置在OR中的腰椎导管进行了扩展试验。使用镇静药或全身麻醉，并将患者送入康复部进行数天的一般身体和治疗评估。除较小的手术风险之外，扩展试验有低压、脊髓性头痛等风险。这可以防止患者长时间站立而影响试验效果。幸运的是，这不是常见的并发症，并且在拔出导管后，头痛很快就会消失。

腰椎引流管放置是标准程序。导管尖端应穿入治疗水平。使用导管插入所用的同一根硬膜外穿刺针，将引流管横向连接到巴氯芬泵的放置位置（图15-1）。如果试验成功，1个月后植入鞘内导管和巴氯芬泵。

手术方法（鞘内放置巴氯芬）

在全身麻醉下放置巴氯芬泵，患者呈侧卧位。双腿尽可能弯曲，可接触患者腹部，用宽带将患者固定（图15-2）。由于许多患者有胃造口或将来可能需要胃造口术，因此大多数泵皮下放置在右腹壁。在下腰椎切开一个中线切口，用于鞘内导管插入。切口需要足够大，这样导管才能向内稍稍弯曲。使用一根大的硬膜外穿刺针在中线旁靠近正中线放置导管。这降低了棘突间导管扭结的发生率，并降低了导管断裂的

表 15-1 **10 年脑深部电刺激项目人口统计资料和病因学汇总**

分类	项目	数值
人口统计资料	平均年龄（岁）	13.8
	年龄范围（岁）	7—29.6
	病例数（男/女）	112（57/55）
病因学	原发性肌张力障碍（DYT1）	17
	原发性肌张力障碍（其他）	19
	继发性肌张力障碍（脑瘫）	38
	继发性肌张力障碍（其他）	30
	其他（非肌张力障碍）	8

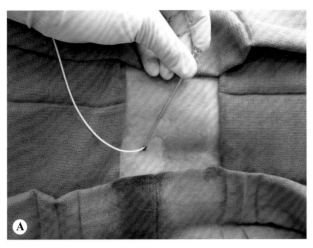 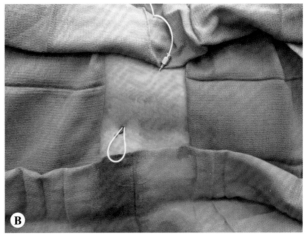

▲ 图15-1 放置腰椎引流管后，测量硬膜外穿刺针最大穿通距离（A），然后用于外侧导管穿通（B）

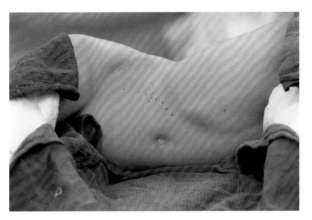

▲ 图15-2 患者呈侧卧位，双腿尽可能弯曲，同时允许可接触患者腹部。图中标识了切口

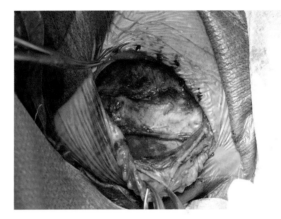

▲ 图15-3 向下剥离显露腹直肌，至有完整的带血血管蒂的筋膜层下方，形成一个袋，用于放置巴氯芬泵

风险。在导丝仍在原位的情况下进行术中X线透视检查，从而确认导管尖端位置。使用连接头连接导管。连接件充当瘢痕源防止导管发生迁移。

在腹壁肌肉下植入巴氯芬泵。这是因为大多数患者又瘦又小。切口应尽可能远离泵，防止刀口破裂。在切开到腹直肌外侧筋膜和斜肌的交界处后，将泵放置在侧腹壁中。用烧灼法切开筋膜显露腹直肌和腹外斜肌下方的深层切面（图15-3）。充分止血，并在腹直肌内侧筋膜上方形成一个袋。由于弓形线下方的横筋膜很薄，因此避免在其下方切开。通过使用这种肌肉下植入，可以在年仅3岁的儿童身体内植入一个容量为40ml的泵。鞘内导管从腹直肌外侧下方的

腰部切口穿出，确保泵和导管深入切口（图15-4）。最后，连接泵和鞘内导管，将泵放置在腹壁袋中，并用不可吸收的缝合线固定到内筋膜上（图15-5）。患者在手术后保持平躺一天，然后再活动。

在术后2天，增加输液速度。治疗肌张力障碍的巴氯芬泵放置方法和治疗痉挛的放置方法相同。但通常将导管放置在尽可能高的位置，偶尔放置在小脑延髓池下端。也可以进行脑室内放置[4]。颅骨处的Stimloc（Medtronic，Minneapolis）颅骨附件可以防止迁移。

对于瘦小的儿童，将巴氯芬泵放置在肌下以防止侵蚀。

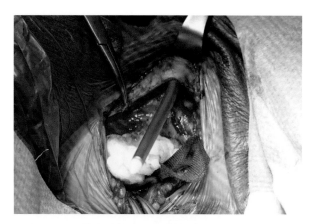

▲ 图 15-4　鞘内导管穿过腹直肌下方，使导管深入切口

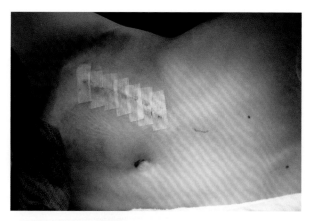

▲ 图 15-5　肌下放置 40ml 巴氯芬泵，切口保护良好，缝合处张力小，泵体较小，适用于瘦小患者

三、巴氯芬泵的术后管理

关于巴氯芬泵放置并发症的研究已有很多，不幸的是，并发症十分常见。感染是最严重的并发症，因为必须移除泵和导管并长时间静脉注射抗生素。根据研究经验，在不移除泵和导管的情况下，感染治疗效果不佳。如果泵已经植入一段时间，则必须考虑巴氯芬戒断综合征并密切监测患者。将患者送入重症监护病房（intensive care unit，ICU）进行观察。在系列研究中，对于 1998—2014 年接受过肌张力障碍和痉挛治疗的所有巴氯芬泵放置患者，共放置了 195 台泵，并进行了 80 次更换手术。感染率为 4.7%。接受痉挛治疗的患者和接受肌张力障碍治疗的患者，并发症发生率相似。导管迁移或移位很少见，尤其是在最近使用两件式导管进行导管改造之后。研究确实发现磨损导致导管故障，进而需要更换导管。真正的泵故障并不常见，但可能会发生并需要更换泵。还可能遇到脑脊液漏和假性脑脊膜膨出。经常发现有小的腰椎假性脑脊膜膨出，首先要求患者保持平躺进行保守治疗。大多数情况下可以解决这一问题，但需要频繁就诊并消除患者和家人的疑虑。无法解决的则需要更换导管。通常可以缓解问题。如果再次发生外漏，则应评估患者是否存在脑积水。需要进行脊柱 X 线片检查

确保外漏不是由导管迁移造成的。如果假性脊膜膨出没有对患者造成困扰，且运动障碍得到充分治疗，则可以忽略假性脊膜膨出。总体而言，并发症发生率高于预期，在术前应告知患者和家属有时会出现难以处理的术后并发症。

（一）手术方法——脑深部电刺激

在系列研究的早期，使用微电极记录（microelectrode recordings，MER）对意识清醒的患者进行框架手术，按照 IRB 批准的方式放置引线。与给成年患者的方案相比，给患儿的方案有几个显著区别。具体而言，在手术前，患儿和家人会与团队的儿童生活专家（child life specialist，CLS）会面选择转移注意力的方法。包括在手术期间用音乐、视频或电影让患儿平静下来。同一个人带着患儿来到手术室，会让患儿更加配合，提高沟通效率（图 15-6）。组合使用静脉内镇静、右美托咪定滴注、劳拉西泮推注、眶上以及枕大神经和小枕神经区阻滞等麻醉剂。在安装框架之前，在轮椅上对孩子完成麻醉。不剃头发。为短发患者使用含酒精的聚维酮碘制剂；否则，使用聚维酮碘凝胶，清洗和梳理头发，使其与冠状缝平行。在拟切口部位将头发中分，用碳酸氢盐缓冲的皮内布比卡因 / 利多卡因也可能会渗透进拟切口部位。当头皮阻滞有效时，可省略此步骤。尽可能使用非 MER 镇静药，同时采用三通技术，

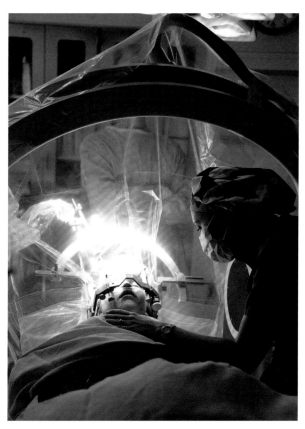

▲ 图 15-6 儿童生活专家在进行微电极刺激记录时安慰患儿

并在术中进行刺激排除不良反应。刺激缓解了肌张力障碍，进一步证实了引线放置准确。

一开始，在电极放置的同时进行延长线和发生器放置的二期手术。在放置电极缝合切口后，移除框架，重新固定患者位置，插管并重新准备。因前 50 名患者的感染率超过 10%，将二期手术推迟 1 周，从而降低了感染率（图 15-7）。这些感染可能与外科医生的经验有关，但感染率的变化着实令人吃惊。

现 在使用术中磁共振成像（intraoperative MRI，iMRI）和 ClearPoint（加利福尼亚州欧文市，磁共振成像干预）立体定向系统[5]。这对患者来说更舒适。使用术中磁共振成像辅助程序，30 名患者中只有 2 名患者需要多次进行电极放置。其中，睡眠系列中有一个严重并发症，是硬膜外血肿。是因为框架上的针刺穿脑膜动脉造成硬膜外血肿，需要停止脑深部电刺激程序并清除血凝块

（图 15-8）。使用带有 4 英寸头架的硬磁共振成像线圈，将针放置在颅骨赤道下方。这样，头顶就有足够的操作空间。患儿的头骨又薄又小，使这个问题更加复杂。现在使用可以在钻孔时移动的柔性线圈，然后构建安装在颅骨上的 ClearPoint 塔（图 15-9）。这为延髓针放置提供了便利，并减少了颅骨骨折和动脉刺穿的可能性。

1. 植入式脉冲发生器的选择

在系列研究的早期阶段，我们会在植入脑深部电刺激后植入两个植入式脉冲发生器。但是，由于市面上已经有可充电发生器（2010 年），我们尝试只使用可充电发生器。大多数患者及其家人可以持续给发生器充电，但对一些人来说负担太大。对于后者，采用不可充电发生器。不幸的是，这需要反复更换发生器。在 112 名患者中，进行了 91 次发生器更新和 13 次发生器 / 延长线组合更新。运用可充电发生器后，更新比率随着时间的推移相应下降。

2. 靶点选择

研究的首选靶点是苍白球内侧部（globus pallidus internus，GPi）的后外侧边界。对遭受过多解剖损伤患者的 GPi（继发性肌张力障碍系列）使用了丘脑底核（subthalamic nucleus，STN），这并没有降低疗效（表 15-2）。靶向技术采用 Starr 的 GPi 靶向法[6]。但是，我们更倾向于靶向核的最外侧边界 [在苍白球外侧部（globus pallidus externus，GPe）核交界处的 GPi 外侧边界]。这样，将电极定位稍微远离内囊，避免刺激不良反应（图 15-10）。GPi 萎缩常出现在继发性肌张力障碍患者中，使两核之间的椎板更加突出，便于定位。最终电极尖端位置在视束上方 2mm。我们将引线置入较深的位置，这样不影响年轻患者的颅骨生长，不必因为这种生长而修改引线。但是，不建议在患儿 7 岁之前进行手术。在这个年龄，大部分头部生长已经完成。但在年轻患者中，这可能仍然是一个问题。许多继发性肌张力障碍患者苍白球结构受损，这使得定位变得困难并且允许的误差范围更小（图 15-11）。患儿头部

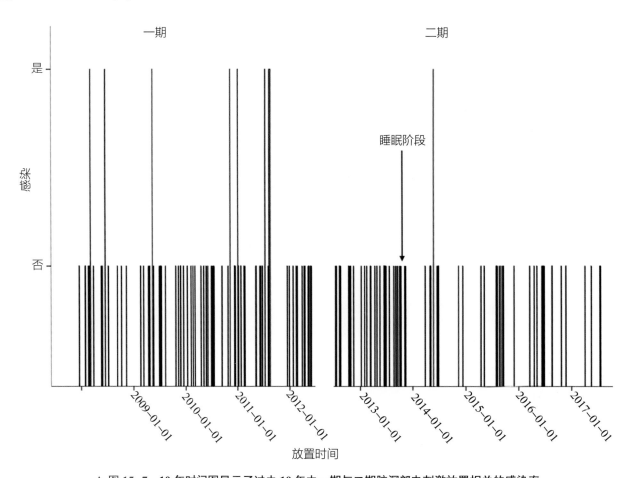

▲ 图 15-7　10 年时间图显示了过去 10 年中一期与二期脑深部电刺激放置相关的感染率
还要注意的是睡眠情况下脑深部电刺激医疗方案的开始。正如所见，感染率随着二期手术的开始而降低。无论睡着与否，感染率没有变化

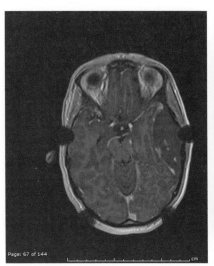

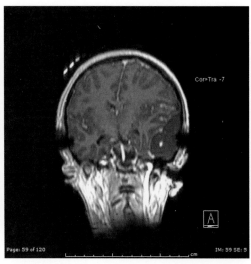

◀ 图 15-8　术中磁共振成像显示脑膜中动脉被刺穿导致了急性硬膜外血肿

尺寸较小且解剖结构异常，更具挑战性。以前采用间接标准前后连合测量指导，现在利用直接磁共振成像定位辅助引导，这是方法上的改进。

　　这说明了在难以清醒的患者中使用 MER 的困难，以及继发性脑深部电刺激患者中常见的解剖结构（大脑室、脑萎缩和小靶核）异常。通过在患者睡眠情况下改用磁共振成像辅助放置电极，解决了引线放置无效的问题。

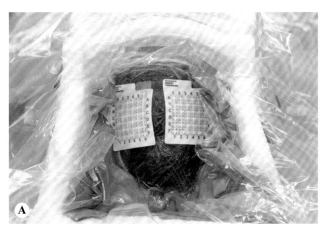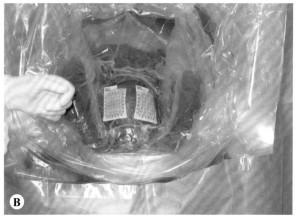

▲ 图 15-9 硬性线圈附件（A）与柔性线圈附件（B）的对比照片

表 15-2 脑深部电刺激电极靶点汇总

植入部位	左	右	双侧	合计
苍白球内侧部（GPi）	8	6	104	118
丘脑底核（STN）	0	1	4	5
腹外侧核（Vim）	0	0	5	5
GPi/Vim	0	0	2	2
GPi/STN	0	0	1	1

（二）术后管理——脑深部电刺激

同样，并发症可能会给手术管理带来麻烦。令人担忧的是，患儿硬件并发症的发生率增加。这是否与年龄或与肌张力障碍相关的运动过度有关尚不清楚。线性增长对留置脑深部电刺激系统也有潜在影响。颈部/躯干的重复扭转运动，有时是与肌张力障碍相关的剧烈、突然的运动，会增加张力及留置系统上的受力。Kaminska 等对其发现的一系列儿科并发症进行了总结 [7]。本次系列研究也反映了一些相同问题，即令人担忧的感染率和频繁的硬件故障。研究发现，几处延长线断裂或引线阻抗增加导致需要更换延长线（112 名患者中有 6 名，5.3%）。新的 Medtronic（Minneapolis，MN）延长线（型号 37085/37086）似乎更结实。

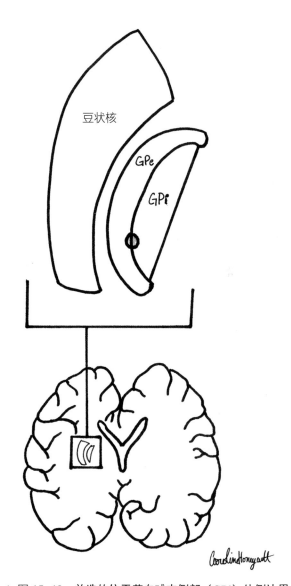

▲ 图 15-10 首选的位于苍白球内侧部（GPi）外侧边界的电极靶点示意图

GPe. 苍白球外侧部

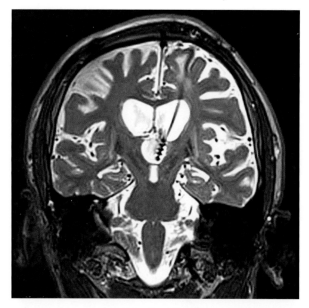

▲ 图 15-11 术后冠状位磁共振成像显示患者意识清醒情况下，微电极记录（MER）手术后放置在第三脑室中的左侧脑深部电刺激引线。这说明了难以清醒患者依赖 MER 的困难，以及继发脑深部电刺激患者常见的异常结构（大脑室、脑萎缩和小靶核）。通过改用 MRI 辅助放置电极的睡眠手术，我们消除了无效的导线放置

虽然患者身材矮小且营养状况不佳，使得他们似乎面临特别的感染风险，但最近的研究数据并不支持这种猜想。分成两个独立阶段后，感染率为 2%，接近全国成人标准。我们避免直接在硬件上进行切口，并且没有看到脑深部电刺激系统周围有组织破裂。

我们曾遇到过同时出现出血性和非出血性脑卒

与成人相比，儿童的大脑中动脉穿支对损伤更为敏感，并且沿着电极通路出现出血性和非出血性脑卒中的概率惊人。其症状未来会消退。

卒中的骇人并发症。似乎是沿着尾状核水平的电极轨迹出血。10 岁以下儿童脑卒中的发生频率是其 2 倍。研究假设与成人相比，儿童大脑中动脉穿支对创伤 / 损伤更敏感。大多数脑卒中是无症状的，但在常规术后影像中都检测到出现过短暂性偏瘫。最终会消退。对于这些患者，电极路径靠近尾状核和心室的外侧边界，因此现在采用更外侧的路径。此类事件后来再也没有发生。脑卒中的发生与 MER 通过次数无关。在使用睡眠医疗方案时，没有发生脑卒中，但这更有可能是因为切换到了横向电极轨迹。

四、结论

因为肌张力障碍的表现和其他多动型运动障碍重叠，因此难以治疗，尤其是继发性肌张力障碍。需要多学科运动障碍团队进行评估。在充分利用医疗管理的情况下，鞘内巴氯芬泵和（或）脑深部电刺激的手术管理是合理的。临床系列结果表明，继发性肌张力障碍的治疗结果优于原发性肌张力障碍的治疗结果，因此术前家庭咨询有助于管理预期。

参考文献

[1] Sanger TD, Chen D, Fehlings DL, et al. Definition and classification of hyperkinetic movements in childhood. Mov Disord. 2010; 25(11):1538-1549

[2] Varhabhatla NC, Zuo Z. Rising complication rates after intrathecal catheter and pump placement in the pediatric population: analysis of national data between 1997 and 2006. Pain Physician. 2012; 15(1):65-74

[3] Marks W, Bailey L, Reed M, et al. Pallidal stimulation in children: comparison between cerebral palsy and DYT1 dystonia. J Child Neurol. 2013; 28(7):840-848

[4] Rocque BG, Albright AL. Intraventricular versus intrathecal baclofen for secondary dystonia: A comparison of complications.

Neurosurgery. 2012; 70(2) (Suppl Operative):321-5

[5] Starr PA, Markun LC, Larson PS, Volz MM, Martin AJ, Ostrem JL. Interventional MRI-guided deep brain stimulation in pediatric dystonia: first experience with the ClearPoint system. J Neurosurg Pediatr. 2014; 14(4):400-408

[6] Marks W, Bailey L, Sanger TD. PEDiDBS: The pediatric international deep brain stimulation registry project. Eur J Paediatr Neurol. 2017; 21(1): 218-222

[7] Kaminska M, Perides S, Lumsden DE, et al. Complications of Deep Brain Stimulation (DBS) for dystonia in children - The challenges and 10 year experience in a large paediatric cohort. Eur J Paediatr Neurol. 2017; 21(1):168-175

第 16 章　将脑深部电刺激用于罕见运动障碍
Deep Brain Stimulation for Rare Movement Disorders

Era Hanspal　著

摘　要

自从美国食品药品管理局批准可将脑深部电刺激（deep brain stimulation，DBS）用于特发性震颤（essential tremor，ET）以来，脑深部电刺激已被用于治疗许多其他疾病。本章回顾了脑深部电刺激用于治疗没被临床试验认可的和豁免的肌阵挛、舞蹈症和抽动秽语综合征等多动型运动障碍。

关键词

肌阵挛；舞蹈症；抽动秽语综合征；多动型运动障碍

多动型运动障碍包括一系列多样的棘手运动障碍，要么是由于缺乏医学疗效，要么是由于药物不良反应。因此，研究发现脑深部电刺激可以作为替代疗法。本章将介绍使用脑深部电刺激治疗肌阵挛、舞蹈症和抽动秽语综合征（Tourette's syndrome，TS）。

一、肌阵挛

根据定义，肌阵挛是一种短暂的、急动性肌肉运动。可能是代谢、缺氧后或退行性损伤引起。其药物治疗包括抗胆碱能药、抗癫痫药和苯二氮䓬类药物。

用脑深部电刺激治疗肌阵挛的大部分治疗方法主要针对肌阵挛肌张力障碍，这是一种罕见的常染色体显性遗传疾病，也称为 DYT 11。病因是 ε 肌聚糖基因（染色体 7q）突变。动作性肌阵挛的症状通常出现在儿童期或青春期；肌张力障碍（无论是颈部还是四肢）及精神症状，如强迫症（obsessive-compulsive disorder，OCD），都是常见表征。肌阵挛症状对酒精敏感，与特发性震颤一起可能导致酒精中毒。使用的药物包括苯二氮䓬类药物、抗胆碱能药物、5- 羟色胺能药物和多巴胺能药物。通常情况下，因为较高剂量下的不良反应，需要限制此类药物的使用。

鉴于这些限制，研究发现脑深部电刺激可以控制这种疾病中出现的肌阵挛和肌张力障碍。早期案例研究侧重于将丘脑腹外侧核（ventro-intermedius nucleus，Vim）和苍白球内侧部（globus pallidus interna，GPi）作为刺激靶点，分别基于特发性震颤和肌张力障碍的治疗经验。文献表明，苍白球内侧部可能是治疗肌阵挛和肌张力障碍的首选靶点[1]。

在 Gruber 等发表的最大规模病例系列研究中，10 名肌阵挛－肌张力障碍患者接受了植入[2]。8 名患者同时使用 GPi 和 Vim 刺激器，1 名患者使用双边 Vim 电极，1 名患者同时插入 GPi 和 Vim 电极，但仅已连接 GPi 电极。用统一肌阵挛评定量表（Unified Myoclonus Rating Scale，UMRS）测量时，肌阵挛症状得到改善。使用 BFM 肌张力障碍评分量表（Burke-Fahn-Marsden Dystonia Rating Scale，BFMDRS）和生活质量指标进行评估时，肌张力障碍也是如此。无论靶点如何，所有患者的统一肌阵挛评定量表评分和 BFM 肌张力障碍评分量表残疾评分在初始评估和 128 个月时分别改善了 61%～66% 和 45%～48%。

在对 40 例病例的回访中得到了类似发现[3]。肌阵挛症状的改善显著好于肌张力障碍。94% 的病例中统一肌阵挛评定量表评分至少改善了 50%，72% 的病例中 BFM 肌张力障碍评分量表评分至少改善了 50%[3]。

年轻和干预前症状持续时间较短是有利的征兆[3]。治疗其他原因肌阵挛的单例报告也表明脑深部电刺激干预的结果良好[4, 5]。关于脑深部电刺激对继发性肌阵挛影响的报道较少，因为继发性肌阵挛可能是缺氧引起的。总之，Vim DBS 可能会更好地改善肌阵挛，但总体而言 GPi 可能略胜一筹。它可以减少构音障碍，且更有效地治疗肌张力障碍。

舞蹈症

舞蹈症一词描述的是从一个身体部位流向另一个身体部位的不可预测的、类似舞蹈的动作。神经退行性变性、风湿免疫性病变和发育障碍可能导致舞蹈症，高血糖症、妊娠和脑病也可能导致舞蹈症。脑深部电刺激治疗最常研究的一种疾病是亨廷顿舞蹈症（Huntington's disease，HD）。

亨廷顿舞蹈症是一种常染色体显性遗传的神经退行性疾病，由 4 号染色体上负责亨廷顿蛋白编码的 CAG 三核苷酸重复扩增引起的。虽然异常蛋白质全身表达，但纹状体中的中等棘状神经元受到早期显著影响。这些变化破坏了基底神经节中运动处理的间接和直接途径之间的平衡，导致运动、精神和认知表现。运动体征多种多样，最常见的当然包括舞蹈症，但也包括帕金森震颤、肌张力障碍和共济失调。舞蹈症可涉及任何随意肌，因此可影响言语、吞咽、平衡和精细运动。

脑深部电刺激能治疗帕金森病（Parkinson's disease，PD）中左旋多巴引起的舞蹈运动障碍，鉴于此，已将 GPi 作为研究靶点。Moro 等首次介绍将脑深部电刺激用于治疗亨廷顿舞蹈症导致的难治性舞蹈症患者。背部 GPi 的低频刺激改善了舞蹈症和肌张力障碍，但不会导致进一步的运动迟缓。较高频率的刺激与运动迟缓严重相关。

一项大型、开放性前瞻性试验研究报告了类似的结果，该研究对连续使用双边 GPi DBS 治疗 3 年的 7 名患者进行了研究[6]。全部患者均经基因检测确认患有亨廷顿舞蹈症，使用四苯喹嗪及安定药与其他一种或多种药物的联合治疗都无法治愈。他们的亨廷顿舞蹈症整体评估量表（United Huntington Disease Rating Scale，UHDRS）独立评分 ≤ 70 分，总功能能力评分 ≤ 8 分，并且没有严重的认知或精神障碍。

一年后，亨廷顿舞蹈症整体评估量表总运动评分改善了 10.91%。这种情况随着时间的推移而恶化。亨廷顿舞蹈症整体评估量表的舞蹈症子评分平均改善了 58.34%，并且在整个研究期间持续改善。特别是涉及口舌区域和上肢的舞蹈症明显改善。在这些患者中，可以减少或停止药物治疗。然而，在研究期间运动迟缓持续恶化。

亨廷顿舞蹈症因为观察到的动作及受累线路的病因复杂而十分棘手。涉及边缘和认知途径。

有脑萎缩，且随着时间推移的进行性萎缩可能会改变植入引线相对于内囊的位置。在 Vedam-Mai 等的尸检研究中，没有发现这种迁移的任何有害效应[7]。运动迟缓和僵硬等病情恶化导致姿势不稳定。可能代表刺激效应或疾病进展。认知能力下降和相关的情感淡漠可能会影响对某些测量结果的评估。还可能在患者选择治疗时引起伦理问题。

二、抽动秽语综合征

抽动秽语综合征（Tourette syndrome，TS）是一种儿童期发病的神经精神综合征，其特征是运动性抽搐、一种或多种与强迫症和注意缺陷多动障碍（attention deficit hyperactivity disorder，ADHD）、焦虑和抑郁相关的发声性抽动。在儿童早期或青春期出现症状。根据定义，抽搐指突然的、通常刻板的、重复的动作或声音。它们可能很简单，由单个动作或声音组成，也可能很复杂，组合发生。由于用力和重复，抽搐会很痛苦。有些可能涉及自残。大多数抽动秽语综合征患者预后良好，到成年早期会消退或显著改善。尽管接受了治疗，但仍有一小部分症状持续存在或发展为严重的社会和心理残疾。

药物治疗包括多巴胺拮抗药、苯二氮䓬类药物和中枢作用的 α 拮抗药。这些药物的不良反应包括镇静、体重增加和（或）迟发性运动障碍。较高剂量的苯二氮䓬类药物会导致耐受或成瘾。治疗失败根据定义指使用精神安定药或行为疗法无法缓解症状，并且存在无法忍受的不良反应。还应评估并发症。

虽然抽动秽语综合征协会提出了指南供脑深部电刺激患者选择，但有些标准存在争议。大多数同意对于难治性抽动和 25 岁或以上的患者不采用脑深部电刺激治疗，因为抽动通常在成年早期就会得到改善。

自 1999 年首次将脑深部电刺激用于治疗抽动秽语综合征以来，已经研究发现了至少 6 个抽动秽语综合征治疗靶点。这种综合征被认为会破坏皮质 - 纹状体 - 丘脑 - 皮质回路。这些靶点在不同点调节电路：内侧丘脑、苍白球内侧部、苍白球外侧部、伏隔核、内囊前肢和丘脑底核。

通过耶鲁大体抽动严重程度量表（Yale Global Tic Severity Scale，YGTSS）、耶鲁 - 布朗强迫症评分（Yale-Brown Obsessive Compulsive Score，YBOCS）和直接观察的改进对结果进行衡量。总体而言，无论选择何种靶点，在短期内，使用这些客观测量标准，脑深部电刺激可将抽动改善 53%。丘脑和苍白球靶点的改善最为显著[8]。丘脑靶点、正中核、束旁核和腹口内肌核与耶鲁 - 布朗强迫症评分的评分改善、抑郁、焦虑和患者评定的症状对日常生活的影响相关。

长期受益不太一致，可能是因为抽动严重程度和功能改善和（或）患者满意度之间存在差异[8, 9]。单独改善抽动并不能解决抽动秽语综合征的社会心理影响的其他方面。与抽动本身相比，强迫症和多动症的行为表现可能危害更大。

三、结论

脑深部电刺激是一种新兴的治疗方案，可用于不断增加的神经和精神疾病列表。在这个飞速发展的领域中，患者选择标准、刺激靶点和所解决的疾病差异很大。本章讨论的各种综合征仍然存在未解决的问题。虽然在脑深部电刺激中经常研究肌阵挛 - 肌张力障碍以解决肌阵挛问题，但肌阵挛 - 肌张力障碍仍然是一种罕见病。将脑深部电刺激用于其他肌阵挛疾病也很有限。亨廷顿舞蹈症的进行性神经退行性变让评估变得困难。最后，心理社会问题可能会限制抽动秽语综合征结果。

参考文献

[1] Smith KM, Spindler MA. Uncommon applications of deep brain stimulation in hyperkinetic movement disorders. Tremor Other Hyperkinet Mov (N Y). 2015; 5:278

[2] Gruber D, Kuhn AA, Schoenecker T, et al. Quadruple deep brain stimulation in Huntington's disease, targeting pallidum and subthalamic nucleus: case report and review of the literature. J Neural Transm (Vienna). 2014; 121(10): 1303-1312

[3] Rughani AI, Lozano AM. Surgical treatment of myoclonus dystonia syndrome. Mov Disord. 2013; 28(3):282-287

[4] Wang JW, Li JP, Wang YP, Zhang XH, Zhang YQ. Deep brain stimulation for myoclonus-dystonia syndrome with double mutations in DYT1 and DYT11. Sci Rep. 2017; 7:41042

[5] Yamada K, Sakurama T, Soyama N, Kuratsu J. Gpi pallidal stimulation for Lance-Adams syndrome. Neurology. 2011; 76(14):1270-1272

[6] Gonzalez V, Cif L, Biolsi B, et al. Deep brain stimulation for Huntington's disease: long-term results of a prospective open-label study. J Neurosurg. 2014; 121(1):114-122

[7] Vedam-Mai V, Martinez-Ramirez D, Hilliard JD, et al. Post-mortem Findings in Huntington's Deep Brain Stimulation: A Moving Target Due to Atrophy. Tremor Other Hyperkinet Mov (N Y). 2016; 6:372

[8] Smeets AY, Duits AA, Leentjens AF, et al. Thalamic Deep Brain Stimulation for Refractory Tourette Syndrome: Clinical Evidence for Increasing Disbalance of Therapeutic Effects and Side Effects at Long-Term Follow-Up. Neuromodulation. 2017. DOI: 10.1111/ner.12556

[9] Servello D, Sassi M, Brambilla A, Defendi S, Porta M. Long-term, postdeep brain stimulation management of a series of 36 patients affected with refractory gilles de la tourette syndrome. Neuromodulation. 2010; 13(3):187-194

第 17 章　毁损疗法与用脑深部电刺激治疗运动障碍

Lesioning versus Deep Brain Stimulation for Movement Disorders

Tony R. Wang　Robert F. Dallapiazza　Aaron E. Bond　Shayan Moosa　W. Jeffrey Elias　著

摘　要

脑深部电刺激和立体定向毁损的产生都是治疗特发性震颤（essential tremor，ET）和帕金森病（Parkinson's disease，PD）的有效手段。脑深部电刺激因为是可逆可调节的，且可用于安全地治疗双侧疾病，已在很大程度上取代了毁损生成疗法，成为运动障碍的首选治疗方法。本章重点介绍了毁损生成疗法和脑深部电刺激分别在运动障碍治疗中的疗效和安全性差异，以及两种方法的优缺点。

关键词

毁损疗法；脑深部电刺激；帕金森病；特发性震颤

一、历史考量

虽然现在通常将毁损生成疗法和脑深部电刺激（deep brain stimulation，DBS）视为两种相互矛盾的手术方案，但最初它们是互补的。1947 年，Spiegel 和 Wycis 设计了第一台设备，用于准确了解深部大脑靶点中的病变生成。将该装置用于神经精神疾病的内侧丘脑切除术，作为脑叶切除术的手术替代治疗方法[1]。在 20 世纪 50 年代的后续研究中，利用高频手术刺激来识别皮质下毁损靶点[2]。在 20 世纪 80 年代后期，植入式高频刺激电极与电池供电的脉冲发生器结合植入，成为第一款脑深部电刺激设备[3]。脑深部电刺激从此彻底改变了运动障碍的治疗。本章将重点介绍使用毁损生成疗法和脑深部电刺激治疗特发性震颤和帕金森病。

二、有效性

在帕金森病中，丘脑底核脑深部电刺激

（STN-DBS）可将帕金森病统一评分量表第三部分（Unified Parkinson's Disease Rating Scale，Part Ⅲ，UPDRS Ⅲ）评分改善 25%～89%。平均改善 45%。生活质量测量值至多提高了 35%，平均改善 18%[2]。苍白球内侧部脑深部电刺激（GPi-DBS）导致帕金森病统一评分量表第三部分评分和生活质量测量相应改善，分别平均改善了 35% 和 10%[4]。最近对比较了 STN-DBS 和 GPi-DBS 治疗的 10 项随机对照试验进行了 Meta 分析，结果显示 STN 和 GPi 同等有效。然而，STN-DBS 导致左旋多巴当量日剂量（levodopa equivalent daily dose，LEDD）大幅下降[5]。丘脑腹外侧核脑深部电刺激（Vim-DBS）和射频 Vim 丘脑切除术治疗帕金森病可将震颤评分至多改善 90%[4]。这两项技术可能无法解决帕金森病的其他症状，通常不用于以震颤为主的帕金森病。但 STN-DBS 可治疗已知会随着时间而恶化的其他帕金森病症状。

对于特发性震颤，Vim-DBS 和射频毁损会显著降低震颤评分，改善范围从 55%～90%[6]。最近一项伽马刀丘脑切除术的前瞻性试验表明，在一年的盲法评估中平均震颤评分改善了 54%[7]。MRI 指导下的聚焦超声（focused ultrasound，FUS）最近已获得美国食品药品管理局批准。使用这种技术，震颤评分在 12 个月时平均改善了 40%[8]。尚无长期临床数据。几项研究比较了射频毁损与脑深部电刺激用于治疗帕金森病时的各皮质下靶点[9-15]（表 17-1）。大多数此类研究显示震颤或功能结果没有差异。大多数研究将单侧毁损与单侧或双侧脑深部电刺激进行对比。

Vim-DBS 和射频 Vim 丘脑切除术通常不用于震颤为主的帕金森病。
STN-DBS 治疗稍后可能出现的其他帕金森病症状。

三、安全 / 不良反应

脑深部电刺激后症状性脑出血（intracerebral hemorrhage，ICH）的发生率为 0%～7%[16]。虽

然几组报告脑深部电刺激和射频毁损的发生率相似，但其他人称研究发现射频毁损期间出血发生率较高[16]。对此的一个假设是在射频凝固期间，烧焦的血管可能会"黏"在射频探头上。血管可能在探头移除和出血期间发生折断[12]。伽马刀（Gamma Knife，GK）和聚焦超声等经颅治疗技术因为不需要脑内探头，消除了这种担忧。伽马刀和聚焦超声最常见的不良事件是感觉变化。伽马刀后和聚焦超声后的发生率分别为 8% 和 14%[17]。无论采用何种技术；毁损避免了铅迁移、骨折和感染的风险，在大型脑深部电刺激系列中发生率为 3%[18]。虽然很少发生，但这些并发症通常需要再次手术，这可能会进一步增加发病率。尽管毁损避免了与硬件相关的并发症，但与双侧脑深部电刺激相比，Vim、GPi 和 STN 的双侧毁损导致的认知、言语和语言功能障碍率都要更高[9, 14]。即使在单侧手术中，毁损疗法的并发症发生率也可能是双侧脑深部电刺激的 2 倍[9]。虽然这些并发症也见于脑深部电刺激，但通常可以通过调整刺激参数得到改善。

在帕金森病和特发性震颤的三个最常见的皮质下位置中的任何一个进行手术都有损伤或累及相邻神经结构的不利风险。下丘脑切除术有术后偏斜的风险，导致其不经常使用，但报告的发病率很低，为 0.2%～10%[19]。

四、复发 / 耐受

毁损疗法和脑深部电刺激治疗后，病证均会复发，但原因不同。由于这些治疗不能解决帕金森病或特发性震颤的根本原因，因此当疾病进展时，受益可能会减少。脑深部电刺激患者也可能对其刺激产生耐受性。这个问题还有待研究。对 45 名特发性震颤患者平均随访 56 个月，73% 的患者报告称受益减少和（或）需要重新制订医疗方案[20]。因此，特发性震颤患者应在夜间关闭刺激，不仅是为了保持电池寿命，也是为了防止出现耐受性。对于帕金森病，可能更难确定脑深

表 17-1　直接比较毁损疗法与脑深部电刺激的研究

研究 / 年份	研究类型	靶点	疾病	数量	偏侧性	随访	与基线相比的改善百分比	
							震颤评分 /UPDRS3	功能状态
Tasker 等 1998 [9]	回顾性	Vim	ET, PD	26 毁损 19 DBS	4 双侧毁损, 2 双侧 DBS, 其余为单侧	所有人至少 3 个月	见下文	见下文
Merello 等 1999 [10]	随机	GPi	PD	7 毁损 6 DBS	单侧	3 个月	44（毁损） 46（DBS）	46（毁损） 57.8（DBS）
Schuurman 等 2000 [11]	随机	Vim	ET, PD, MS#	34 毁损 34 DBS	单侧毁损, 单侧或双侧 DBS*	6 个月	87（毁损） 91.7（DBS）	1.5（毁损） 15.6（DBS）†
Pahwa 等 2001 [12]	回顾性对比研究	Vim	ET	17 毁损 17 DBS	单侧	2.2 个月（毁损） 3.1 个月（DBS）	46（毁损） 49.8（DBS）	70（毁损） 64（DBS）
Esselink 等 2004 [13]	随机	GPi（毁损） STN（DBS）	PD	14 毁损 20 DBS	单侧苍白球切除术 双侧 STN-DBS	6 个月	20.4（毁损） 48.5（DBS）†	34.5（毁损） 46.3（DBS）
Merello 等 2008 [14]	随机	STN	PD	6 毁损 6 DBS 6 DBS+ 毁损	双侧 DBS, 双侧毁损或单侧毁损 + 对侧 DBS	12 个月	52.2（毁损） 60.9（DBS） 61.8（毁损 +DBS）	45.5（毁损） 70.5（DBS） 69.1（毁损 +DBS）
Anderson 等 2009 [15]	随机	Vim	ET	10 毁损 10 DBS	单侧	6 个月	40（毁损） 40（DBS）	不适用

Tasker 等没有提供震颤或功能状态的平均（每位患者）改善百分比，但提到 69% 的毁损患者和 79% 的 DBS 患者经历过震颤"几乎消失"。关于功能结果，48% 的毁损患者和 49% 的 DBS 患者有强直抑制；68% 的毁损患者和 38% 的 DBS 患者的灵活性有所提高。两组患者的写作、言语或步态几乎没有改善

#. 55 名帕金森病患者，13 名特发性震颤患者，10 名 MS 患者

*. 对于分配到毁损疗法组的患者，如果存在单侧震颤，则进行单侧丘脑切除术，如果存在双侧震颤，对侧将接受丘脑 DBS。分配到 DBS 组的患者均根据症状接受单侧或双侧丘脑刺激

†. 表示对毁损有统计学意义上的改善

DBS. 脑深部电刺激；ET. 特发性震颤；GPi. 苍白球内侧部；PD. 帕里森病；STN. 丘脑底核；Vim. 腹外侧核；MS. 多发性硬化

部电刺激临床受益是否减少。虽然 STN 和 GPi-DBS 都可以在 5～10 年改善帕金森病统一评分量表第三部分评分，但通常会产生较少的左旋多巴响应性轴向症状。这可能导致整体恶化。在脑深部电刺激中也发现了帕金森病对其的耐受性。在 STN-DBS 后 5～8 年，患者常常必须加大刺激参数[21]。虽然在 GPi-DBS 中也观察到临床效果减弱，但也可将 STN-DBS 作为挽救疗法用于某些病例[22]。

当临床受益减少时，也可以在射频毁损后进行重复毁损生成或补救治疗。这可能发生在高达 23% 的 Vim 丘脑切除术和 38% 的苍白球切除术中[9, 23]。伽马刀丘脑切除术的长期结果是持久的，甚至长达 4 年[17]，震颤复发率最低。尚且无法获得聚焦超声丘脑切除术的长期数据。术后 1 年的复发性震颤评分增加了 23%[8]。

五、优点 / 缺点

脑深部电刺激因为没有损伤，可以双侧进行；并且可以调整刺激设置，限制不良反应或治疗疾病进展。制订医疗方案需要多次就诊，对于居住在偏远地区或往返诊所交通不便的患者可能

不切实际。此外，由于需要管理和更换硬件，与毁损疗法相比，脑深部电刺激产生成本更高。这样，价格就可能令人望而却步，尤其是在发展中国家[24]。如前所述，与硬件相关的并发症，如铅骨折、迁移和感染，都是脑深部电刺激的缺点。

特发性震颤患者可能不喜欢手术和器械植入[25]。与射频毁损和脑深部电刺激相比，伽马刀和聚焦超声造成的损伤的侵袭性更小。这样，特发性震颤患者可能会因此接受伽马刀和聚焦超声。伽马刀具有潜在的临床效果，但已成功用于双侧症状[15]。最后，需要频繁进行磁共振成像研究的并发症患者可能不能采用脑深部电刺激进行治疗。表 17-2 对毁损疗法和脑深部电刺激治疗运动障碍的优缺点进行了总结。

六、结论

脑深部电刺激目前是帕金森病和特发性震颤的主要手术治疗方法，但是在特定病例中，毁损疗法是有效，尤其是对症状不对称的病例。两者的发病率都较低，但并发症的类型不同，在患者、家属和神经外科医生做出干预选择时需要结合考虑。

表 17-2　手术治疗运动障碍的优缺点

	双侧治疗	可调节性	高成本 / 维护	经颅	感染风险	神经系统并发症
脑深部电刺激	√	√	√	×	√	最低
射频毁损	×	×	×	×	×	低
伽马刀	√	×	×	√	×	低
聚焦超声	未知	×	×	√	×	低

参考文献

[1] Spiegel EA, Wycis HT, Marks M, Lee AJ. Stereotaxic Apparatus for Operations on the Human Brain. Science. 1947; 106(2754): 349-350

[2] Hariz MI, Blomstedt P, Zrinzo L. Deep brain stimulation between

1947 and 1987: the untold story. Neurosurg Focus. 2010; 29(2):E1

[3] Benabid AL, Pollak P, Louveau A, Henry S, de Rougemont J. Combined (thalamotomy and stimulation) stereotactic surgery of

the VIM thalamic nucleus for bilateral Parkinson disease. Appl Neurophysiol. 1987; 50(1-6):344-346

[4] Krack P, Martinez-Fernandez R, Del Alamo M, Obeso JA. Current applications and limitations of surgical treatments for movement disorders. Mov Disord. 2017; 32(1):36-52

[5] Tan ZG, Zhou Q, Huang T, Jiang Y. Efficacies of globus pallidus stimulation and subthalamic nucleus stimulation for advanced Parkinson's disease: a metaanalysis of randomized controlled trials. Clin Interv Aging. 2016; 11:777-786

[6] Zesiewicz TA, Elble R, Louis ED, et al. Quality Standards Subcommittee of the American Academy of Neurology. Practice parameter: therapies for essential tremor: report of the Quality Standards Subcommittee of the American Academy of Neurology. Neurology. 2005; 64(12):2008-2020

[7] Witjas T, Carron R, Krack P, et al. A prospective single-blind study of Gamma Knife thalamotomy for tremor. Neurology. 2015; 85(18):1562-1568

[8] Elias WJ, Lipsman N, Ondo WG, et al. A Randomized Trial of Focused Ultrasound Thalamotomy for Essential Tremor. N Engl J Med. 2016; 375(8):730-739

[9] Tasker RR. Deep brain stimulation is preferable to thalamotomy for tremor suppression. Surg Neurol. 1998; 49(2):145-153, discussion 153-154

[10] Merello M, Nouzeilles MI, Kuzis G, et al. Unilateral radiofrequency lesion versus electrostimulation of posteroventral pallidum: a prospective randomized comparison. Mov Disord. 1999; 14(1):50-56

[11] Schuurman PR, Bosch DA, Bossuyt PM, et al. A comparison of continuous thalamic stimulation and thalamotomy for suppression of severe tremor. N Engl J Med. 2000; 342(7):461-468

[12] Pahwa R, Lyons KE, Wilkinson SB, et al. Comparison of thalamotomy to deep brain stimulation of the thalamus in essential tremor. Mov Disord. 2001; 16 (1):140-143

[13] Esselink RA, de Bie RM, de Haan RJ, et al. Unilateral pallidotomy versus bilateral subthalamic nucleus stimulation in PD: a randomized trial. Neurology. 2004; 62(2):201-207

[14] Merello M, Tenca E, Pérez Lloret S, et al. Prospective randomized 1-year follow-up comparison of bilateral subthalamotomy versus bilateral subthalamic stimulation and the combination of both in Parkinson's disease patients: a pilot study. Br J Neurosurg. 2008; 22(3):415-422

[15] Anderson VC, Burchiel KJ, Hart MJ, Berk C, Lou JS. A randomized comparison of thalamic stimulation and lesion on self-paced finger movement in essential tremor. Neurosci Lett. 2009; 462(2):166-170

[16] Zrinzo L, Foltynie T, Limousin P, Hariz MI. Reducing hemorrhagic complications in functional neurosurgery: a large case series and systematic literature review. J Neurosurg. 2012; 116(1):84-94

[17] Young RF, Li F, Vermeulen S, Meier R. Gamma Knife thalamotomy for treatment of essential tremor: long-term results. J Neurosurg. 2010; 112(6):1311-1317

[18] Falowski SM, Ooi YC, Bakay RA. Long-Term Evaluation of Changes in Operative Technique and Hardware-Related Complications With Deep Brain Stimulation. Neuromodulation. 2015; 18(8):670-677

[19] Alvarez L, Macias R, Lopez G, et al. Bilateral subthalamotomy in Parkinson's disease: initial and long-term response. Brain. 2005; 128(Pt 3):570-583

[20] Shih LC, LaFaver K, Lim C, Papavassiliou E, Tarsy D. Loss of benefit in VIM thalamic deep brain stimulation (DBS) for essential tremor (ET): how prevalent is it? Parkinsonism Relat Disord. 2013; 19(7):676-679

[21] Fasano A, Romito LM, Daniele A, et al. Motor and cognitive outcome in patients with Parkinson's disease 8 years after subthalamic implants. Brain. 2010; 133(9):2664-2676

[22] Volkmann J, Allert N, Voges J, Sturm V, Schnitzler A, Freund HJ. Long-term results of bilateral pallidal stimulation in Parkinson's disease. Ann Neurol. 2004; 55(6):871-875

[23] Hariz MI, Bergenheim AT. A 10-year follow-up review of patients who underwent Leksell's posteroventral pallidotomy for Parkinson disease. J Neurosurg. 2001; 94(4):552-558

[24] Benabid AL, Chabardes S, Mitrofanis J, Pollak P. Deep brain stimulation of the subthalamic nucleus for the treatment of Parkinson's disease. Lancet Neurol. 2009; 8(1):67-81

[25] Thenganatt MA, Louis ED. Personality profile in essential tremor: a casecontrol study. Parkinsonism Relat Disord. 2012; 18(9):1042-1044

第18章 痉挛：评估、内科治疗和术前注意事项

Spasticity: Evaluation, Medical and Preoperative Considerations

Pouya Entezami Roy S. Hwang Vishad Sukul 著

摘 要

痉挛指对被动关节运动的速度依赖性阻力。肌强直既是由于牵张反射过度兴奋，也是因为上行传出通路丧失抑制作用。作为一种症状，痉挛通常是多种疾病过程的结果，这些疾病过程涉及不同程度的神经损伤。虽然这似乎导致患者疼痛和虚弱，但考虑到患者的神经功能受损程度，也可以将痉挛状态作为一种功能性辅助手段。一些痉挛可能有助于步态或转移。因此，通常需要仔细的术前评估和观察，确保取得适当的治疗响应。存在多种治疗方式，均旨在改善患者的功能状态。鉴于痉挛的诊断和管理十分复杂，建议采用由物理治疗师、运动障碍专家和神经外科医生共同参与的多样式治疗方法。

关键词

痉挛；功能性

一、背景

痉挛指对被动关节运动的速度依赖性阻力。肌强直既是由于牵张反射过度兴奋，也是因为上行传出通路丧失抑制作用。可以将其作为运动功能丧失的补偿工具，在某些情况下可能有用。因此，痉挛存在本身不应成为手术干预的触发因素，除非痉挛引起明显的疼痛、功能丧失或生活质量显著下降[1]。

对于因痉挛性肌肉组织而导致功能丧失的患者，手术方法可能是药物或物理疗法的有效辅助手段。在这些情况下，干预目标旨在重新校准麻痹和痉挛肌肉之间的平衡，缓解过度紧张而导致的虚弱[1]。经过适当的治疗后，患者应该有足够的运动性和紧张性，可以进行日常生活活动。对于基准功能较差的患者，手术也可能有助于矫正进行性骨科畸形和外观[2]。

痉挛治疗的范围包括微创、开放式手术干预。治疗方案包括肉毒毒素注射、选择性周围神经切断术、鞘内巴氯芬、背侧脊神经根切断术，以及旨在纠正因张力增加而导致的畸形的各种整形外科手术[3]。在所有情况下，都应采用多样式

多学科治疗方法[1, 4]。

二、评估

患者经常描述的痉挛或肌肉"僵硬"有两个核心成分。首先，由于张力增加导致的速度依赖性或动态肌肉缩短可能表现为反射亢进、阵挛和运动阻力。其次，可能会发生固定肌肉缩短，即使在麻醉或神经阻滞下也会导致持续存在的挛缩。必须用不同于前一类的方式处理挛缩。从外科角度来看，如果医疗管理失败，可能需要同时进行骨科和神经外科手术才能取得成功[5]。

在干预前对痉挛患者进行评估时，首先要获取完整的病史并进行体检。必须花时间进行一段时间的观察，评估患者的活动范围和各个关节的挛缩程度。然后进行定性临床评估，测量对腱反射测试的响应和被动拉伸阻力。响应强度不如响应是否对称重要。检查期间患者的姿势十分重要。当患者直立或坐在轮椅上时，阻力可能更明显[1]。此外，在受压和肌肉疲劳后，痉挛状态会发生变化。

还有许多手动和电生理测试方案，可用于测量被动可量化运动。对运动过程中逐渐增加的阻力进行测量。当达到运动限制时，这种阻力可能会消退。这种变化与速度和位置相关的阻力成正比。用电生理学测量痉挛也可能有助于治疗方案的制订[1, 6]。

为了最好地记录临床状态和进展并比较术前和术后功能，应使用 Ashworth 量表对痉挛进行分级（表 18-1）。还有许多其他结果度量指标。治疗可以产生安慰剂效应，≤ 50% 的患者称有这种效应，因此客观测量工具至关重要。

最后，要充分了解患者的痉挛状态是否会引起疼痛或不适，从而影响他们的生活质量，这一点特别重要。这将有助于干预措施的选择。

三、医疗和术前注意事项

痉挛的非手术治疗应使用涉及多种治疗方式

表 18-1　用于评估痉挛状态的改良 Ashworth 量表

分　数	特　征
1	• 肌张力没有增加
2	• 肌张力略有增加 • 当在屈伸运动中移动受累部位时会发生"卡住"
3	• 肌张力增加更明显 • 受累部位很容易弯曲
4	• 肌张力显著增加 • 被动运动困难
5	• 受累部位在屈伸运动时僵硬

的多学科方法。非手术治疗的类别包括：物理职业疗法、矫形器、口服药物和注射剂等治疗性干预。物理和职业疗法对于治疗局灶性和全身性痉挛至关重要，特别是通过拉伸、静态定位、加强矫形器和夹板。

药理学管理使用直接作用于肌张力的抗痉挛药物，这些药物包括丹曲林、巴氯芬和其他调节中枢神经系统的药物，如替扎尼定（Tizanidine）、苯二氮䓬类药物（Benzodiazepines）、加巴喷丁（Gabapentin）和萘昔莫（Nabiximols）。丹曲林是兰尼碱受体的拮抗药，可抑制钙的释放，从而抑制兴奋 - 收缩偶联并减少肌肉收缩。巴氯芬影响脊髓中的 GABA-B 受体活性，从而调节脊髓运动反射并减少反射输入引起的痉挛。替扎尼定作用于肾上腺素受体并增加运动神经元的突触前抑制。加巴喷丁通过增加大脑中的 GABA 活性来集中发挥作用。萘昔莫通常用作辅助治疗。虽然萘昔莫似乎对大麻素受体起作用，但作用机制并不完全清楚。将肉毒毒素注射到关键肌肉时会改变协同运动。

其他非手术、非药物治疗包括经皮神经电刺激（transcutaneous electric nerve stimulation，TENS）、经颅磁刺激（transcranial magnetic stimulation，TMS）、冷冻疗法、热疗法、超声波疗法、振动疗法和连续被动运动机器人疗法。研究认为这些治疗方法作用于运动通路，从而减少痉挛状态。有研究认为经颅磁刺激可通过长时程增强调节皮质脊髓输出，从而提高运动电路的可塑性。经皮神经电刺激可以通过对反射通路和抑制性闰绍细胞（Renshaw cell）的局部影响来减少痉挛状态。振动疗法调节肌梭和高尔基腱反射，从而改变肌梭和高尔基腱的反射输入。超声波改善了局部肌肉的黏弹性。热疗和冷冻疗法可调节反射器官通路。机器人疗法可能会减少传入输入，从而减少反射亢进活动。

当考虑使用痉挛治疗介入技术时，必须由医生明确具体治疗目的和目标，并与患者、亲属和护理人员讨论。同样，可用的各种手术方式的适应证各有不同，适合患者的介入技术将有助于获得良好的治疗结果。

下肢痉挛的治疗方法可能与适用于上肢的治疗方法不同。可通过选择性背侧脊神经根切断术或鞘内巴氯芬治疗下肢痉挛[7]。可通过肉毒毒素注射作为辅助手段治疗局灶性痉挛。对上肢痉挛而言，通常将肉毒毒素注射作为主要治疗方法。假设患者对药物没有产生免疫抵抗，可以每年或每 2 年重复注射一次[1]。

鞘内注射巴氯芬需要术前检查。必须考虑药物的不良反应。药物和手术干预都没有简单的生理作用。通过腰椎穿刺进行鞘内巴氯芬试验，评估受益并在永久植入给药系统之前调整至合适剂量[4,8,9]。

鞘内注射巴氯芬以脊髓背侧灰质为靶点，从而降低运动通路的兴奋过度。治疗本质上以经验为依据，必须仔细解释对治疗的响应。虽然全身给药可以在高剂量下在脊髓中产生相同浓度的药物，但可能导致改变认知。此外，可以根据治疗效果和生理效应调节输注速度。

四、儿童痉挛的特殊注意事项

儿童痉挛通常是脑瘫的结果。这一大类中包括各种运动和（或）姿势障碍。和成年人一样，儿童痉挛可能是有益的。与成人相同的治疗方式也适用于儿童。然而，对于患儿的临床评估还需要额外考虑一些特殊注意事项[8]。

儿童拥有改善潜力。必须结合推测的儿童精神运动发育考虑手术方案及其效果。

与成人一样，第一步是获取全面的病史和体检，然后进行一段时间的观察。根据运动范围和功能需求评估确定治疗方案。应用大运动功能测量评估对整个儿童发育和成长过程中大运动功能的演变进行描述。每 6～12 个月重复一次评估，有助于预测运动功能的预后。如果运动功能正在改善，可能会推迟手术干预，或者如果功能进展停滞或下降，则可能需要手术干预[10]。

儿童上肢痉挛的处理方法可能与下肢痉挛不同。儿科患者肌肉体积较小，这样肉毒毒素局部注射可以获得更大受益。在考虑进行广泛的神经外科治疗之前，可与物理治疗、支具和石膏结合使用[7]。

与成年患者相比，对患儿使用鞘内巴氯芬治疗更为复杂。由于与植入泵的固定尺寸相比，儿童的体型较小，因此对于 6 岁以下的儿童，背侧脊神经根切断术可能是首选。也可能需要专门的剂量，并且与成人一样，可以在进行手术之前大致确定所需剂量[11]。

五、结论

鉴于痉挛诊断和治疗的复杂性，需要一种多样式的治疗方法。有多种医疗、介入和手术方案可供选择，可以组合使用并产生不同程度的有效性。必须针对患者进行调整干预措施，减少导致功能障碍的痉挛症状，同时保留那些有帮助的症状。

参考文献

[1] Alterman RL, Lozano AM. Functional Neurosurgery. In: Winn HR, ed. Youman's Neurological Surgery. Philadelphia, PA: Elsevier-Saunders; 2011

[2] Farmer SE, James M. Contractures in orthopaedic and neurological conditions: a review of causes and treatment. Disabil Rehabil. 2001; 23(13):549-558

[3] Naro A, Leo A, Russo M, et al. Breakthroughs in the spasticity management: Are non-pharmacological treatments the future? J Clin Neurosci. 2017; 39:16-27

[4] Sindou M, Mertens P. Surgery for Intractable Epilepsy. In: Quinones-Hinojosa A, ed. Schmidek & Sweet Operative Neurosurgical Techniques. Vol. 2. 6th ed. Philadelphia, PA: Elsevier-Saunders; 2012

[5] Boyd RN, Morris ME, Graham HK. Management of upper limb dysfunction in children with cerebral palsy: a systematic review. Eur J Neurol. 2001; 8(Suppl 5):150-66

[6] Pizzi A, Carlucci G, Falsini C, Verdesca S, Grippo A. Evaluation of upper-limb spasticity after stroke: A clinical and neurophysiologic study. Arch Phys Med Rehabil. 2005; 86(3): 410-415

[7] Steinbok P. Selective dorsal rhizotomy for spastic cerebral palsy: a review. Childs Nerv Syst. 2007; 23(9):981-990

[8] Boster AL, Bennett SE, Bilsky GS, et al. Best Practices for Intrathecal Baclofen Therapy: Screening Test. Neuromodulation. 2016; 19(6):616-622

[9] Nair KP, Marsden J. The management of spasticity in adults. BMJ. 2014; 349: g4737

[10] Farmer JP, Sabbagh AJ. Selective dorsal rhizotomies in the treatment of spasticity related to cerebral palsy. Childs Nerv Syst. 2007; 23(9):991-1002

[11] Kan P, Gooch J, Amini A, et al. Surgical treatment of spasticity in children: comparison of selective dorsal rhizotomy and intrathecal baclofen pump implantation. Childs Nerv Syst. 2008; 24(2):239-243

第 19 章 痉挛手术：神经根切断术和鞘内治疗
Surgery for Spasticity: Rhizotomy and Intrathecal Therapy

Carolina Gesteira Benjamin　Jugal Shah　Alon Mogilner　David Harter　著

摘 要

对于药物治疗难以治愈的痉挛，最常用的神经外科手术可以改善症状并预防持续增加的张力引起的并发症，包括背侧脊神经根切断术和鞘内巴氯芬泵放置。手术干预的常见适应证包括脑瘫、创伤性脑损伤、脊髓损伤和多发性硬化症。背侧脊神经根切断术涉及横断感觉腰椎和骶神经根，减少对脊髓的兴奋性输入，从而减少痉挛并改善下肢的运动功能。与神经根切断术等毁损手术不同，鞘内巴氯芬治疗是可逆的。需要永久性植入腰椎 – 蛛网膜下腔导管和输送巴氯芬的皮下泵装置。巴氯芬是一种 GABA-B 受体激动药，可增加中间神经元对运动神经元的抑制作用，从而降低张力。这两种手术都可能产生严重的有害效应，严重损害健康，或产生致命的后果。因此，由经验丰富的临床医生进行全面的术前评估，精心挑选患者至关重要，最好采用多方论证的方法来最大限度地提高手术成功率并最大限度地减少并发症。

关键词

巴氯芬；鞘内治疗；鞘内注射巴氯芬泵；神经根切断术；选择性背侧脊神经根切断术；痉挛；高张性

当药物治疗效果不佳时，目前最常用背侧脊神经根切断术和鞘内巴氯芬泵放置通过外科手术治疗脊柱痉挛。需要此类干预的疾病包括脑瘫、创伤性脑损伤、脊髓损伤和多发性硬化症[1-4]。在背侧脊神经根切断术中，切断感觉腰椎和骶神经根，从而减少对脊髓的兴奋性输入。这会减少痉挛并改善下肢功能[5]。与神经根切断术等毁损手术不同，鞘内巴氯芬治疗在治疗上是可逆的。需要永久性植入腰椎 – 蛛网膜下腔导管和输送巴氯芬的皮下泵装置。巴氯芬是一种 GABA-B 受体激动药，可增加中间神经元对运动神经元的抑制作用[6]。

一、脊神经根切断术

（一）患者选择

需要选择性背侧脊神经根切断术（selective dorsal rhizotomy，SDR）的最常见情况是与胎儿或婴儿大脑的非进行性损伤导致的脑瘫相关的痉挛性双瘫。这种损伤会导致抑制性中间神经元输入不足、α运动神经元过度兴奋性活动，进而导致痉挛[5, 7]。所产生的高张性患者行走困难。还可能导致下肢骨骼畸形[8]。选择性背侧脊神经根切断术能治疗继发于痉挛的致残性高张症患者。然而，严重的肌张力障碍是选择性背侧脊神经根切断术的禁忌指标，因为切断术会暴露或加剧肌张力障碍[7]。在考虑选择性背侧脊神经根切断术之前，患者应该接受物理和职业治疗、口服药物、肌内注射肉毒杆菌和肌腱松解。受试者年龄应在3—10岁。大部分手术在15岁之前完成[9, 10]。

（二）术前准备

对于以上这2种手术，必须在手术前对痉挛程度和运动功能程度进行评估。使用改良Ashworth痉挛量表（Modified Ashworth Scale，MAS）测量上下肢肌肉群的高张性。使用大运动功能分类系统评分（Gross Motor Function Classification System Score，GMGMS）对运动功能进行量化。使用视觉步态评估量表（Visual Gait Assessment Scale，VGAS）来评估步态。患者应有一定运动功能和控制力，防止术后蹲下、躯干侧摇和膝关节过度伸展的恶化[11]。应在术前对患者进行磁共振成像扫描，从而确定患者脊髓圆锥的水平及有无结构异常。

（三）手术过程

在1991年之前，通过$L_2 \sim S_2$椎板切除术完成选择性背侧脊神经根切断术，但已将该技术改良为选择性的单节段（L_1）或两节段（$L_1 \sim L_2$）成骨椎板切除术，从而避免延迟性脊柱畸形[8, 12, 13]。在插管进行全身麻醉期间，使用短效、非去极化神经肌肉阻滞药避免干扰神经生理监测。直接刺激和肌电图（electromyography，EMG）与感觉和运动诱发电位联合使用，用于手术指导。在放置监测引线并获得初始水平后，让患者俯卧

在手术台上的凝胶卷上。确定L_1棘突的皮肤切口，使用高速钻进行椎板切除术，在完成根切断术后将其覆盖到脊柱上。利用超声波识别圆锥的位置，但这可以在硬脑膜打开时大体确认圆锥的位置。

进行中线硬脑膜切除术，一旦打开硬脑膜，就不再使用盐水冲洗，以免干扰肌电图响应。在手术显微镜下，切开双侧L_2和S_2之间的脊髓根，从解剖学和电生理学上分离背髓根和腹髓根。在解剖学上确认神经根丝后，以0.5Hz的频率对每个背髓根施加0.1ms的方波脉冲。增加刺激的强度，直到从同侧相应肌肉获得反射响应。一旦建立反射，施加一个1s 50Hz的强直刺激序列，按1+到4+的量级进行评分（表19-1）。保留产生1+和2+响应的神经根丝，切除产生3+和4+响应的神经根丝。根据响应的强度，以及在给定水平上产生该响应的神经根的数量，决定是否横切。以这种方式确定异常神经根部，使用双极电灼凝血并用微型剪刀小角度切入。为了获得最大的临床益处，横切了50%～70%的运动根[5, 11]。刺激阴茎或阴蒂和肛周区域，同时监测S_2神经根丝的活动，从而确定要保留的神经

表19-1　神经根丝分级标准

等　级	解　　释
0	任何肌肉中的非持续CMAP（"正常"）
1+	受刺激的背髓根节段水平神经支配的肌肉存在持续CMAP
2+	与1+级相同，由相邻节段神经支配的肌肉中存在CMAP
3+	与2+级相同，同侧多个节段神经支配的肌肉中存在CMAP
4+	与3+级相同，对侧腿有运动响应

CMAP. 复合肌肉动作电位

改编自 Warf BC, Nelson KR. The electromyographic response to dorsal rootlet stimulation during partial dorsal rhizotomy are inconsistent. *Pediatric Neurosurgery* [J].1996, 25: 13-19.

根丝，避免肠道和膀胱功能障碍[5, 9, 11]。将被切开的 S₂ 背髓根部分限制在 35% 以下，从而控制发病率[5]。

充分冲洗硬膜下腔，用连续缝合线不透水缝合硬脑膜。使用可吸收缝线或钛微型板将骨头固定。然后缝合肌肉、筋膜和皮肤等。

（四）术后管理

术后第一天，对患者进行监控式护理观察，并缓慢活动。在医院开始接受综合物理和职业治疗，大多数患者在最初的 2~3 周需要转移到急性康复机构。在患者能够独立行走后，患者可能会出院回家，但应继续接受门诊物理和职业治疗。

虽然下肢无力及肠和膀胱功能障碍是可能发生的两种最致残的并发症，但可以通过细致的术中神经生理监测在很大程度上预防下肢无力及肠和膀胱功能障碍[9, 11]。也可能发生短暂的感觉异常和感觉迟钝，并且可以使用减轻神经性疼痛的药物进行治疗[11]。针对选择性背侧脊神经根切断术进行的椎板切除术或成骨性椎板切除术的常见并发症包括脊柱侧凸、脊柱后凸、过度前凸或髋关节半脱位等进行性畸形，需要矫形干预[7, 8, 9]。如果脑脊液发生外漏时，应积极治疗，降低脑膜炎的风险。

二、鞘内治疗

（一）巴氯芬治疗史

巴氯芬（B-[4– 氯苯基]–g- 氨基丁酸）是一种肌肉松弛药和抗痉挛药，可作为 GABA-B 受体的激动药。脊髓后角有高密度的 GABA-B 受体。突触前受体的激活会抑制 Ca^{2+} 流入突触前末端，从而抑制天冬氨酸和谷氨酸等兴奋性神经递质释放到后角的多突触通路中[6]。1976 年首次报道了一些痉挛患者口服巴氯芬后表现出临床受益，但许多患者在穿透血脑屏障所需的剂量下没有响应或出现无法忍受的全身不良反应[6]。随后，使用

鞘内巴氯芬给药以最大限度地提高治疗效果，同时减少全身不良反应[6, 14, 15]。Penn 于 1984 年首次报道了使用单剂量鞘内给药治疗人类脊柱痉挛。在欧洲和美国进行临床试验后，通过植入泵对脊柱痉挛患者连续给药。美国食品药品管理局于 1992 年批准鞘内使用。通过脊髓鞘内持续注射巴氯芬（intrathecal baclofen，ITB），脑脊液中达到的浓度是口服给药的 10~80 倍[6, 16]。

（二）患者选择

鞘内注射巴氯芬最常见的适应证是缺氧或创伤性脑损伤（包括脑瘫）、脊髓损伤和多发性硬化症。罕见的遗传性疾病也可引起痉挛，需要鞘内治疗。有一个共识是，在适当的患者人群中，鞘内巴氯芬治疗可以降低肌张力，从而促进这些患者的管理和护理。这最终会减少体位引起的溃疡等并发症，并减少矫形手术的需求[8]。对于不卧床的患者，鞘内巴氯芬可以帮助其维持独立行走[4, 14]。

在术前确定哪些患者将从鞘内巴氯芬泵中受益。使用改良 Ashworth 痉挛量表再次衡量患者手术前的痉挛程度。大多数患者将接受腰椎穿刺试验，进行鞘内注射巴氯芬试验。注射剂量取决于术前痉挛的程度、患者的体重和痉挛的病因（外伤性脑损伤患者为 0μg，脑瘫患者为 50μg，肌张力障碍型脑瘫患者为 75μg）。腰椎穿刺试验后，物理治疗师、护士或医生在注射后 2h 和 6h 进行系列评估。使用改良 Ashworth 痉挛量表，比较术前后痉挛程度，肌张力改善表明治疗有效。

三、手术过程

通常在全身麻醉下放置鞘内泵，但某些病例可以在静脉内镇静 / 监测麻醉护理下进行。患者呈侧卧位，所有骨突均适当填充。在决定泵放置侧时，需要重点考虑胃造口管、耻骨上导管、脊柱侧凸畸形或任何其他以往瘢痕的存在。透视引

导有助于识别中线和轨迹。根据外科医生的偏好，使用 14 号硬膜外穿刺针经皮或切开腰背筋膜后进入鞘内空间。建议采用旁正中入路，以尽量减少导管断裂的可能性。理想情况下，硬脑膜只用硬膜外穿刺针穿刺一次，以防止多次穿刺导致持续性脑脊液（cerebrospinal fluid，CSF）外漏[17]。一旦获得清澈的脑脊液，移除管心针并将可植入导管向头侧推进至所需程度。治疗痉挛性双瘫，将导管推进至 $T_8 \sim T_{12}$，痉挛性四肢瘫痪推进至 $C_5 \sim T_2$，全身性继发性肌张力障碍推进至 $C_1 \sim C_4$[4]。

可通过透视确认导管尖端位置。如果采用经皮方法，则在硬膜外穿刺针周围沿尖尾方向切开一个 2cm 的皮肤切口，并使用电烙器切开软组织直至筋膜。然后将 2-0 丝质缝合线放置在筋膜的进针点周围，然后取出针头。在将导管固定并将其尖端埋入筋膜后，将丝质缝合线系紧。用其余 2-0 丝缝线再次固定在筋膜上。

为了放置泵，在所需一侧的肋缘下方至少 2~3cm 处作一个 6~8cm 的切口。使用电烙器切开软组织直至腹直肌鞘。筋膜下技术可用于瘦小的患者，有助于愈合和美容，并降低皮肤侵蚀的风险[18-20]。完成筋膜下技术后，水平切开腹直肌鞘，用 Kittner "花生米" 剥离器在肌肉和筋膜之间钝剥离形成一个平面。口袋空间足够且止血后，就可以使用导引器将导管从腰椎切口引至腹部。适当修剪和固定导管，并将泵放置在先前制作的口袋中，将多余的导管放置在泵的后面，避免靠近泵在进行泵补液时损坏。最常用的泵是可编程的 Synchromed II 设备，容量可以是 20ml 或 40ml（Medtronic, Inc., Minneapolis, MN）。用大量杆菌肽或万古霉素冲洗液冲洗伤口。然后多层缝合伤口。

四、术后管理和并发症

可以使用射频控制的外部探头和计算机对由电池供电的泵进行调整，从而调整流速、连续或

快速输注或总剂量。对于过量用药引起的并发症，可以紧急关闭泵，并可以查询剩余剂量和电池寿命相关信息。

由于巴氯芬、手术或硬件的不良反应，鞘内巴氯芬治疗可能会出现并发症。巴氯芬中毒表现为过度镇静、头晕、视物模糊和言语不清。服用过量可能会导致呼吸抑制、昏迷、低血压和心动过缓，以及虚弱和无力[1, 4, 14]。戒断是一种可能危及生命的并发症，可能是由于泵故障或导管堵塞，导致意识模糊、体温过高、癫痫发作、精神症状和反弹性痉挛[21-24]。可以口服巴氯芬、苯二氮䓬类、赛庚啶和口服丹曲林治疗戒断[25]。对于显著戒断，紧急鞘内推注给药，或者通过泵或腰椎穿刺。

除了导管断开、扭结或折断外，其他手术并发症包括装置上方的血清肿或皮肤破裂。也有报道称有导管插入部位脑脊液渗漏[4, 25]。与泵尺寸和局部问题相关的并发症往往在瘦小患者和年幼患儿中更为明显，可以通过筋膜下放置来缓解（图 19-1）[18-20]。可以用全身性抗生素治疗感染，但通常需要拆卸泵。如果并发脑脊液渗漏，脑膜炎也是一种并发症。

如果怀疑系统故障，需要了解感染、酒精戒断、苯二氮䓬类戒断或 5- 羟色胺综合征可能出现类似症状，也应予以排除。一开始建议进行 AP 和侧位腹部 X 线片检查，查看泵和导管是否完整[26]。可能无法通过普通 X 线片检查较新的导管（Ascenda®、Medtronic），需要 CT 进行查看。如果还无法诊断并且还存在泵和导管故障，则可以进行更具侵入性的检查。可以将针头经皮插入泵侧端口并抽出 2~3ml 液体，确保导管通畅并清除残留的巴氯芬，从而避免随后注射对比剂时过量。如果成功抽出脑脊液并且患者的症状相对较轻，则可以通过系统编程鞘内药物推注作为治疗试验。如果症状严重或对治疗性推注没有响应，则需要在通过泵侧端口注射对比剂期间进行透视检查，这样可能会看到导管与泵断开、泄漏、导管尖端迁移或肉眼可见的穿

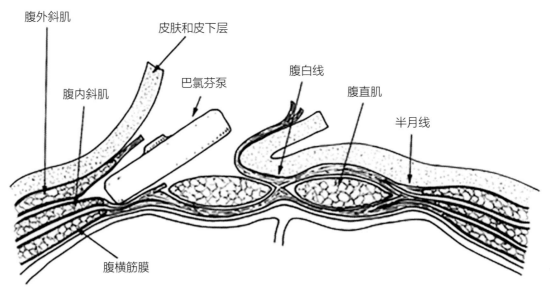

▲ 图 19-1 瘦小个体中筋膜下口袋放置巴氯芬泵的横截面示意图

引自 Kopell BH, Sala D, Doyle WK, Feldman DS, et al. Subfascial implantation of intrathecal baclofen pumps in children: Technical note.*Neurosurgery* [J]. 2001, 49: 753-6.

孔[27]。当成功抽出脑脊液，应记住将泵重新编程为单次推注，将从端口抽出的药物送回，防止戒断。

鞘内巴氯分泵的内置电池寿命为4～7年，具体取决于输注速度[4]。应在最后到期前更换泵防止戒断。

参考文献

[1] Steinbok P. Selection of treatment modalities in children with spastic cerebral palsy. Neurosurg Focus. 2006;21(2):e4.

[2] Grunt S, Fieggen AG, Vermeulen RJ, Becher JG, Langerak NG. Selection criteria for selective dorsal rhizotomy in children with spastic cerebral palsy: a systematic review of the literature. Dev Med Child Neurol. 2014;56(4):302-312.

[3] Dudley RW, Parolin M, Gagnon B, et al. Long-term functional benefits of selective dorsal rhizotomy for spastic cerebral palsy. J Neurosurg Pediatr. 2013;12(2):142-150.

[4] Albright AL, Turner M, Pattisapu JV. Best-practice surgical techniques for intrathecal baclofen therapy. Journal of neurosurgery. 2006;104(4 Suppl):233-239.

[5] Steinbok P. Selective dorsal rhizotomy for spastic cerebral palsy: a review. Child's nervous system : ChNS : official journal of the International Society for Pediatric Neurosurgery. 2007;23(9):981-990.

[6] Penn RD, Kroin JS. Intrathecal baclofen alleviates spinal cord spasticity. Lancet. 1984;1(8385):1078.

[7] van Schie PE, Schothorst M, Dallmeijer AJ, et al. Short- and long-term effects of selective dorsal rhizotomy on gross motor function in ambulatory children with spastic diplegia. J Neurosurg Pediatr. 2011;7(5):557-562.

[8] Steinbok P, Hicdonmez T, Sawatzky B, Beauchamp R, Wickenheiser D. Spinal deformities after selective dorsal rhizotomy for spastic cerebral palsy. Journal of neurosurgery. 2005;102(4 Suppl): 363-373.

[9] Graham D, Aquilina K, Cawker S, Paget S, Wimalasundera N. Single-level selective dorsal rhizotomy for spastic cerebral palsy. J Spine Surg. 2016;2 (3):195-201.

[10] Peter JC, Arens LJ. Selective posterior lumbosacral rhizotomy in teenagers and young adults with spastic cerebral palsy. British journal of neurosurgery. 1994;8(2):135-139.

[11] Oki A, Oberg W, Siebert B, Plante D,Walker ML, Gooch JL. Selective dorsal rhizotomy in children with spastic hemiparesis. J Neurosurg Pediatr. 2010;6 (4):353-358.

[12] Peacock WJ, Arens LJ, Berman B. Cerebral palsy spasticity. Selective posterior rhizotomy. Pediatr Neurosci. 1987;13(2):61-66.

[13] Peacock WJ, Arens LJ. Selective posterior rhizotomy for the relief of spasticity in cerebral palsy. S Afr Med J. 1982;62(4):119-124.

[14] Penn RD. Intrathecal baclofen for spasticity of spinal origin: seven years of experience. Journal of neurosurgery. 1992; 77(2):236-240.

[15] Penn RD. Medical and surgical treatment of spasticity. Neurosurg Clin N Am. 1990;1(3):719-727.

[16] Knutsson E, Lindblom U, Martensson A. Plasma and cerebrospinal fluid levels of baclofen (Lioresal) at optimal therapeutic responses in spastic paresis. Journal of the neurological sciences. 1974;23(3):473-484.

[17] Seeberger MD, Kaufmann M, Staender S, Schneider M, Scheidegger D. Repeated dural punctures increase the incidence of postdural puncture headache. Anesth Analg. 1996;82(2):302-305.

[18] Thakur SK, Rubin BA, Harter DH. Long-term follow-up for lumbar intrathecal baclofen catheters placed using the paraspinal subfascial technique. J Neurosurg Pediatr. 2016;17(3):357-360.

[19] Kopell BH, Sala D, Doyle WK, Feldman DS, Wisoff JH, Weiner HL. Subfascial implantation of intrathecal baclofen pumps in children: technical note. Neurosurgery. 2001;49(3):753-756; discussion 756-757.

[20] Bassani L, Harter DH. Paraspinal subfascial placement of lumbar intrathecal baclofen catheters: short-term outcomes of a novel technique. J Neurosurg Pediatr. 2012;9(1):93-98.

[21] Siegfried RN, Jacobson L, Chabal C. Development of an acute withdrawal syndrome following the cessation of intrathecal baclofen in a patient with spasticity. Anesthesiology. 1992;77(5):1048-1050.

[22] Reeves RK, Stolp-Smith KA, Christopherson MW. Hyperthermia, rhabdomyolysis, and disseminated intravascular coagulation associated with baclofen pump catheter failure. Arch Phys Med Rehabil. 1998;79(3):353-356.

[23] Mandac BR, Hurvitz EA, Nelson VS. Hyperthermia associated with baclofen withdrawal and increased spasticity. Arch Phys Med Rehabil. 1993;74(1):96-97.

[24] Kofler M, Arturo Leis A. Prolonged seizure activity after baclofen withdrawal. Neurology. 1992;42(3 Pt 1):697-698.

[25] Ghosh D, Mainali G, Khera J, Luciano M. Complications of intrathecal baclofen pumps in children: experience from a tertiary care center. Pediatric neurosurgery. 2013;49(3):138-144.

[26] Miracle AC, Fox MA, Ayyangar RN, Vyas A, Mukherji SK, Quint DJ. Imaging evaluation of intrathecal baclofen pump-catheter systems. AJNR Am J Neuroradiol. 2011;32(7):1158-1164.

[27] Woolf SM, Baum CR. Baclofen Pumps: Uses and Complications. Pediatr Emerg Care. 2017;33(4):271-275.

第20章 癫痫：术前评估、脑电图和影像学
Epilepsy: Preoperative Evaluation, EEG and Imaging

Ika Noviawaty　Oguz Cataltepe　著

摘　要

手术治疗是耐药性癫痫的公认治疗选择。对癫痫患者进行术前评估，旨在挑选手术候选对象，为患者选择最合适的手术方法。患者接受广泛的术前评估检查，包括长期视频脑电图监测、成像研究、神经心理学测试，以及在大多数情况下，进行侵入性电生理监测。由多学科团队对收集到的数据进行审查，从而确定患者的手术候选资格和最佳手术方法。

关键词

癫痫发作；癫痫手术；脑电图；视频脑电图监测；磁共振成像

癫痫是成人和儿童最常见的一种神经系统疾病。研究报告称，癫痫年发病率约为 60/100 000 每年，活动性癫痫的时点患病率约为 6/1000 [1]。国际抗癫痫联盟（International League Against Epilepsy，ILAE）将癫痫定义为"产生癫痫发作的持久倾向" [2-4]。癫痫发作可能是局灶性或全身性的，并严重影响患者的生活质量。抗癫痫药物（anti-epileptic drug，AED）是癫痫的首选治疗方案。然而，大约 1/3 的癫痫患者对药物治疗没有响应，因此将他们视为手术治疗的候选者 [2, 5, 6]。

一、手术候选对象的选择

耐药性癫痫可定义为，尽管对两种适当选择的抗癫痫药物治疗进行了充分的试验，无论是单药治疗还是联合治疗，但仍会癫痫发作 [2, 5-7]。对这一类患者而言，手术不仅可以控制癫痫发作，还可以预防和（或）控制相关的共患病、认知和发育衰退，特别是对幼儿，是一种公认的治疗方法。癫痫手术旨在在不造成任何功能缺陷的情况下切除致痫灶。选择合适的手术方式和手术入路是实现这一目标最关键的第一步。

二、术前评估

对癫痫患者术前评估的主要目标是确定致痫区。癫痫手术的理想人选是具有明确的致痫区且不涉及表达皮质的患者。根据电生理学、影像学和症状学研究获得的完全一致的数据库对照患者是否为手术对象。致痫区是一个概念性术语，可以描述为负责癫痫发作的皮质区域或网络。需要进行大量工作，包括评估临床症状、各种电生理学和放射学测试，从而确定致痫区及其解剖 - 电 - 临床相关性[7-9]。

（一）癫痫发作症状学

癫痫发作症状学是患者习惯性癫痫发作的临床表现，具有重要的偏侧化和定位价值。例如，颞叶和颞叶加癫痫通常伴有先兆、植物性或内脏症状［如行为停止、凝视、难以描述的上腹感觉、恶心、幻听或幻视、似梦状态和（或）语言功能障碍］。另外，颞骨外癫痫的癫痫发作症状学不那么固定，而且变化多端。根据癫痫发作的位置及其传播途径，症状不一。典型的额叶癫痫发作伴有运动自动症、肌张力障碍姿势、头部和眼睛偏移、强直、阵挛或失张力活动、跌倒发作、嗅觉表现、发声和复杂行为。顶叶癫痫经常与躯体感觉、腹部症状（恶心或窒息）和味觉相关，并且很容易扩散到额叶或颞叶区域。枕叶癫痫症状主要表现为视觉现象、幻觉、闪光、暗点、偏盲、反向和同向的眼球和头部运动。癫痫发作的所有此类症状学特征有助于定位致痫区，此外可以通过长期视频脑电图监测以最可靠的方式准备描述临床症状[8-12]。

（二）脑电图

术前检查现在仍主要采用脑电图（EEG）来确定致痫区。可以通过常规脑电图、长期头皮视频脑电图监测（long-term scalp video EEG monitoring，LTM）和脑磁图（magnetoencephalography，MEG）等非侵入性技术获得电生理数据。但是只有30%～50%癫痫患者的常规脑电图是正常的[8-13]。因此，虽然异常发作间期脑电图检查结果是有帮助的，但正常脑电图不排除癫痫的存在或位置。发作期的脑电图更有价值，习惯性癫痫发作期间的异常脑电图活动记录是最重要的信息。LTM在获得发作期和发作间期脑电图记录，以及记录习惯性癫痫发作的临床特征方面发挥着最为关键的作用。临床症状学和异常脑电图发现之间的相关性对于偏侧化和定位致痫区至关重要。对Ⅰ期手术候选对象，术前评估常规采用经头皮EEG的LTM，在大多数情况下可能就足以判断手术候选对象是否符合。然而，如果无法利用非侵入性电生理技术确定致痫区或诊断结果不一致，则需要使用侵入性监测技术来定位致痫区。通过使用外科手术放置的颅内电极进行侵入性LTM，如硬膜下条带、网格和实质内深度电极。还可利用此类电极刺激皮质和皮质下区域描述皮质功能[8-10]。

如果出现以下情况，则需要进行侵入性监测。

- 无法根据表面脑电图数据确定致痫区的侧向化和（或）定位。
- 临床、电生理和放射学数据不一致。
- 存在多个致痫区或结构异常。
- 有单一的结构性病变，边界不清。
- 磁共振成像是阴性的，但在某些皮质区域有电图充分记录的致痫痫活动。
- 致痫区延伸到或毗邻表达皮质。
- 可疑致痫区位于深层位置。

侵入性监测旨在精确确定致痫区、癫痫传播途径和表达皮质的映射。电生理记录直接来自皮质表面或深层结构，十分可靠。但是，只有在合适的覆盖区域放置颅内电极后，才能获得可靠的电生理记录。基于致痫区可能位置或网络的相关假设定义覆盖区域。根据非侵入性电生理数据、影像学研究、正电子发射断层扫描（positron emission tomography，PET）、单光子发射计算机断层扫描（single-photon emission computed tomography，SPECT）和临床症状学就进行侵入性LTM之前，致痫区的可能位置和传播途径建立了一个合理假设。

最常用的颅内电极是硬膜下带状电极、网格电极和深度电极。这几种电极有不同的适应证和优缺点。带状电极是嵌入在薄硅橡胶片中的单排电极阵列，可以通过简单的头颅钻孔轻松放置。是使癫痫发作偏侧化的理想选择。网格电极是具有多排平行触点的矩形阵列。可覆盖更大的区域，非常适合定位，以及绘制致痫区和相邻的表达皮质的边界。然而，硬膜下放置电极需要相对较大的开颅术。深度电极是嵌入在非常薄的管状硅橡胶材料中的多触点电极阵列，能够记录杏仁核、海马体、扣带回和眶额皮质等深层结构。可以使用立体定向技术通过小钻孔放置。深度电极最常用于海马放置和立体脑电图（stereo-electroencephalography，SEEG）[9, 10]。

硬膜下放置电极有较高的脑脊液漏、感染、出血、皮质损伤和脑水肿的风险。虽然深度电极的风险要小得多，但存在一些缺点。主要缺点包括提供的皮质覆盖最小、功能刺激能力和皮质采样（隧道视觉）有限。应根据覆盖策略选择电极。如果目的是覆盖电图明确的致癫痫病灶和邻近的功能皮质，那么硬膜下网格电极可能是皮质脑电图记录及皮质刺激和映射的最佳选择。如果致痫区界定不清楚且存在多个潜在致痫区或致痫区位于较深的位置，则立体定向放置的深度电极更适合探索致癫痫网络[9, 10]。

（三）神经影像学

磁共振成像是癫痫患者术前评估的主要成像方式，提供任何结构异常诊断相关关键信息，也有助于手术计划。具有适当序列的高分辨率磁共振成像可提供明确病变和脑组织放射学特征的详细信息，如海马的信号强度和结构变化、灰白质分化异常、皮质厚度和结构。局灶性癫痫最常见的致癫痫底物是内侧颞叶硬化、低级别肿瘤、血管病变和局灶性皮质发育不良（图20-1）。癫痫

相关最常见肿瘤是低级别星形细胞瘤、胚胎发育不良神经上皮瘤（dysembryoplastic neuroepithelial tumor，DNET）、神经节细胞胶质瘤和少突胶质细胞瘤（图20-2）。可以在高视野磁共振成像研究中诊断全部病灶，并将确定性控制在一个合理范围内[8, 14]。

功能磁共振成像和弥散张量成像等先进的磁共振成像技术也有助于术前评估。其他功能成像技术，如正电子发射断层扫描和单光子发射计算机断层扫描，通过测量发作间期和发作期活动期间脑代谢的局部变化提供重要信息。如果正电子发射断层扫描研究显示发作间期单侧颞叶代谢降低，则可能有助于颞叶癫痫的诊断。发作期单光子发射计算机断层扫描还可用于致痫区定位，记录到癫痫发作期间流向某些大脑区域的血流量增加[14]。

（四）神经心理学测试

神经心理学测试有助于确定功能缺陷区，确定语言、记忆和视觉空间功能，并预测术后缺陷的风险。定位功能缺陷区有助于确定"病变"的位置并确定功能障碍是局灶性的还是多灶性的。致痫病灶可能存在这个功能失调的皮质内。比如说，语言或言语记忆缺陷表明优势半球功能

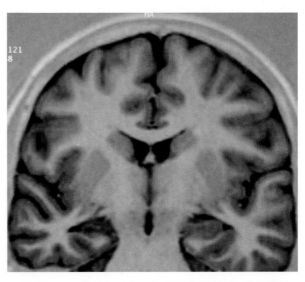

▲ 图20-1　磁共振成像冠状位图像右侧可见海马萎缩

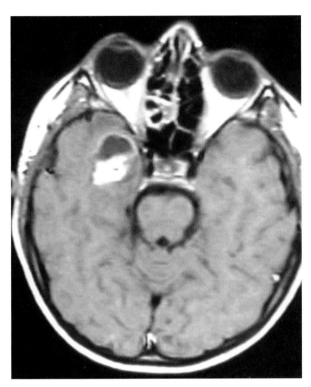

▲ 图 20-2 磁共振成像轴位图像中发现了内侧颞叶肿瘤，病理提示为神经节细胞胶质瘤

区域，在许多中心已代替了 Wada 试验。

（五）手术决定

完成术前评估后，多学科团队讨论结果并决定患者是否适合手术，以及哪种手术方法最合适。在多数情况下，这可能不是一个简单的决定。虽然结构性病变的存在与致痫区高度相关，但它可能不包含完整的致痫区。因此，即使影像学研究显示大脑中有病变，仍需要记录病变与致痫区之间的关系，从而确定控制癫痫发作的最佳手术方法。同样，在某些情况下，患者可能有局灶性癫痫发作，没有任何明确的脑电图病灶且没有高分辨率磁共振成像研究中的任何可见异常。这些病例是癫痫手术中最棘手的病例。使用正电子发射断层扫描、单光子发射计算机断层扫描、脑磁图和立体脑电图等侵入性监测技术进行大量调查，可能有助于研究人员确定这些病例中的致痫区。

障碍。视觉空间记忆缺陷表明非显性时间功能障碍。这两个区域的缺陷表明患者患有双颞叶疾病。可以根据神经心理学测试结果，向患者提供术后潜在风险建议[8]。

颈动脉内异戊巴比妥手术（Wada 试验）有助于确定大脑在语言、记忆和视觉空间功能方面的优势。这是在血管造影套件中执行的侵入性程序，对于预测语言和记忆功能的术后风险很有价值。功能磁共振成像能以非侵入性方式定位语音

三、结论

手术治疗是一种成熟、安全和有效的癫痫治疗方式，但需要在患者管理方面具有丰富经验和专业知识的医疗和手术团队通过多学科方法通力协作进行大量诊断工作。挑选手术人选和确定最合适的手术方法是此类患者面临的主要挑战。以多学科方式为每位患者确定合适的手术人选和最合适的手术方法是癫痫手术成功的先决条件。

参考文献

[1] Fiest KM, Sauro KM, Wiebe S, et al. Prevalence and incidence of epilepsy: A systematic review and meta-analysis of international studies. Neurology. 2017; 88(3):296-303

[2] Kwan P, Schachter SC, Brodie MJ. Drug-resistant epilepsy. N Engl J Med. 2011; 365(10):919-926

[3] Fisher RS, Acevedo C, Arzimanoglou A, et al. ILAE official report: a practical clinical definition of epilepsy. Epilepsia. 2014; 55(4):475-482

[4] Berg AT, Berkovic SF, Brodie MJ, et al. Revised terminology and

concepts for organization of seizures and epilepsies: report of the ILAE Commission on Classification and Terminology, 2005-2009. Epilepsia. 2010; 51 (4):676-685

[5] Devinsky O. Patients with refractory seizures. N Engl J Med. 1999; 340(20): 1565-1570

[6] Berg AT, Kelly MM. Defining intractability: comparisons among published definitions. Epilepsia. 2006; 47(2):431-436

[7] Elger CE, Schmidt D. Modern management of epilepsy: a practical approach. Epilepsy Behav. 2008; 12(4):501-539

[8] Rosenow F, Lüders H. Presurgical evaluation of epilepsy. Brain. 2001; 124(Pt 9):1683-1700

[9] Kovac S, Vakharia VN, Scott C, Diehl B. Invasive epilepsy surgery evaluation. Seizure. 2017; 44:125-136

[10] Noachtar S, Rémi J. The role of EEG in epilepsy: a critical review. Epilepsy Behav. 2009; 15(1):22-33

[11] Beniczky S, Neufeld M, Diehl B, et al. Testing patients during seizures: A European consensus procedure developed by a joint taskforce of the ILAE - Commission on European Affairs and the European Epilepsy Monitoring Unit Association. Epilepsia. 2016; 57(9):1363-1368

[12] Tufenkjian K, Lüders HO. Seizure semiology: its value and limitations in localizing the epileptogenic zone. J Clin Neurol. 2012; 8(4):243-250

[13] Salinsky M, Kanter R, Dasheiff RM. Effectiveness of multiple EEGs in supporting the diagnosis of epilepsy: an operational curve. Epilepsia. 1987; 28(4): 331-334

[14] Nagae LM, Lall N, Dahmoush H, et al. Diagnostic, treatment, and surgical imaging in epilepsy. Clin Imaging. 2016; 40(4): 624-636

第21章 癫痫：有创监测下的颞叶切除术
Epilepsy: Temporal Lobectomy with Invasive Monitoring

Ashwin G. Ramayya　Gordon H. Baltuch　著

摘　要

在过去的半个世纪里，颞叶切除术已成为治疗颞叶癫痫的一种成熟手术疗法。本章对颞叶切除术的基本概念进行了回顾，包括患者选择、术前评估、手术方法和术后结果方面的最新进展。还详细描述了我们机构使用的手术方法，并简要讨论了未来的发展前景。

关键词

颞叶切除术；颞叶癫痫；前颞叶切除术；内侧颞叶硬化；标准颞叶切除术；癫痫

一、患者选择

20世纪50年代出现了颞叶切除术，以外科手术方式治疗由颞叶引起的癫痫发作[1, 2]。主要适应证是药物难治性颞叶癫痫，但也可用于治疗海绵状血管瘤或低级别胶质瘤等颞叶前部的病变。按照惯例，如果患者患有难治性癫痫，并且没有弥漫性或进行性脑部疾病，则可进行颞叶切除术[3]。然而，经过过去几十年的应用，已大幅修改了相关要求[4-6]。在选择手术对象时，必须了解以下三个基本问题。

（一）患者的药物治疗是否无效

就癫痫控制或对抗癫痫药物的耐受性而言，

两种抗癫痫药物治疗均无效。

（二）癫痫发作是颞叶引起的吗

只有在颞叶有癫痫病灶时才能成功进行颞叶切除术。为了评估是否如此，对多种诊断方式获得的数据进行融合，其中包括临床症状学、神经心理学测试、神经影像学、非侵入性脑电图，以及特定情况下的侵入性脑电图。作为颞叶切除术的理想候选对象，应有综合证据证明癫痫发作起源于颞叶。然而，在许多情况下，数据来源复杂，需要多学科团队协作才能做出手术决策。

（三）术后功能障碍的风险高吗

颞叶切除术可能造成对语言（外侧优势颞

叶）、视觉（视辐射、Meyer 襻）和记忆（海马体）起重要作用的结构损伤。术前研究对这些认知功能的基线状态及其相对于颞叶的解剖定位进行评估，这对于手术期间进一步损伤的风险评估十分重要。此外，与所有较大的外科手术一样，应评估患者的心血管状况、营养状况和整体健康状况，从而估计围术期心血管和感染并发症的风险。

二、术前评估

就几种对患者术前评估有用的诊断方式进行了简要讨论（诊断方式的进一步讨论，包括具体手术指征，请参见第 19 章）。

（一）症状学

由颞叶引起的癫痫发作是典型的复杂部分性癫痫发作，伴有咂嘴等手部和面部自动症。由于杏仁核的参与，它们通常有恐惧光环的先兆（"厄运即将到来的感觉"），或难以描述的上腹感觉。累及同侧基底节可导致对侧偏瘫或肌张力障碍。当在持续同侧自动症的情况下观察到这些体征时，可能错误地将其定位于对侧运动皮质。

（二）无创头皮脑电图

可利用头皮脑电图评估发作间期的波峰，即癫痫发作之间的致癫痫组织引起的病理性神经活动的标志物。颞叶引起的单侧发作间期的波峰是颞叶切除术的重要手术指征[7]。此外，头皮脑电图记录可与视频记录结合使用，用于捕捉临床和亚临床癫痫发作。这样，就可以评估内部发作电生理模式，从解剖学角度定位癫痫病灶。

（三）神经心理学测试

通过神经心理学测试确定特定认知缺陷模式，可能有助于找到癫痫病灶位置。例如，语言记忆能力的选择性降低可能表明癫痫病灶涉及患者的优势内侧颞叶。

（四）语言定位：Wada 试验和功能磁共振成像

这些测试的主要目的是确定哪个大脑半球的语言功能占优势地位，这当然对手术计划有重大影响。Wada 试验是一种侵入性手术，需要将巴比妥类药物注射到每条颈动脉并测试随后对语言的影响。功能磁共振成像（functional MRI，fMRI）是一种非侵入性神经影像学方法，用于研究各种认知任务期间的血氧模式。最近的数据表明，在大多数颞叶癫痫病例中，功能磁共振成像与 Wada 试验结果一致[8]。

（五）磁共振成像评估

可以根据磁共振成像找到内侧颞叶硬化的证据，即缺血性损伤和神经胶质增生，以及癫痫发作的潜在基质。磁共振成像上的单侧内侧颞叶硬化（mesial temporal sclerosis，MTS）充分表明癫痫病灶位于颞叶内。因此，这些病例与良好的术后结果相关（$n=161$，71% 的患者 2 年时无癫痫发作）[9]。然而，在具有其他颞叶癫痫指标的"磁共振成像正常"患者中观察到良好的术后结果，虽然该项研究规模较小（$n=40$，60% 的患者在至少 1 年的随访期内无癫痫发作）[10]。进一步讨论见下方结果部分。

（六）正电子发射断层扫描、单光子发射计算机断层扫描、脑磁图等其他成像方式

其他成像方式可以作为术前评估的重要依据，但在不同部门的作用各不相同[11]。正电子发射断层扫描（PET）可用于研究颞叶内侧的代谢活动。一个半球的相对低代谢是癫痫活动的指标。可将减影发作期单光子发射计算机断层扫描（SPECT）成像用于脑电图活动，以评估癫痫发作期间内侧颞叶活动是否增加。可将脑磁图（MEG）与源定位算法一起使用，获得的发作期活动发生位置比头皮脑电图更为详细。

（七）使用深度和硬膜下电极进行颅内有创脑电图监测

如果不能通过上述方法确定癫痫病灶，可以使用颅内脑电图硬膜下和深度电极对患者进行侵入性监测。颅内脑电图具有头皮脑电图记录的时间分辨率，且空间分辨率更大。然而，由于这些电极提供的覆盖范围有限，当术前研究得出癫痫病灶可能位于特定位置的特定假设时，深度和硬膜下电极最有用。硬膜下电极可以是"网格"或"带状"电极，可用于覆盖皮质表面，也可用于映射运动和语言功能。将深度电极插入实质，可以从内侧颞叶等更深的皮质下组织取样。

（八）手术过程

在讨论颞叶切除术的具体手术方法之前，重要的是简要讨论与该手术相关的两个主要概念。

（九）标准颞叶切除术与选择性杏仁核海马切除术

治疗颞叶癫痫有两种主要外科手术——"标准"颞叶切除术（"standard" temporal lobectomy，STL）和选择性杏仁核海马切除术（selective amygdalohippocampectomy，SAH）[5, 12-14]。标准颞叶切除术除了切除外侧颞叶皮质外，还包括切除侧颞叶皮质。相比之下，选择性杏仁核海马切除术选择性地去除被认为包含癫痫病灶的内侧颞叶结构，同时很大程度上保留了可能具有功能的外侧颞叶皮质。然而，最近的数据显示，无论是在癫痫发作得到控制还是功能缺陷方面，结果都大体相似[15-18]。这些数据表明，在标准颞叶切除术期间切除的外侧颞叶皮质可能在很大程度上没有功能，或者，选择性杏仁核海马切除术去除周围的内侧颞叶结构导致颞叶前外侧损伤[6]。

（十）标准化方法与定制方法

颞叶切除术有两种一般方法。在标准化方法中，为每位患者预先确定外侧和内侧切除的范围，最大限度地控制术后癫痫发作并最大限度地减少功能缺陷。一项重要的随机对照试验表明，切除"最多 6.0～6.5cm 的前外侧非优势颞叶或 4.0～4.5cm 的优势颞叶"的术后效果优于标准化颞叶切除术[19]。根据这些数据，外科医生在非优势半球切除了 4～5cm 的颞尖，在优势半球切除了 3～4cm。这不包括颞上回切除术，在大多数情况下具有语言表达[1]。早期证据表明，最大限度的内侧切除术可以控制术后癫痫发作。最近的数据表明，当切除海马体 2.5cm 而非 3.5cm 时，结果也是有利的[20]。

在定制方法中，根据术前和术中映射研究为每位患者单独确定切除范围[21]。此类研究试图通过记录发作间期的波峰、发作内电生理模式来确定每位患者的癫痫发作病灶，并通过模拟研究识别语言中枢和运动中枢。目前尚没有优质临床数据显示能通过这种完全定制的方法改善治疗结果。因此，治疗机构应判断颞叶切除术是否适合患者。

三、手术方法

下面讨论在右侧进行标准化颞叶切除术的方法。

（一）定位和硬膜外手术

患者呈仰卧位，并将其固定在 Mayfield 头架上（Integra LifeSciences Corp., Plainsboro, NJ）。固定头部使大脑侧裂平行于桌子和地面。这需要向左旋转至少 45°，头部伸展，并且头顶朝向地板。切口设计采用问号。这样的切口不仅可以充分暴露，还具有以下优点：①位于发际线后面，②保持头皮和颞肌的血液供应，③避开面神经，④避开耳道。1～2 层可能存在皮下神经反射。

接下来，进行翼点开颅术。打开的乳突气房必须彻底封堵。磨除一些蝶骨翼可能有所帮助，但不能延伸到眶上裂。

（二）硬膜切开

硬脑膜皮瓣应位于前方。从颞尖测量 4cm，确保开颅术成功，并计划外侧颞叶切除术。如果是术前检查或研究实践，此时可以进行术中皮质脑电图检查（进一步讨论见第 19 章）。

（三）外侧颞叶切除术

可以在使用手术显微镜时开始外侧颞叶切除术，也可以首先用于内侧颞叶切除。使用 7 号 Frazier 吸引器和双极烧灼术在颞尖后约 4cm 处做初始软膜切口，进而保留较大的表面静脉。下吻合静脉的解剖结构不同，通常位于颞叶后部。无论手术切除哪一侧，都将切除范围从颞尖延伸 4cm。通过颞中回做一个冠状切面，深入识别脑室。这是脑叶切除术的内侧范围。用棉花状团塞住脑室开口。对于下肢，将冠状皮质切除术向下延伸至中颅底，然后向前延伸全颞尖。对于上肢，沿着颞上回的下边缘延伸至颞尖。然后连接上肢和下肢进行外侧颞叶皮质切除术。抬起外侧颞叶皮质，连同钩部和杏仁核的前外侧部分。在这一步，保持心室壁外侧边缘的切除深度很重要，该侧边缘与侧副沟位于同一矢状面。小心不要切除颞角尖端后上方的任何组织。该组织可能含有 Meyer 襻纤维，Meyer 襻纤维损伤会导致对侧上颞象限盲。一般来说，过多的后外侧切除或牵拉会损坏视辐射。

（四）内侧颞叶内陷

完成侧颞叶切除后，会看到一个切除腔，腔延伸到颞角外侧壁和侧副沟的深处。在这些结构的深处（内侧）是内侧颞叶结构、基底神经节和脑干。打开侧脑室并确定下脉络膜点为颞角脉络膜的最前部，开始显微外科解剖。根据下脉络膜点与蝶骨小翼（或 MCA 分叉处）之间的假想线切除深层结构，并远离基底神经节[22]。然后，切除海马旁回、海马旁回钩和剩余的杏仁核。沿着小脑幕切迹按照互操作程序集从侧副沟到软脑膜内侧表面。在切除的内侧范围，深入到内侧软膜表面，识别大脑后动脉和环池中的动眼神经。不要超过这个内侧软膜边界并损害这些结构，这一点至关重要。在这个前内侧解剖过程中，避免移除海马头（位于下脉络膜点的前面）。也可以在此解剖过程中切除海马头，但最好在后续步骤中将其与海马的其余部分一起切除。

切除海马体，请将 3/8 牵开器放置在脑室外侧，并在需要的地方放置另一个，通常在上方。脉络膜点标志着脉络膜裂的开始，也标志着海马头部前部和体后部之间的分界。打开脉络膜裂，沿海马伞的内侧面，沿软脑膜表面凝固小海马馈线。一旦海马体从这些滋养血管中活动出来，就从前向后工作，去除整个海马体。海马切除的后方范围应至少向后 2.5cm。完整切除海马后，可以看到环池和脚池的内容物，以及脑脚、丘脑和丘脑枕部的内容物。

四、缝合

止血。因为脑室是开放的，所以需要密封硬脑膜。因为脑积气通常会导致严重的头痛，在缝上最后一针之前，用冲洗液回填切除腔。以标准方式完成缝合。

五、术后管理

术后管理与标准开颅术类似。患者转入重症监护病房过夜，并继续接受术前抗癫痫药物治疗。在手术后 24h 内行头部 CT，评估出血等即刻术后并发症。患者在 3～5 天被转移到普通病房并出院。一旦切除腔固定不再变化，可以在 3 个月时进行后续磁共振成像[5, 6]。可以在术后 6 个月和 1 年重复神经心理学测试和脑电图测试，以评估术后认知缺陷和持续的发作间期活动。

结果和并发症

若干研究表明，与单纯的药物治疗相比，颞

叶切除术更能改善癫痫发作[19]。最近的一项系统评价估计，手术可使大约 60% 的患者不再癫痫，文献报道的范围为 34%～74%[17]。此外还报道了，与非病变颞叶癫痫或颞叶外病变癫痫相比，颞叶病变患者（如海马硬化或低级别肿瘤）的癫痫治疗效果最佳。

颞叶切除术的围术期死亡率较低（0.1%～0.5%）[17]。总体发病率（包括脑脊液漏、感染、出血）约为 8%[23]。约 5% 的患者出现永久性神经系统并发症，最常见的是可耐受的视野缺损[24]。手术后常见的神经认知缺陷包括语言命名和记忆力下降。与右侧（约 20%）颞叶切除术后相比，接受左侧（约 44%）颞叶切除术的患者语言记忆更容易受到影响[25]。总体智商不会受到影响。

六、结论

颞叶切除术仍然是治疗药物难治性颞叶癫痫的主流神经外科手术。20 世纪 50 年代提出这一概念以来，发生了显著变化，特别是在患者选择、术前检查和手术方法变化方面。颞叶切除术仍然是一种有效且安全的治疗手段，并已证明比对精心挑选的患者进行医疗管理更为可靠。微创手术方法的进一步发展和更详细的术前检查着实令人兴奋，这些发展可以明确药物难治性颞叶癫痫的"亚型"，其对各种新兴手术治疗可能有不同的响应[26, 27]。

参考文献

[1] Falconer MA, Meyer A, Hill D, Mitchell W, Pond DA. Treatment of temporallobe epilepsy by temporal lobectomy; a survey of findings and results. Lancet. 1955; 268(6869):827-835

[2] Penfield W, Flanigin H. Surgical therapy of temporal lobe seizures. AMA Arch Neurol Psychiatry. 1950; 64(4):491-500

[3] Cahan LD, Engel J , Jr. Surgery for epilepsy: a review. Acta Neurol Scand. 1986; 73(6):551-560

[4] Kwon CS, Neal J, Telléz-Zenteno J, et al. CASES Investigators. Resective focal epilepsy surgery - Has selection of candidates changed? A systematic review. Epilepsy Res. 2016; 122:37-43

[5] Spencer DD, Spencer SS, Mattson RH, Williamson PD, Novelly RA.. 1984

[6] Torres-Reveron and Spencer. Standard Temporal Lobectomy. Youmann's Neurological Surgery

[7] Holmes MD, Dodrill CB, Wilensky AJ, Ojemann LM, Ojemann GA. Unilateral focal preponderance of interictal epileptiform discharges as a predictor of seizure origin. Arch Neurol. 1996; 53(3):228-232

[8] Janecek JK, Swanson SJ, Sabsevitz DS, et al. Language lateralization by fMRI and Wada testing in 229 patients with epilepsy: rates and predictors of discordance. Epilepsia. 2013; 54(2):314-322

[9] Janszky J, Janszky I, Schulz R, et al. Temporal lobe epilepsy with hippocampal sclerosis: predictors for long-term surgical outcome. Brain. 2005; 128(Pt 2): 395-404

[10] Bell ML, Rao S, So EL, et al. Epilepsy surgery outcomes in temporal lobe epilepsy with a normal MRI. Epilepsia. 2009; 50(9):2053-2060

[11] Knowlton RC. The role of FDG-PET, ictal SPECT, and MEG in the epilepsy surgery evaluation. Epilepsy Behav. 2006; 8(1):91-101

[12] Çataltepe O, Weaver J. Anteromesial temporal lobectomy. Pediatric epilepsy surgery: preoperative assessment and surgical treatment. New York: Thieme; 2010

[13] Conolly P, Baltuch GH. Temporal Lobectomy and Amygdalohippocampectomy. 2009. Operative Techniques in Epilespy Surgery. New York: Thieme; 2009

[14] Wieser HG, Yaşargil MG. Selective amygdalohippocampectomy as a surgical treatment of mesiobasal limbic epilepsy. Surg Neurol. 1982; 17(6): 445-457

[15] Helmstaedter C. Cognitive outcomes of different surgical approaches in temporal lobe epilepsy. Epileptic Disord. 2013; 15(3):221-239

[16] Hu WH, Zhang C, Zhang K, Meng FG, Chen N, Zhang JG. Selective amygdalohippocampectomy versus anterior temporal lobectomy in the management of mesial temporal lobe epilepsy: a meta-analysis of comparative studies. J Neurosurg. 2013; 119(5):1089-1097

[17] Jobst BC, Cascino GD. Resective epilepsy surgery for drug-resistant focal epilepsy: a review. JAMA. 2015; 313(3):285-293

[18] Sagher O, Thawani JP, Etame AB, Gomez-Hassan DM. Seizure outcomes and mesial resection volumes following selective amygdalohippocampectomy and temporal lobectomy. Neurosurg Focus. 2012; 32(3):E8

[19] Wiebe S, Blume WT, Girvin JP, Eliasziw M, Effectiveness and Efficiency of Surgery for Temporal Lobe Epilepsy Study Group. A randomized, controlled trial of surgery for temporal-lobe epilepsy. N Engl J Med. 2001; 345(5):311-318

[20] Schramm J, Lehmann TN, Zentner J, et al. Randomized controlled trial of 2.5-cm versus 3.5-cm mesial temporal resection in temporal lobe epilepsy-Part 1: intent-to-treat analysis. Acta Neurochir (Wien). 2011; 153(2):209-219

[21] Silbergeld DL, Ojemann GA. The tailored temporal lobectomy. Neurosurg Clin N Am. 1993; 4(2):273-281

[22] Tubbs RS, Miller JH, Cohen-Gadol AA, Spencer DD. Intraoperative anatomic landmarks for resection of the amygdala during medial temporal lobe surgery. Neurosurgery. 2010; 66(5):974-977

[23] McClelland S , III, Guo H, Okuyemi KS. Population-based analysis of morbidity and mortality following surgery for intractable temporal lobe epilepsy in the United States. Arch Neurol. 2011; 68(6):725-729

[24] Hader WJ, Tellez-Zenteno J, Metcalfe A, et al. Complications of epilepsy surgery: a systematic review of focal surgical resections and invasive EEG monitoring. Epilepsia. 2013; 54(5):840-847

[25] Sherman EM, Wiebe S, Fay-McClymont TB, et al. Neuropsychological outcomes after epilepsy surgery: systematic review and pooled estimates. Epilepsia. 2011; 52(5):857-869

[26] Bonilha L, Martz GU, Glazier SS, Edwards JC. Subtypes of medial temporal lobe epilepsy: influence on temporal lobectomy outcomes? Epilepsia. 2012; 53(1):1-6

[27] Chang EF, Englot DJ, Vadera S. Minimally invasive surgical approaches for temporal lobe epilepsy. Epilepsy Behav. 2015; 47:24-33

第22章 癫痫：有创监测下的颞叶外手术
Epilepsy: Extra-Temporal Surgery with Invasive Monitoring

Andres l. Maldonado-Naranjo Zachary Fitzgerald Jorge Gonzalez-Martinez 著

摘　要

癫痫手术旨在完全切除或分离导致癫痫发作和早期扩散的皮质和皮质下区域。导致癫痫发作和早期扩散的皮质和皮质下区域被称为致痫区（epileptogenic zone，EZ）。致痫区可能与表达皮质的皮质重叠，必须保留。可以根据标准的非侵入性监测了解致痫区的解剖位置和相应的皮质功能。侵入性监测旨在更好地了解致痫区的解剖边界，以及皮质和皮质下功能。本章对侵入性监测在医学难治性颞骨外局灶性癫痫中的适应证、优点、缺点和作用进行了讨论，重点关注硬膜下网格和带状及立体脑电图（stereo-electroencephalography，SEEG）研究方法。

关键词

颞骨外癫痫；立体脑电图；立体定向；有创监测

一、患者选择

可以使用一系列非侵入性工具确定致痫区的解剖位置及其与皮质和皮质下功能区的接近程度。非侵入性工具包括患者症状学分析、脑磁图（magnetocencephalography，MEG）、磁共振成像（magnetic resonance imaging，MRI）、发作期单光子发射计算机断层扫描（single-photon emission computed tomography，SPECT）、功能磁共振成像（functional MRI，fMRI）、磁共振波谱（magnetic resonance spectroscopy，MRS）和正电子发射断层扫描（positron emission tomography，PET）。这些方法相互补充，可以将研究的皮质区域定义为除致痫区之外的症状性、刺激性、发作性和功能性缺陷。根据定义，致痫区是控制癫痫发作需要切除或断开连接的最小量脑组织[1]。然而，在以下情况下：①无法根据非侵入性数据精确定义假设的致痫区位置，②怀疑早期涉及功能皮质和皮质下区域，③有可能发生多灶性癫痫发作，可能需要进行侵入性监测[2-4]。

二、术前准备

（一）致痫区定位

致痫区诊断和定位需要基于长时间的视频脑电图监测和临床症状学分析 [1]。这种无创取样技术可以很好地概述致痫区域，但通常只能接近刺激区和致痫区的边界。头皮脑电图仅能检测到由大面积皮质脑电图同步化产生的癫痫样活动，但记录会受到高阻抗结构的影响 [1, 5]。脑磁图可以更好地识别半球间裂或岛盖区域等位于切线方向的癫痫活动，但发作间期癫痫活动的相关研究较少 [6]。在皮质发育畸形（malformations of cortical development，MCD）中，85%～100% 的患者在发作间期的头皮脑电图显示癫痫样放电。这些放电的范围可以从叶状到偏侧，从非局部到扩散性。在一些室管膜下异位的病例中，可以包括广义的棘波模式 [7]。当通过术中检查或视觉磁共振成像分析评估时，与结构异常相比，发作间期棘波的空间分布更广 [7, 8]。因为上述原因，当怀疑轻微的皮质发育不良导致难治性癫痫时，主要是颞骨外癫痫患者和非病变影像学，建议进行术外有创监测，以获得更准确和有效的定位 [2, 9-11]。

（二）功能 / 主要功能区的定位

在制订适当和个性化手术策略过程中，大脑功能区域及其与致痫区解剖边界的定位是一个重要的组成部分 [1, 12, 13]。必须了解相关区域的功能状态及其解剖学或病理学相关性 [1, 12, 14]。比如说，一些与皮质发育畸形相关的局灶性病变，其磁共振成像表现出 FLAIR 信号显著加强，并且位于解剖功能区域，如布罗卡区。这些局灶性病变对直接电刺激无响应 [15]。此外，在利用发作期发病区的图像进行评估时，相同的病变可能不会显示内在癫痫责任病灶特征 [16]（图 22-1）。另外，在球囊细胞缺失的皮质发育畸形中，具有轻度 FLAIR 信号增加或无 FLAIR 信号增加的皮质发育畸形病变可能是功能性的，有时会

引起癫痫，并具有持续的表达功能 [9, 17]。已有报道称在患有低级别胶质瘤（DNET 和神经节细胞胶质瘤）的患者中发现类似的皮质脑电图（electrocorticogram，EcoG）模式，但在这些病变周围发现发育不良和癫痫皮质区域 [18]。功能性皮质可能会发生移位。当然，找到可能在假设致痫区范围附近或假设致痫区范围内的表达皮质的精确位置有助于手术顺利完成。

三、手术过程

（一）硬膜下方法评估难治性颞叶外癫痫的适应证、优点和缺点

使用颅内电极来确定致痫区和功能或表达皮质。硬膜下网格一个优势在于可以放置足够长的时间来记录不同激发期自发性癫痫发作和发作间活动。可用于连续的术前测绘和邻近皮质的测量 [9, 15, 19, 20]。然而，硬膜下网格也有伤口感染、皮瓣骨髓炎、急性脑膜炎、脑水肿、颅内压升高和出血风险增加、财务成本增加，以及较难接触皮质深部区域等缺点。这样的区域分别是内侧眶额皮质和前扣带回 [21-24]。虽然使用非或半立体定向技术的植入式深度电极可以弥补这些缺陷，但无法做到致痫区的高精度和清晰定位 [25]。

（二）将硬膜下手术方法用于评价难治性颞叶外癫痫

使用术前、非侵入性研究确定覆盖区域。围术期给予抗生素、地塞米松和 0.25g/kg 甘露醇。除病灶切除外，开颅术还应为电极插入留出空间。如果需要深度电极，则可能需要立体定向引导，如果要覆盖较大范围的皮质表面，则可能需要进行相当大面积的开颅术。如果开颅术包括神经外科锁孔，则可以获得眶额通路。半球间通路需要切开中线。首先使用立体定向引导计划插入的深度电极。皮质引流静脉会阻碍基底和内侧表面电极的放置。在将网格放置在开颅边缘之外之前，应仔细检查表面。任何对放置的阻力都可能表明存在

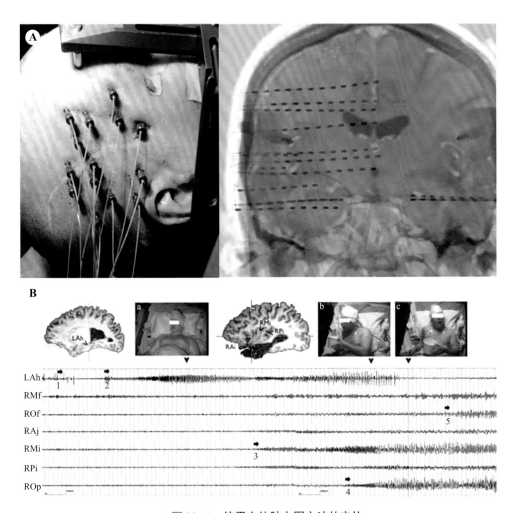

▲ 图 22-1 使用立体脑电图方法的定位

A. 显示了双侧额颞立体脑电图探查的最终置入的图像，展示了 14 个深度电极的位置（右）。注意精确的平行放置，电极覆盖大部分双侧大脑区域。B. 显示了癫痫发作时的立体脑电图解剖 – 电 – 临床分析，展示了与癫痫发作症状学相关的癫痫网络激活的 3D 时空模式，并确认了左侧海马和岛叶中的致痫区

引流静脉，应调整阵列的轨迹。最后一步覆盖外侧皮质表面。一旦就位，用针线将每根电极丝固定到最近的硬脑膜边缘。使用标准技术完成缝合。

四、立体脑电图法

（一）立体脑电图方法评估医学难治性颞叶外癫痫的适应证、优点和缺点

立体脑电图的现代原理仍然类似于 Bancaud 和 Talairach 在 1973 年描述的原理，基于解剖 – 电 – 临床相关性（anatomo-electro-clinical correlations，AEC），旨在概念化大脑内癫痫放电的时空组织[11, 26, 27]。

立体脑电图的具体指征包括：①致痫区位置可能很深或难以覆盖；②先前的硬膜下侵入性研究未能清楚地勾勒出癫痫发作区的确切位置；③需要进行大量双半球研究；④术前评估提示功能网络（如边缘系统）损害，但磁共振成像显示正常。立体脑电图的主要缺点是其无法完成功能映射。由于浅表皮质的接触数量有限，无法像硬膜下映射方法那样获得大脑区域的连续映射。为了克服这一相对劣势，立体脑电图可以辅以 DTI 成像或清醒开颅术[11]。

（二）用于颞叶外覆盖的立体脑电图植入

一个合适的植入计划需要制订准确的 AEC 假

设。在多学科患者管理会议期间根据所有非侵入性测试的结果确定 AEC 假设。深度电极应采集已确定的解剖病变、最可能的发作结构、早期和晚期扩散区域，以及与功能网络的相互作用。通过分析可用的非侵入性数据，以及发作和临床表现随时间的变化，制订致癫区解剖位置的假设[28]。必须充分了解癫痫活动主要组织中涉及的功能网络。此外，外科医生和癫痫学家必须考虑深度电极记录的三个维度。虽然皮质表面的覆盖范围有限，但能沿其轨迹进行准确采样。全面调查还必须包括外侧和内侧叶表面、脑沟深处的深层皮质、岛叶和后半球间皮质表面。植入策略的重点是绘制致癫痫网络，这往往涉及多个叶，而不是单个叶或小叶。应考虑本地化的替代假设[29-31]。请注意，植入超过 15 个深度电极的情况很少见。然而，当表达皮质可能在发作期放电区域时，需要基于正确判断进行覆盖。该策略是：①评估表达皮质在癫痫发作组织中的作用；②确定安全手术切除的界限。

（三）立体脑电图植入技术评价医学难治性颞叶外癫痫

立体脑电图计划一旦最终确定，根据要探索的特定大脑区域，使用市场上可买到的不同长度和触点数量的深度电极达到预期目标。使用传统的立体定向技术或借助立体定向机器人设备植入深度电极。通过直径为 2.5mm 的钻孔以正交或倾斜方向插入深度电极，这样可以以 3D 方式从外侧、中间或深层皮质和皮质下结构进行颅内记录，进而以动态、多向、时空方式解释致癫痫通路。

其他地方已经详细描述了基于框架的植入[11]。最近，机器人辅助设备已得到应用。与传统方法类似，获得术前磁共振成像体积测量，并将 DICOM 格式的图像传输到机器人的本地规划软件。根据预定的目标位置和预期的轨迹，在 3D 成像重建中规划单独的轨迹。选择轨迹最大限度地在预先选择的研究区域内的表层和深层皮质

及皮质下区域进行采样，并且在大多数情况下垂直定向避免入口点过度倾斜而可能发生的轨迹变化。

所有轨迹都经过安全性和目标准确性评估。任何可能损害血管结构的轨迹都会进行适当调整，避免在研究区域进行采样。检查外部轨迹位置，查找任何过于接近（＜1.5cm 距离）的进入点。

对患者进行全身麻醉，并将头部置于三点固定头架中。将机器人锁定到位，并将头部固定器装置固定到机器人上。接下来，使用半自动激光面部识别进行图像配准，然后手动选择预设的地标。根据手动输入的解剖标志定义区域，然后利用激光面部表面扫描进行自动配准。然后确认准确性。成功配准后，机器人软件会自动验证计划轨迹的可达性。将一个配备 2.5mm 直径工作套管的钻孔平台固定在机械臂上。轨迹确认后，机械臂开始运动。机械臂自动将钻孔平台锁定在稳定位置。通过平台引入一个直径为 2mm 的手持钻头，钻出一个针孔。然后用绝缘的硬脑膜穿孔器在低设置下使用单极烧灼术打开硬脑膜。将导向螺栓紧紧拧入每个针孔中。测量钻孔平台到固定螺栓的距离，然后从标准化的 150mm 的平台到目标距离中减去该值。记录产生的差异，作为待植入电极的最终长度。重复这一过程。将一个直径为 2mm 的管心针置入先前记录的电极距离，并在植入螺栓的引导下轻轻地进入实质，然后立即插入预先测量好的电极。

五、立体脑电图引导切除

对 200 名患者总共进行了 2663 次立体脑电图电极植入，从而进行有创颅内脑电图监测。根据设定的植入前假设，插入电极来研究致癫区的延伸及其结构特点。由于缺乏非侵入性数据和（或）可能出现比以前失败的侵入性探查所提示的更加分散的病理特征，这一组更加棘手。近 1/3（29%）的研究患者曾因药物难治性癫痫接受

过手术干预，并且癫痫发作复发。立体脑电图能够确认154名患者（77%）的致痫区。其中，134名患者（87%）接受了随后的开颅术，进行了立体脑电图引导切除术。对其中90名患者术后至少随访12个月；61名患者（68%）不再有致残性癫痫活动。该组最常见的病理诊断为Ⅰ型局灶性皮质发育不良（55名患者，61%）。这些癫痫治疗结果和并发症的结果与其他组公布的结果一致[32-34]。

六、术后管理和并发症

手术后不久进行CT检查，排除出血并发症并确认电极轨迹的充分性。将所有患者送入癫痫监测室，并给予常规预防性抗生素。在克利夫兰诊所立体脑电图系列中，并发症发生率为3%。其他小组结果类似。Cossu等称发病率为5.6%。其中1%有永久性缺陷[35]。3种并发症全部是出血性并发症，数项研究报道称这是深度电极放置最常见的并发症[11]。其他已发表的系列报道称硬膜下网格和深度电极的并发症发生率为0%~

26%[23, 36, 37]。尽管患者选择差异和植入电极数量不一，很难比较硬膜下网格和立体脑电图之间的发病率，但初步看法是立体脑电图的安全程度至少与硬膜下网格或带状脑电图的安全程度相似。其他人也持相同看法[38-41]。

七、结论

颞骨外难治性局灶性癫痫的侵入性监测的目标可能包括：①需要更好地确定假设的致痫区，②需要全面地定义大脑皮质和皮质下功能区。利用硬膜下网格和带状，使用硬膜下方法的术外映射优点是可以覆盖邻近皮质的硬膜下空间，并具有足够和连续的表面功能映射能力。硬膜下植入术是开放式手术，这样处理颅内出血更加简单。硬膜下方法的缺点是无法从岛叶、眶额后部、扣带回和脑沟深处等深层皮质和皮质下区域记录和刺激。在此类情况下，立体脑电图可能是更为有效安全的选择。最后，立体脑电图既可以大范围精确地记录和刺激脑深部，同时将相关发病率控制在最低水平，优势明显。

参考文献

[1] Luders H, Comair Y. Epilepsy Surgery. 2nd ed. LWW; 2001

[2] Adelson PD, O'Rourke DK, Albright AL. Chronic invasive monitoring for identifying seizure foci in children. Neurosurg Clin N Am. 1995; 6(3):491-504

[3] Jayakar P. Invasive EEG monitoring in children: when, where, and what? J Clin Neurophysiol. 1999; 16(5):408-418

[4] Winkler PA, Herzog C, Henkel A, et al. [Noninvasive protocol for surgical treatment of focal epilepsies]. Nervenarzt. 1999; 70(12):1088-1093

[5] Engel JJ, Henry TR, Risinger MW, et al. Presurgical evaluation for partial epilepsy: Relative contributions of chronic depth-electrode recordings. Relative contributions of chronic depth-electrode recordings versus FDG-PET and scalp-sphenoidal ictal EEG. Neurology. 1990; 40:1670-1677

[6] Kakisaka Y, Kubota Y, Wang ZI, et al. Use of simultaneous depth and MEG recording may provide complementary information regarding the epileptogenic region. Epileptic Disord. 2012; 14(3):298-303

[7] Marnet D, Devaux B, Chassoux F, et al. [Surgical resection of focal cortical dysplasias in the central region]. Neurochirurgie. 2008; 54(3):399-408

[8] Kellinghaus C, Möddel G, Shigeto H, et al. Dissociation between in vitro and in vivo epileptogenicity in a rat model of cortical dysplasia. Epileptic Disord. 2007; 9(1):11-19

[9] Marusic P, Najm IM, Ying Z, et al. Focal cortical dysplasias in eloquent cortex: functional characteristics and correlation with MRI and histopathologic changes. Epilepsia. 2002; 43(1):27-32

[10] Francione S, Nobili L, Cardinale F, Citterio A, Galli C, Tassi L. Intra-lesional stereo-EEG activity in Taylor 's focal cortical dysplasia. Epileptic Disord. 2003; 5(September) Suppl 2:S105-S114

[11] Gonzalez-Martinez J, Bulacio J, Alexopoulos A, Jehi L, Bingaman W, Najm I. Stereoelectroencephalography in the "difficult to localize" refractory focal epilepsy: early experience from a North American epilepsy center. Epilepsia. 2013; 54(2):323-330

[12] Wieser HG. Epilepsy surgery. Baillieres Clin Neurol. 1996; 5(4):849-875

[13] Bancaud J. [Epilepsy after 60 years of age. Experience in a functional neurosurgical department]. Sem Hop/La Sem des hôpitaux organe fondé par l"Association d"enseignement médical des hôpitaux Paris. 1970; 46 (48):3138-3140

[14] Jeha LE, Najm I, Bingaman W, Dinner D, Widdess-Walsh P, Lüders H. Surgical outcome and prognostic factors of frontal lobe epilepsy surgery. Brain. 2007; 130(Pt 2):574-584

[15] Najm IM, Bingaman WE, Lüders HO. The use of subdural grids in the management of focal malformations due to abnormal cortical development. Neurosurg Clin N Am. 2002; 13(1):87-92, viii-ix

[16] Widdess-Walsh P, Jeha L, Nair D, Kotagal P, Bingaman W, Najm I. Subdural electrode analysis in focal cortical dysplasia: predictors of surgical outcome. Neurology. 2007; 69(7):660-667

[17] Ying Z, Najm IM. Mechanisms of epileptogenicity in focal malformations caused by abnormal cortical development. Neurosurg Clin N Am. 2002; 13 (1):27-33, vii

[18] Battaglia G, Chiapparini L, Franceschetti S, et al. Periventricular nodular heterotopia: classification, epileptic history, and genesis of epileptic discharges. Epilepsia. 2006; 47(1):86-97

[19] Jayakar P, Duchowny M, Resnick TJ. Subdural monitoring in the evaluation of children for epilepsy surgery. J Child Neurol. 1994; 9 Suppl 2:61-66

[20] Nair DR, Burgess R, McIntyre CC, Lüders H. Chronic subdural electrodes in the management of epilepsy. Clin Neurophysiol. 2008; 119(1):11-28

[21] Lee WS, Lee JK, Lee SA, Kang JK, Ko TS. Complications and results of subdural grid electrode implantation in epilepsy surgery. Surg Neurol. 2000; 54(5): 346-351

[22] Simon SL, Telfeian A, Duhaime AC. Complications of invasive monitoring used in intractable pediatric epilepsy. Pediatr Neurosurg. 2003; 38(1): 47-52

[23] Önal C, Otsubo H, Araki T, et al. Complications of invasive subdural grid monitoring in children with epilepsy. J Neurosurg. 2003; 98(5):1017-1026

[24] Vadera S, Mullin J, Bulacio J, Najm I, Bingaman W, Gonzalez-Martinez J. Stereoelectroencephalography following subdural grid placement for difficult to localize epilepsy. Neurosurgery. 2013; 72(5):723-729, discussion 729

[25] Bulacio JC, Jehi L, Wong C, et al. Long-term seizure outcome after resective surgery in patients evaluated with intracranial electrodes. Epilepsia. 2012; 53 (10):1722-1730

[26] Bancaud J, Angelergues R, Bernouilli C, et al. Functional stereotaxic exploration (SEEG) of epilepsy. Electroencephalogr Clin Neurophysiol. 1970; 28(1): 85-86

[27] Bancaud J, Favel P, Bonis A, Bordas-Ferrer M, Miravet J, Talairach J. [Paroxysmal sexual manifestations and temporal lobe epilepsy. Clinical, EEG and SEEG study of a case of epilepsy of tumoral origin]. Rev Neurol (Paris). 1970; 123 (4):217-230

[28] Chauvel P, McGonigal A. Emergence of semiology in epileptic seizures. Epilepsy Behav. 2014; 38:94-103

[29] Cardinale F, Cossu M, Castana L, et al. Stereoelectroencephalography: surgical methodology, safety, and stereotactic application accuracy in 500 procedures. Neurosurgery. 2013; 72(3):353-366, discussion 366

[30] Cardinale F, Lo Russo G. Stereo-electroencephalography safety and effectiveness: Some more reasons in favor of epilepsy surgery. Epilepsia. 2013; 54(8): 1505-1506

[31] Gonzalez-Martinez J, Mullin J, Vadera S, et al. Stereotactic placement of depth electrodes in medically intractable epilepsy. J Neurosurg. 2014; 120(3):639-644

[32] Munari C, Hoffmann D, Francione S, et al. Stereo-electroencephalography methodology: advantages and limits. Acta Neurol Scand Suppl. 1994; 152: 56-67, discussion 68-69

[33] Guenot M, Isnard J, Ryvlin P, et al. Neurophysiological monitoring for epilepsy surgery: the Talairach SEEG method. StereoElectroEncephaloGraphy. Indications, results, complications and therapeutic applications in a series of 100 consecutive cases. Stereotact Funct Neurosurg. 2001; 77(1-4):29-32

[34] Tanriverdi T, Ajlan A, Poulin N, Olivier A. Morbidity in epilepsy surgery: an experience based on 2449 epilepsy surgery procedures from a single institution. J Neurosurg. 2009; 110(6):1111-1123

[35] Cossu M, Schiariti M, Francione S, et al. Stereoelectroencephalography in the presurgical evaluation of focal epilepsy in infancy and early childhood. J Neurosurg Pediatr. 2012; 9(3):290-300

[36] Wyler AR, Walker G, Somes G. The morbidity of long-term seizure monitoring using subdural strip electrodes. J Neurosurg. 1991; 74(5):734-737

[37] Rydenhag B, Silander HC. Complications of epilepsy surgery after 654 procedures in Sweden, September 1990-1995: a multicenter study based on the Swedish National Epilepsy Surgery Register. Neurosurgery. 2001; 49(1):51-56, discussion 56-57

[38] Cossu M, Chabardès S, Hoffmann D, Lo Russo G. [Presurgical evaluation of intractable epilepsy using stereo-electro-encephalography methodology: principles, technique and morbidity]. Neurochirurgie. 2008; 54(3):367-373

[39] Guenot M, Isnard J. [Epilepsy and insula]. Neurochirurgie. 2008; 54(3):374-381

[40] Devaux B, Chassoux F, Guenot M, et al. [Epilepsy surgery in France]. Neurochirurgie. 2008; 54(3):453-465

[41] Chabardès S, Minotti L, Hamelin S, et al. [Temporal disconnection as an alternative treatment for intractable temporal lobe epilepsy: techniques, complications and results]. Neurochirurgie. 2008; 54(3):297-302

第23章 癫痫的神经调控
Neuromodulation in Epilepsy

Kevin Mansfield   Joseph S. Neimat   著

摘 要

靶向神经调控可用于降低不适合进行外科手术的药物难治性癫痫患者的癫痫发作频率。迷走神经刺激（vagus nerve stimulation，VNS）、脑深部电刺激（deep brain stimulation，DBS）和反应性神经刺激（responsive neurostimulation，RNS）可用于不同类型的癫痫和不同的患者群体。适应证略有不同，且需要独特的手术方法。这就要求将脉冲发生器放置在一个可进入的位置，并将电极精确放置在神经系统的目标点。这些治疗方式耐受性良好，风险与其他类似治疗方式相当。本章对各种神经调控模式的适应证和预期益处进行了讨论。

关键词

神经调控；迷走神经刺激；脑深部电刺激；反应性神经刺激；癫痫；癫痫发作

一、患者选择

预计世界人口的 1% 患有癫痫症[1, 2]。对 20%～30% 的癫痫患者，药物治疗无效[1, 3, 4]。虽然切除或消融癫痫病灶可以控制患者的癫痫发作，但大量难治性患者不适合外科手术。不适合切除或消融的患者可以考虑进行靶向神经调控。

电流刺激使用电波形来抑制病理信号通过中枢神经系统传递，从而治疗癫痫。迷走神经刺激（VNS）和脑深部电刺激（DBS）可降低癫痫发作电路的兴奋性。两者都是开环系统。反应性神经刺激（RNS）检测到癫痫发作并通过高频刺激突发立即阻止信号传播。这是一个闭环系统。这两种类型都可以降低癫痫发作频率，但几乎无法控制癫痫发作[5-7]。已经对部分性、局灶性和多灶性和全身性癫痫综合征进行了研究，结果各不相同[8-11]（表 23-1）。

图 23-1 给出了选择合适的神经调控疗法的流程。在可以安全切除或消融的非功能区有明显癫痫病灶的患者应接受手术切除。手术切除后，无癫痫发作概率为 50%～70%。如果可以识别病灶但不能切除病灶，与特异性较低的迷走神经刺激和脑深部电刺激疗法相比，反应性神经刺激更好。病灶位于功能皮质或源自两个海马体都可能

表 23-1　癫痫研究和结果

治 疗	癫痫发作降低（在盲相）（%）	调查对象（1年内达到＞50% 的缓解）（%）	显著不良反应
迷走神经刺激[12, 13]	28	27	66.3% 经历过声音变化
脑深部电刺激[6]	40.4	43	引发活动组抑郁症（14%）和记忆障碍（11%）
反应性神经刺激[14]	37.9	46	2.1% 的人出现严重出血，但没有永久性缺损。3 名经受刺激的受试者死于癫痫猝死

注意：以上队列包括脑深部电刺激和反应性神经刺激研究对象，包括一些迷走神经刺激失败的患者

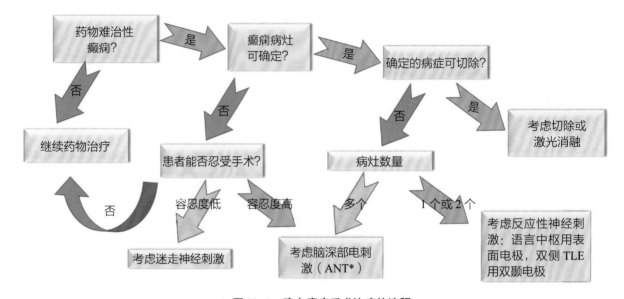

▲ 图 23-1　确定癫痫手术治疗的流程

ANT*. 丘脑前核，根据癫痫发作类型 / 初始发作时间，其他靶点可能适合；TLE. 颞叶癫痫

导致无法切除病灶。如果存在两个以上的病灶或无法识别病灶，则迷走神经刺激和脑深部电刺激是最佳选择。虽然迷走神经刺激和脑深部电刺激治疗效果存在细微差异，但这两种治疗方法仍具有对比性。在选择过程中，应将每种治疗方式的优缺点告知患者及其家属。表 23-2 对各种形式的神经调控疗法的实际要求进行了比较。

（一）术前准备

对药物难治性癫痫患者进行评估，判断是否可以外科手术切除病灶。评估要素取决于患者的癫痫发作模式，及其对测试的耐受性。目标是识别癫痫病灶，确定癫痫类型并理清手术可以造成的神经损伤风险。还应包括神经精神病学评估，

神经精神病学评估有助于定位和手术风险评估，因为干预可能会加剧抑郁症和其他精神疾病。即使患者不适合切除或消融，也可以基于上述数据选择合适的神经调控疗法。

（二）手术过程

神经调控涉及两个组件：传递信号的电极和包含能量源和控制电路的脉冲发生器。手术计划、定位和时间安排必须考虑到这两个组件的放置。

（三）电极放置

1. 迷走神经刺激

切开颈动脉暴露颈动脉鞘中的左迷走神经。

表 23-2　患者选择

物理疗法	术前计划	手术压力	需要住院	启动时间
迷走神经刺激	仅标准检查	最小	否	同一天
脑深部电刺激	额外成像、手术计划*	一般；有时需要清醒手术。通常在 1~2 周内实施	仅颅骨部分需要；通过门诊放置发生器	放置发生器后 2~4 周
反应性神经刺激	可能需要额外成像、手术计划*	高，必须接受开颅；睡眠状态下实施	是	放置后 1~2 个月

*. 用于框架定位和轨迹规划的图像采集，一些平台需要在置入前 1 周进行规划

由于右侧迷走神经支配心房，因此始终在左侧迷走神经上放置电极，避免发生心律失常。将一个易弯曲的螺旋状的电极盘绕在迷走神经周围。正确放置至少需要 3cm 的孤立神经。将多余引线环固定在覆盖的肌肉上，防止颈部运动时神经紧张，引线在锁骨表面通过通道连接到上胸部，并在上胸部与袋中的发生器相连接。

2. 脑深部电刺激

时间安排和麻醉技术的后勤要求有一些变化，这取决于引线放置所用立体定向平台的类型，以及是否使用术中微电极记录（microelectrode recording，MER）。在术前使用高分辨率成像完成目标选择和轨迹规划。术中使用标准立体定向技术，通过钻孔将直的多触点电极插入大脑深处的目标。在某些情况下，可以对清醒患者进行 MER 和（或）测试刺激，从而评估是否放置正确或有无意外不良反应。电极的颅外端通过通道朝向发生器所在一侧。

3. 反应性神经刺激

可将皮质表面或深度电极（或两者）用于反应性神经刺激。深度电极的放置过程类似于脑深部电刺激。术前目标选择和电极轨迹规划至关重要。根据假定或记录的癫痫病灶选择目标，并且按照 Ⅱ 期监控对癫痫发作患者实施深度或硬膜下网格电极放置。如果需要，使用标准立体定向技术放置深度电极。通常情况下，在开颅后将皮质表面电极放置在一个 4 触点 4×5cm 条带中。利用术中皮质脑电图确认电极定位。

（四）发生器放置

1. 迷走神经刺激和脑深部电刺激

在锁骨下方几厘米处的上胸壁上形成一个口袋，可以是皮下，也可以是肌肉下。应注意避免组织深度过大，因为它可能会干扰编程设备和发生器之间的无线接口。迷走神经刺激引线通常与发生器直接连接，因为电极的工作端就在附近。脑深部电刺激引线通常需要延长引线。许多外科医生会在颅顶骨中创建一个具有一定厚度的通道，以减少电极工作端的张力，并防止连接向下蠕动到颈部。

2. 反应性神经刺激

将反应性神经刺激系统的传感器 / 发生器放置在颅骨内特意制造出的开颅缺损中。一旦完成电极定位和测试，在颅骨的同一侧进行开颅术，形状与设备相匹配，通常以顶叶为中心。在开颅术中用螺钉将固定托盘（或"套管"）固定，连接电极后，将设备锁定在套管中。然后缝合头皮。该位置可以减少电路传感回路中的运动伪影和其他干扰源。

（五）术后管理

在植入完整系统后，使用无线接口设备完成目标神经调控系统的编程和激活。也可以完成系统诊断。可以调整刺激电流、脉冲频率和脉冲宽度等参数。更复杂的模式还处于研究阶段。可以在迷走神经刺激植入当天进行初始编程，但脑深

部电刺激和反应性神经刺激通常需要单独进行。刺激的效果似乎会随时间的推移而增加。在前3～12个月，三个系统将癫痫的发作频率都降低了30%～40%。2年或更长时间后，脑深部电刺激可将癫痫发作频率降低50%以上，而同期报告癫痫发作频率降低50%以上的患者百分比（响应率）为54%～67% [6]。反应性神经刺激的益处也随着时间的推移而改善，从1年后的44%到高达66%，响应率为60% [7]。

虽然并发症并不常见，但也会发生，并且每次发生器需要更换时都有可能发生（通常每3～6年更换一次）。可能会发生感染、出血、皮肤破损和系统机械/电气故障，并且可能需要取出发生器。迷走神经刺激可能会出现声嘶，但通常耐受性良好并会随着时间的推移而改善。根据目标，脑深部电刺激带来的神经精神风险不一。刺激丘脑前核可能会导致记忆力或抑郁的主观恶化，或癫痫发作恶化 [6, 15, 16]。反应性神经刺激可能与癫痫猝死（sudden death in epilepsy, SUDEP）的风险增加相关，但迄今为止尚未证实具有统计学意义 [7]。

二、结论

对于不适合切除或消融的药物难治性癫痫患者，靶向神经调控可能是一种有效的治疗方法。迷走神经刺激（VNS）、预先安排的脑深部电刺激（DBS）和反应性神经刺激系统（RNS）可有效降低此类患者的癫痫发作频率，并可以改善患者及其家人的生活质量。需要基于以下多方面因素选择合适的治疗方法，包括癫痫的类型和患者对各种诊断和治疗方法的耐受性。所有方式都具有良好的耐受性，几乎没有常见不良反应。迷走神经刺激有着悠久的使用历史，无论是部分癫痫（获得美国食品药品管理局批准使用迷走神经刺激治疗的癫痫类型）还是其他癫痫类型。长期观察研究发现，脑深部电刺激和反应性神经刺激都能更大程度地减少癫痫发作；但是，需要更多数据来优化目标选择。颅内治疗的潜在疗效更佳，但手术风险更大，准备时间、住院时间、手术时间和患者可能的压力都有所增加。需要进一步研究脑深部电刺激和反应性神经刺激，从而确定神经精神并发症的风险，以及癫痫猝死发生率的变化是否是真正的风险。

参考文献

[1] Thomas GP, Jobst BC. Critical review of the responsive neurostimulator system for epilepsy. Med Devices (Auckl). 2015; 8:405-411

[2] Schachter SC, Saper CB. Vagus nerve stimulation. Epilepsia. 1998; 39(7):677-686

[3] Panebianco M, Rigby A, Weston J, Marson AG. Vagus nerve stimulation for partial seizures. Cochrane Database Syst Rev. 2015(4):CD002896

[4] Kwan P, Brodie MJ. Early identification of refractory epilepsy. N Engl J Med. 2000; 342(5):314-319

[5] Rolston JD, Englot DJ,Wang DD, Shih T, Chang EF. Comparison of seizure control outcomes and the safety of vagus nerve, thalamic deep brain, and responsive neurostimulation: evidence from randomized controlled trials. Neurosurg Focus. 2012; 32(3):E14

[6] Fisher R, Salanova V, Witt T, et al. SANTE Study Group. Electrical stimulation of the anterior nucleus of thalamus for treatment of refractory epilepsy. Epilepsia. 2010; 51(5):899-908

[7] Bergey GK, Morrell MJ, Mizrahi EM, et al. Long-term treatment

with responsive brain stimulation in adults with refractory partial seizures. Neurology. 2015; 84(8):810-817

[8] Sprengers M, Vonck K, Carrette E, Marson AG, Boon P. Deep brain and cortical stimulation for epilepsy. Cochrane Database Syst Rev. 2014(6): CD008497

[9] Fridley J, Thomas JG, Navarro JC, Yoshor D. Brain stimulation for the treatment of epilepsy. Neurosurg Focus. 2012; 32(3):E13

[10] Lega BC, Halpern CH, Jaggi JL, Baltuch GH. Deep brain stimulation in the treatment of refractory epilepsy: update on current data and future directions. Neurobiol Dis. 2010; 38(3):354-360

[11] Velasco AL, Velasco F, Jiménez F, et al. Neuromodulation of the centromedian thalamic nuclei in the treatment of generalized seizures and the improvement of the quality of life in patients with Lennox-Gastaut syndrome. Epilepsia. 2006; 47(7):1203-1212

[12] Salinsky MC, Uthman BM, Ristanovic RK, Wernicke JF, Tarver WB, Vagus Nerve Stimulation Study Group. Vagus nerve stimulation for the treatment of medically intractable seizures. Results of a 1-year open-extension trial. Arch Neurol. 1996;

53(11):1176-1180

[13] Handforth A, DeGiorgio CM, Schachter SC, et al. Vagus nerve stimulation therapy for partial-onset seizures: a randomized active-control trial. Neurology. 1998; 51(1):48-55

[14] Morrell MJ, MD on behalf of the RNS System in Epilepsy Study Group. Responsive cortical stimulation for the treatment of medically intractable partial epilepsy. Neurology. 2011; 77(13):1295-1304

[15] Salanova V, Witt T, Worth R, et al. SANTE Study Group. Long-term efficacy and safety of thalamic stimulation for drug-resistant partial epilepsy. Neurology. 2015; 84(10):1017-1025

[16] Loring DW, Kapur R, Meador KJ, Morrell MJ. Differential neuropsychological outcomes following targeted responsive neurostimulation for partial-onset epilepsy. Epilepsia. 2015; 56(11):1836-1844

第24章 激光间质热疗法治疗癫痫
Laser Interstitial Thermal Therapy for Epilepsy

Dario J. Englot　Hamid M. Shah　Peter E. Konrad　著

摘　要

磁共振成像（magnetic resonance imaging，MRI）引导下的激光间质热疗法（laser interstitial thermal therapy，LITT）是一种消融耐药性癫痫患者的致癫痫组织或局灶性病变的微创治疗法。与开放手术相比，激光间质热疗可减少组织损伤和围术期疼痛，并缩短住院时间。用一根长而柔韧的光纤将激光能量以立体定向的方式集中到实质区域或病变中。一旦磁共振成像验证了探头位置，消融就会在探头尖端引起热凝固和组织破坏。然后可以使用磁共振成像热成像跟踪毁损程度。激光间质热疗最常用于颞叶内侧癫痫（mesial temporal lobe epilepsy，MTLE）中杏仁核海马复合体的热消融。已发表的研究表明，经过激光间质热疗治疗后，颞叶内侧癫痫的无癫痫发作率约为 50%，这一点不如开放切除术。一些研究人员发现，与颞叶内侧癫痫切除相比，激光间质热疗后某些神经心理参数有所改善，尽管这些是初步研究结果。激光间质热疗在癫痫手术中的其他潜在用途包括消融致癫痫肿瘤、结节、海绵状血管瘤、局灶性皮质发育不良病变或下丘脑错构瘤。也可用于完成胼胝体切除术。未来的前瞻性研究中必须调查长期癫痫发作和神经心理结果，并且需要更好地了解并发症发生率和避免策略。展望未来，激光间质热疗很可能成为治疗耐药性癫痫的重要手术。

关键词

消融；癫痫；激光；磁共振成像引导；立体定向

一、背景

随着新技术的引入，癫痫的外科治疗不断发展。磁共振成像（MRI）引导下的激光间质热疗法（LITT）是一种立体定向消融致癫痫组织或局灶性病变的微创治疗法。与开放手术相比，激光间质热疗可减少组织损伤和围术期疼痛，并缩短住院时间。精度高，且能提供实时成像反馈。

在激光间质热疗中，用一根长而柔韧的光纤将激光能量以立体定向的方式集中到待消融的实质区域或病变中。功能性神经外科医生将用于规划立体定向手术的软件解决方案用于规划激光间质热疗的目标和轨迹。需要在进入部位的皮肤上穿刺出一个切口和小钻孔，并用锚栓固定激光探头。可以通过传统的立体定向框架、患者特定的3D 打印平台和可调节的导航微定位器系统将探头放置在精确位置，或者使用神经导航的无框架立体定向手术。还可以使用磁共振成像引导的手术平台，当患者在磁共振成像仪内时插入探头。这样几乎可以立即确认放置精度。

一旦磁共振成像验证了探头位置，激光能量就会在探头尖端产生热凝固组织。可以在部分撤回激光探头后进行连续消融。在消融期间，使用水质子共振频移进行磁共振成像热成像来监测组织温度[1]。然而，最近美国食品药品管理局在致医生的一封信中警告道，磁共振成像测温在某些情况下可能并不准确并可能导致过热[2]。冷却套管控制组织内的热扩散并保护探头尖端，以免过热造成探头损坏。如果在关键结构附近达到预先设定的温度阈值，则可以中止消融[3]。美国食品药品管理局建议将附近关键结构的低温目标设置为 43℃或更低。取出探头后，可以单针缝合切口。可以做到第二天早上出院。

二、颞叶内侧癫痫的治疗

激光间质热疗治疗癫痫最常见的应用是颞叶内侧癫痫（MTLE）中杏仁核海马复合体的热消融。从枕骨或后外侧轨迹接近海马体。沿其纵轴接近海马体，大部分结构可以接合，而内侧基底池和侧脑室下角在外侧形成一个"散热器"，避免对附近结构和血管造成热毁损[4]。图 24-1 磁共振成像图像为激光间质热疗治疗颞叶内侧癫痫的案例。

在一个早期系列研究中，Willie 等对 13 名接受激光间质热疗的颞叶内侧癫痫成年患者进行了研究，有些患有内侧颞叶硬化，有些没有[6]。研究人员观察到杏仁核海马复合体的平均消融体积

为 60%，中位住院时间为 1 天。中位随访 14 个月后，54% 的患者无癫痫发作，其中包括 67%（9 名中 6 名）患有内侧颞叶硬化症的患者。所有癫痫发作都发生在前 6 个月内。消融体积和长度均与临床结果无关。有一名发生不良事件。立体定向校准棒插入异常导致视觉障碍。在消融前对探头轨迹进行校正。一项使用前瞻性、非随机、平行组设计方案的后续调查比较了 19 名接受激光间质热疗治疗颞叶内侧癫痫的患者和 39 名接受标准切除术的患者的神经心理学结果[7]。与开放手术切除相比，用激光间质热疗治疗优势半球颞叶内侧癫痫的患者说出物体名称的能力得到改善，非优势半球颞叶内侧癫痫的患者能更好地识别物体。总体而言，激光间质热疗后，患者的物体识别和说出物体名称任务能力没有下降。

另一组评估了 20 名颞叶内侧癫痫患者的激光间质热疗结果并测量了消融量[8]。6 个月后，15 名患者中有 53% 没有癫痫发作；11 名患者中有 36% 的患者在 1 年后康复，5 名患者中有 60% 的患者在 2 年后康复（中位随访时间为 13 个月）。在全部治愈和未治愈患者中，没有发现海马、杏仁核、海马旁回、内嗅皮质或梭状回的消融体积差异。尽管非语境记忆任务得分下降，但语境语言记忆得以保留，并且没有观察到严重并发症。最后，对所有已发表的激光间质热疗治疗颞叶内侧癫痫系列研究进行汇总，估计总体无癫痫发作率为 53%（随访时间为 6～39 个月）。68 名患者的 74 次手术中有 16% 报告了发病率[9]。不良反应包括视野障碍（6 名）、颅神经Ⅲ或Ⅳ损伤（2 名）和颅内出血（3 名）。没有死亡。

总体而言，迄今为止发表的结果表明激光间质热疗治疗颞叶内侧癫痫后，癫痫发作结果良好，虽然激光间质热疗治疗的无癫痫发作率仍低于前颞叶切除术或选择性杏仁核海马切除术等开放切除术的无癫痫发作率[10]。相对于颞叶内侧癫痫切除术，激光间质热疗的优势在于微创手术的性质，以及可能改善的神经心理学结果。需要扩大样本进一步研究神经心理学结果是否得到改善。

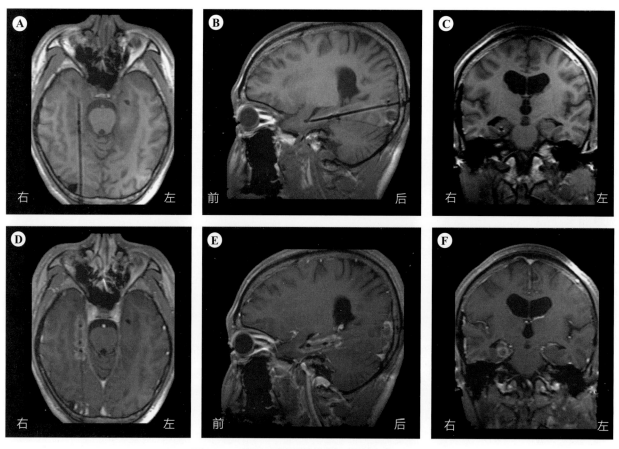

▲ 图 24-1　颞叶内侧癫痫的激光间质热疗（LITT）

A 至 C. 颞叶内侧癫痫患者激光间质热疗前沿左侧海马轴放置激光探头期间 T_1 加权磁共振成像的轴位（A）、矢状位（B）和冠状位（C）图像；D 至 F. 颞叶内侧结构热消融后 5～10min 获得的对比增强 T_1 加权 MRI 的轴位（A 和 D）、矢状位（B 和 E）和冠状位（F 和 C）图像，消融区域可见对比增强，通过实时磁共振成像热测量评估毁损（经 Englot 等[5] 许可改编，2016）

三、其他癫痫综合征的治疗

　　已将激光间质热疗用于消融儿童和成人的其他致癫痫病灶。据报道，在 19 名因难治性癫痫而接受激光间质热疗的患儿中，41% 的个体在平均 16 个月的随访（4～36 个月）后无癫痫发作[11]。几乎所有患儿都患有局灶性新皮质癫痫，11 名患有局灶性皮质发育不良。4 名结节性硬化症患者接受了致癫痫性结节的消融。其中有 10 名患者此前切除失败，这表明激光间质热疗在重复癫痫手术中的潜在作用。激光间质热疗治疗局灶性新皮质癫痫的癫痫发作结果不如其治疗颞叶内侧癫痫的结果，与切除术的结果相似。

　　根据另一小型系列研究，5 名患者使用激光间质热疗治疗与药物难治性癫痫相关的海绵状血管瘤，在治疗后 12～28 个月，4 名（80%）患者无癫痫发作[12]。此外，一些研究人员已经成功地将激光间质热疗用于消融与癫痫相关的下丘脑错构瘤。通过开放手术几乎无法安全地处理错构瘤[13]。激光间质热疗还被用于消融其他深部病变，包括室管膜下巨细胞星形细胞瘤、神经节细胞胶质瘤、多形性黄色星形细胞瘤和视神经胶质瘤[14]。最后，将激光间质热疗用于完成微侵入性胼胝体前部切除术[15]。总的来说，前述研究表明，对于具有离散放射影像学病变的颞外癫痫患者，激光间质热疗是一种可以替代开颅术的微创疗法。然而，鉴于迄今为止报告的研究规模较小，上述结果仍为初步研究结果。

四、结论和未来研究方向

激光间质热疗是癫痫手术治疗中的一种重要的新兴治疗选择。与开颅切除术相比，具有围术期疼痛轻和住院时间短的优点。可以使用多种技术完成手术计划和探头放置，利用磁共振成像热成像来实时跟踪消融，同时保护关键结构。越来越多的杏仁核海马消融结果十分具有说服力，表明癫痫发作结果良好。但激光间质热疗的无癫痫发作率低于病灶切除的无癫痫发作率。早期研究报告表明，用激光间质热疗治疗颞叶内侧癫痫能取得更好的神经认知结果，令人鼓舞，但还需要更多前瞻性研究和研究样本。很少有研究调查激光间质热疗对颞外致癫痫病灶的治疗效果，但激光间质热疗非常适合治疗深部、界限清楚、放射学上明显的病灶，特别是那些可能难以通过开放手术进入的病灶。当需要进行组织诊断时，在同一过程中，通常可以在立体定向活检后立即放置激光探针。表24-1对激光间质热疗法在外科癫

痫治疗中的潜在用途进行了汇总。

表 24-1　已选定的激光间质热疗法在局灶性癫痫治疗中的潜在适应证

杏仁核海马切除术	岛状癫痫
海绵状血管瘤	下丘脑错构瘤
完成胼胝体切除术	脑室周围病变
致癫痫肿瘤	切除 / 消融后的残留病灶
局灶性皮质发育不良	结节性硬化症

需要广泛或精细切除较大或复杂致痫区的患者，以及侵入性电图记录可能有益的非毁损性癫痫患者不太适合激光间质热疗治疗。未来的前瞻性研究将需要长期癫痫发作和神经心理学结果，并且需要更好地了解并发症发生率和避免策略。此外，还需进一步研究比较切除与激光间质热疗对先前手术治疗后残留致癫痫病灶的患者的作用。展望未来，激光间质热疗和其他微创手术技术将在耐药性癫痫的治疗中发挥重要作用。

参考文献

[1] Patel NV, Mian M, Stafford RJ, et al. Laser Interstitial Thermal Therapy Technology, Physics of Magnetic Resonance Imaging Thermometry, and Technical Considerations for Proper Catheter Placement During Magnetic Resonance Imaging-Guided Laser Interstitial Thermal Therapy. Neurosurgery. 2016; 79 Suppl 1:S8-S16

[2] Maisel W. Magnetic Resonance-guided laser Interstitital Thermal Therapy (MRgLITT) Devices: Letter to Health Care Providers-Risk of Tissue Overheating Due to Inaccurate magnetic Resonance Thermometry. In: Health CfDaR, ed. Silver Spring, MD: CDRH Division of Industry Communication and Education; 2018

[3] Sun XR, Patel NV, Danish SF. Tissue Ablation Dynamics During Magnetic Resonance-Guided, Laser-Induced Thermal Therapy. Neurosurgery. 2015; 77(1): 51-58, discussion 58

[4] Wu C, Boorman DW, Gorniak RJ, Farrell CJ, Evans JJ, Sharan AD. The effects of anatomic variations on stereotactic laser amygdalohippocampectomy and a proposed protocol for trajectory planning. Neurosurgery. 2015; 11 Suppl 2: 345-356, discussion 356-357

[5] Englot DJ, Birk H, Chang EF. Seizure outcomes in nonresective

epilepsy surgery: an update. Neurosurg Rev. 2016

[6] Willie JT, Laxpati NG, Drane DL, et al. Real-time magnetic resonance-guided stereotactic laser amygdalohippocampotomy for mesial temporal lobe epilepsy. Neurosurgery. 2014; 74(6):569-584, discussion 584-585

[7] Drane DL, Loring DW, Voets NL, et al. Better object recognition and naming outcome with MRI-guided stereotactic laser amygdalohippocampotomy for temporal lobe epilepsy. Epilepsia. 2015; 56(1):101-113

[8] Kang JY, Wu C, Tracy J, et al. Laser interstitial thermal therapy for medically intractable mesial temporal lobe epilepsy. Epilepsia. 2016; 57(2): 325-334

[9] Waseem H, Vivas AC, Vale FL. MRI-guided laser interstitial thermal therapy for treatment of medically refractory non-lesional mesial temporal lobe epilepsy: Outcomes, complications, and current limitations: A review. J Clin Neurosci. 2016

[10] Englot DJ, Chang EF. Rates and predictors of seizure freedom in resective epilepsy surgery: an update. Neurosurg Rev. 2014; 37(3):389-404, discussion 404-405

[11] Lewis EC, Weil AG, Duchowny M, Bhatia S, Ragheb J, Miller I. MR-guided laser interstitial thermal therapy for pediatric drug-

resistant lesional epilepsy. Epilepsia. 2015; 56(10):1590-1598

[12] McCracken DJ, Willie JT, Fernald BA, et al. Magnetic Resonance Thermometry-Guided Stereotactic Laser Ablation of Cavernous Malformations in Drug-Resistant Epilepsy: Imaging and Clinical Results. Oper Neurosurg (Hagerstown). 2016; 12(1):39-48

[13] Wilfong AA, Curry DJ. Hypothalamic hamartomas: optimal approach to clinical evaluation and diagnosis. Epilepsia. 2013; 54 Suppl 9:109-114

[14] Buckley R, Estronza-Ojeda S, Ojemann JG. Laser Ablation in Pediatric Epilepsy. Neurosurg Clin N Am. 2016; 27(1):69-78

[15] Ho AL, Miller KJ, Cartmell S, Inoyama K, Fisher RS, Halpern CH. Stereotactic laser ablation of the splenium for intractable epilepsy. Epilepsy Behav Case Rep. 2016; 5:23-26

第 25 章　迷走神经刺激治疗癫痫
Vagus Nerve Stimulation for Epilepsy

Ryan B. Kochanski　Sepehr Sani　著

摘　要

迷走神经刺激（vagus nerve stimulation，VNS）是一种成熟的治疗方案，适用于患有部分性和全身性癫痫的患者。虽然很少能治愈，但迷走神经刺激仍然是一种有效的保守治疗选择，旨在减少癫痫发作和抗癫痫药物。本章将详细讨论手术前的关键注意事项，以及手术技术和术后管理。

关键词

迷走神经；刺激；癫痫；神经调控；癫痫发作

一、患者选择

1992 年，Zabara 首次在其报道中提出了迷走神经刺激的概念。他发现重复性的迷走神经刺激可以阻止化学诱发的狗的癫痫发作。随后的研究于 1997 年获得美国食品药品管理局（United States Federal Drug Agency）的批准，通过迷走神经刺激治疗成人和 12 岁以上青少年的药物难治性部分性癫痫发作。Ⅰ 类证据表明迷走神经刺激治疗癫痫的安全性和有效性，将迷走神经刺激视为药物治疗的保守性辅助手段，只有在极少数情况下才能完全治愈癫痫发作。通常用于患有不适合切除的部分或继发全身性癫痫的耐药患者。这类患者病灶无法定位，有双侧病灶或病灶位于功能区。迷走神经刺激可以显著减少患者的药物需求。有几项高频迷走神经刺激的随机对照试验显示，20%～30% 的患者癫痫发作频率显著下降，31% 的复杂部分性或继发性全身性癫痫患者的癫痫发作频率至少降低 50%。因为迷走神经刺激是一种颅外手术，所以在治疗跌落发作癫痫时，它比胼胝体切除术更安全，不良反应更少。迷走神经刺激可以通过降低抗癫痫药物负担和癫痫发作频率来提高患者生活质量。

二、术前准备

对药物难治性癫痫患者进行术前评估，包括住院视频脑电图监测、神经心理测试以及结构和功能神经影像学，包括脑部磁共振成像和与磁共振成像共同显示的减影发作期单光子发射计算机断层扫描。对这些结果进行多学科审查，排除适合癫痫病灶切除的患者。

进行手术的患者必须具有完整且功能正常的迷走神经。左侧神经是首选治疗部位。动物研究表明，右侧迷走神经优先支配心脏的窦房结。刺激右侧神经会导致心动过缓甚至心搏停止；然而，有临床报告表明右侧迷走神经植入和刺激是安全的。如果与计划的左侧植入物相对的一侧预先存在的喉返神经损伤，这可能会妨碍植入。既往有颈部手术或喉返神经损伤的患者应在术前通过视频喉镜检查声带功能。

三、手术过程

患者全身气管内麻醉后进行手术，保持头部呈自然姿势，轻微伸展。手术台头板抬高 15°，便于静脉回流。标记甲状腺软骨的中线和胸锁乳突肌（sternocleidomastoid，SCM）中部的内侧边缘。在皮肤皱褶内的甲状软骨水平处，从中线到胸锁乳突肌的内侧边缘水平切开。分开颈阔肌，识别胸锁乳突肌的内侧边界。钝性切开胸锁乳突肌内侧边缘和咽带肌肉外侧边缘的筋膜平面，直到可见颈动脉鞘。如有必要，可将肩胛舌骨肌分开并近接缝合。

打开颈动脉鞘，更内侧的颈总动脉和外侧颈内静脉之间形成一个平面。迷走神经位于该平面内，在颈内静脉的内侧或深处。用锐剥离法，并去除所有纤维粘连松动 3～4cm 的神经节段，并在其周围放置一个血管环。然后使用两个显微外科手术钳，一个尖端弯曲的显微外科手术钳，将刺激电极（LivaNova，Houston，TX）的螺旋线圈从上往下缠绕神经。使用带状肌肉和胸锁乳突肌内腹部下方的应变环固定电极线。

可在以下不同位置创建发生器的皮下袋，包括：胸肌外侧部分（通过横向切口）；上内侧胸大肌上方（通过锁骨下切口）；或肩胛内侧（通过后正中切口）。在完成发生器植入之前检查引线阻抗。植入 Aspire 106 发生器（LivaNova，Houston，TX）时，还应确认准确的心率感应。植入后两周进行初始编程。

螺旋线圈可以附着在神经上。当需要在不重新植入的情况下移除引线时，可以在引线进入颈动脉鞘之前切割引线将其留在原位。这并不妨碍以后进行磁共振成像研究。引线可能会断裂或发生故障，并且阻抗会升高。如果需要翻修，则可以安全地将其从神经移除。在这种情况下，如果近端神经暴露足够，能方便新引线的放置，则可以将植入的线圈留在原位。

在更换脉冲发生器时，应检查双针或单针型号之间的兼容性。105 和 106 型发生器与双针引线不兼容。在这种情况下，必须植入 102 R 型或 104 型。103 Demipulse® 和 104 Demipulse® Duo 的尺寸比标准 102 和 102 R 型号小得多，因而更具优势。106 AspireSR® 型号是最新型号，配备心率感应功能，可针对癫痫发作前的心率快速升高提供刺激。

四、发病率

患者可能因血肿和喉神经损伤而有气道狭窄的风险。最常提及的并发症是伤口感染、导致声音嘶哑的短暂声带麻痹和引线断裂。在极少数情况下，还有研究发现心动过缓。多项临床试验的综合分析显示，感染率为 3%，只有 1% 的病例需要移植。据报道，4% 的儿童发生深度感染，只能移除装置。如果发生声带麻痹，它是短暂性的，仅有 1% 的成人和儿童病例报道称患有声带麻痹。2%～7% 的病例因引线故障导致阻抗值高，需要进行翻修。

五、结论

对于癫痫病灶无法通过手术切除的耐药性癫痫患者而言，迷走神经刺激是一种有效的保守治疗方法。

推荐阅读

[1] Zabara J. Inhibition of experimental seizures in canines by repetitive vagal stimulation. Epilepsia. 1992; 33(6):1005-1012

[2] Fisher RS, Handforth A. Reassessment: vagus nerve stimulation for epilepsy: a report of the Therapeutics and Technology Assessment Subcommittee of the American Academy of Neurology. Neurology. 1999; 53(4):666-669

[3] Tatum WO, Johnson KD, Goff S, Ferreira JA, Vale FL. Vagus nerve stimulation and drug reduction. Neurology. 2001; 56(4):561-563

[4] Handforth A, DeGiorgio CM, Schachter SC, et al. Vagus nerve stimulation therapy for partial-onset seizures: a randomized active-control trial. Neurology. 1998; 51(1):48-55

[5] The Vagus Nerve Stimulation Study Group. A randomized controlled trial of chronic vagus nerve stimulation for treatment of medically intractable seizures. Neurology. 1995; 45(2):224-230

[6] You SJ, Kang H-C, Ko T-S, et al. Comparison of corpus callosotomy and vagus nerve stimulation in children with Lennox-Gastaut syndrome. Brain Dev. 2008; 30(3):195-199

[7] Nei M, OConnor M, Liporace J, Sperling MR. Refractory generalized seizures: response to corpus callosotomy and vagal nerve stimulation. Epilepsia. 2006; 47(1):115-122

[8] McGregor A, Wheless J, Baumgartner J, Bettis D. Right-sided vagus nerve stimulation as a treatment for refractory epilepsy in humans. Epilepsia. 2005; 46(1):91-96

[9] Espinosa J, Aiello MT, Naritoku DK. Revision and removal of stimulating electrodes following long-term therapy with the vagus nerve stimulator. Surg Neurol. 1999; 51(6):659-664

[10] Bruce D, Li M, Fraser R, Alksne J. The Neuro-Cybernetic prosthesis (NCP) system for the treatment of refractory partial seizures: surgical technique and outcomes. Epilepsia. 1998; 39 Suppl 6:92-93

[11] Smyth MD, Tubbs RS, Bebin EM, Grabb PA, Blount JP. Complications of chronic vagus nerve stimulation for epilepsy in children. J Neurosurg. 2003; 99(3):500-503

[12] Asconapé JJ, Moore DD, Zipes DP, Hartman LM, Duffell WH , Jr. Bradycardia and asystole with the use of vagus nerve stimulation for the treatment of epilepsy: a rare complication of intraoperative device testing. Epilepsia. 1999; 40(10):1452-1454

[13] Révész D, Rydenhag B, Ben-Menachem E. Complications and safety of vagus nerve stimulation: 25 years of experience at a single center. J Neurosurg Pediatr. 2016; 18(1):97-104

第 26 章　功能性神经外科治疗神经行为障碍的神经伦理学要点

Neuroethics Essentials in Functional Neurosurgery for Neurobehavioral Disorders

Cynthia S. Kubu　著

摘　要

本章对神经行为障碍患者在临床研究中的伦理考虑、风险收益分析、纳入 / 排除标准、自主性及该患者感知到的功能性神经外科的益处进行了概述。

关键词

伦理学；神经伦理学；神经行为障碍；功能性神经外科；心理外科

大脑是决定我们自我独有的神经解剖学基质。对这个不同寻常的结构进行手术总是有可能改变神经行为功能。功能性神经外科最常涉及运动障碍或癫痫的治疗。此类患者有多种神经行为症状和（或）潜在不良反应，在对手术风险和益处进行伦理分析时必须予以考虑。例如，存在痴呆和（或）记忆功能改变的风险。针对神经行为症状的功能性程序提出了额外的伦理考虑。本章旨在概述功能性神经外科治疗神经行为障碍的相关伦理问题。

本章将重点围绕神经行为障碍治疗的伦理问题进行讨论。此类疾病包括直接改变认知、情绪、个性或产生重复性复杂行为症状（如自残行

为）的疾病。由于症状的性质和严重程度可能会使患者更加脆弱，因此从道德角度进行保护尤为重要。当然，在过去的一个世纪里，心理外科也曾被滥用。

> 神经行为障碍包括那些改变认知情绪或个性，或产生重复性复杂行为模式的疾病。

一、对科学的尽职调查

良好的道德取决于良好的科学。所有治疗神经行为障碍的神经外科干预措施都必须基于可靠的科学。先前的此类调查涉及动物模型的构建、

功能性神经影像学研究的使用，以及具有可靠和有效措施的人体试验研究数据[1]。尽管神经外科干预治疗严重神经行为障碍的历史悠久，但缺乏随机对照临床试验数据[2]。因此，需要收集此类临床数据。

此外，在未来应用新的或创新的神经外科干预治疗神经行为障碍时，纳入好的临床研究方法在道德上势在必行。应至少包括使用公认有效的措施来评估随时间推移的变化、定义明确的方案和具体的安全措施[1, 3, 4]。所有用于神经行为障碍的神经外科治疗的研究性试验都需要一个独立的伦理委员会和（或）伦理审查委员会（Institutional Review Board，IRB）参与其中，提供伦理和监管监督来保护患者[1]。当前推荐的指南还提倡采用独立、随机和盲法对照试验，最大限度地减少利益冲突或偏见[1, 5]。应该将这些试验结果与更多科研人员共享，最好是在共享登录资料库中。最后，如果打算发布创新试验甚至单个案例研究的结果，这构成伦理审查委员会定义的研究，应遵循适当的研究指南。这样的过程应保持透明，并为患者、神经外科团队、科学、领域和公众提供最好的保护。

良好的道德需要良好的科学。

二、风险／受益分析

现如今，无法根据某一指南来确定哪些患者将从特定神经行为障碍的手术中受益，或者确定哪些患者受伤风险较高。鉴于这种不确定性，神经外科团队必须谨慎行事，并根据他们对疾病的潜在功能性神经解剖学和手术目标的了解来确定潜在的神经行为结果（正面和负面），包括情绪、动机、认知和行为的变化。风险评估还包括那些已知的手术风险，如出血、感染或植入设备故障。治疗严重神经行为障碍的许多神经外科手术存在多种不确定性，鉴于此，患者

的痛苦程度必须很高才能在伦理上证明手术是合理的。

鉴于神经行为障碍的功能性治疗存在不确定性，患者的痛苦程度必须很高才能在伦理上证明手术是合理的。

三、包含／排除分析

神经行为障碍是导致残疾的一个主要原因，给患者及其家人带来了相当大的痛苦[6]。尽管有完善的循证治疗，但仍有大量患者还在遭受痛苦，无法对这些既定疗法产生持续反应，或承受不可接受的不良反应。这类患者无法用神经外科手术治疗神经行为障碍[1, 7]。

目前的共识是，只有成人才能采用神经外科手术治疗神经行为障碍[7]。但可以提出这样一个建议：为某些患者在青春期后期进行干预，从而最大限度地让他们有机会接受治疗，建立合适的同伴关系，完成教育，并最大程度地成功过渡到成年。

神经行为障碍是其中一种最难治疗的疾病，包括情绪、性格、动机、认知、运动、感觉和生理症状[8]。因此，必须有一个跨学科的专家神经外科团队，其中包括具有目标疾病／手术相关专业知识且训练有素的功能性神经外科医生、精神科医生、神经内科医生和神经心理学家。也可以与专门的生物伦理学家合作并与其他心理健康和康复专家建立联系[1, 7]。最佳临床实践要求，所有相关专家共同决定患者是否适合进行手术治疗。通过这个"共识会议"，在决定患者是否适合进行手术时可参考不同观点，并主动找出关注事项，最大限度提高手术的好处，减少伤害[9]。

在神经行为障碍的神经外科治疗方面具有必要专业知识的中心数量有限。患者可能需要长途跋涉进行手术和随访。脑深部电刺激（DBS）文献在确定手术资格时，对家庭支持的重要性进行了探讨。患者在术后护理和后续往返预约方面确

实需要家庭的支持[9, 10]。这种实际考虑可能会导致对患者选择公正性的担忧。将没有社会支持或交通方便的患者排除在外,"在这些患者在护理水平上造成的额外的差异,进一步使他们处于不利地位"[10]。消融手术可能与更大的风险相关,但还是带来了实质性的好处。如果进行神经调控手术时患者无法接受定期医疗方案会诊,那么消融在伦理道德上可能是合理的[9]。

> 应该根据所有相关专家的共识决定手术资格。

四、自主性

自主性是知情同意过程中一个不可或缺的考虑因素,包括确保患者及其家属清楚了解手术和治疗的各个方面。这包括需要对植入装置的患者进行长期随访[11]。就神经外科疗法治疗神经行为障碍而言,在自主性方面还有若干潜在挑战。首先,认知障碍可能会限制患者知情同意的能力。其次,许多患者将神经外科手术视为"终极手段",这可能会造成绝望感,导致患者更加脆弱[10]。然而,并非所有患者都是因为绝望而考虑采用脑深部电刺激治疗严重抑郁症[12]。至于自主权面临的其他挑战,与媒体对脑深部电刺激或其他暗示"奇迹治愈"的外科手术的描述相关,并且可以导致患者有不恰当的期望[13]。

当患者及其家人不同意进行手术时,可能会出现自主性受到挑战的情况。家庭成员可能会强迫患者接受手术,或出于维持其照顾者角色的自私愿望而劝阻患者放弃手术[9, 10, 11, 14]。任何患者都不应违背自己的意愿接受手术,但在患者想要进行手术而家人反对的情况下,没有任何结果相关数据。对家庭对患者决定进行手术的支持程度进行评估,这样可以确定可能影响护理的人际关系变化,以及是否需要进一步告知患者及其家人手术风险和益处。

最后,当手术的目标是改变可能与一个人的身份认同相关的行为时,自主性概念相关的生物伦理学文献引起了人们的极大兴趣。虽然此类哲学考量十分重要,但从实际临床角度来看,对自主性的担忧主要来自孤立的病例报告,这些病例报告记录了功能性神经外科手术后行为的巨大改变和不良变化。比如说,在用丘脑下刺激治疗帕金森病时可能引起轻躁狂。大量数据表明这种手术后人格几乎没有变化,应该对这种行为改变进行权衡[15-17]。但是,对于许多疾病,行为变化的可用数据不足。因为对法律责任的影响很大,需要就这个棘手的话题进行跨学科研究。

> 当手术的目标是改变可能对一个人的身份认同不可或缺的行为时,自主性是一个重要的伦理考量。

五、患者的生活质量和受益感

功能性神经外科是一种以提高生活质量为目标的选择性手术。本质上,生活质量是一个个性化的主观概念。关于"满意度差距"有大量讨论,满意度差距指患者对手术结果不满意,但外科医生却很满意[18]。系统性询问患者的手术目标并阐明如何进行手术,这一点尤为重要。减少某些症状将提高他们的生活质量[19]。例如,帕金森病患者可能会说他们的主要目标是减少震颤,但他们之所以愿意接受手术可能有一个不明说的、不切实际的、潜在的目标。知情同意过程中,必须清楚了解患者对手术结果的期望。最大限度地减少了这种"满意度差距"的可能性。

> 功能性神经外科的目标是提高生活质量,但这是一个受主观价值影响的概念,有可能造成外科医生和患者期望之间的差距。

六、结论

用神经外科疗法治疗神经行为障碍时,相关

临床伦理考量十分复杂，需要深思熟虑。神经外科团队拥有减轻人类痛苦的特权，但他们也有责任以道德科学的方式进行治疗，从而最大限度地造福患者及其家人和整个医学领域。

参考文献

[1] Nuttin B, Wu H, Mayberg H, et al. Consensus on guidelines for stereotactic neurosurgery for psychiatric disorders. J Neurol Neurosurg Psychiatry. 2014; 85(9):1003-1008

[2] Mashour GA, Walker EE, Martuza RL. Psychosurgery: past, present, and future. Brain Res Brain Res Rev. 2005; 48(3):409-419

[3] Kubu CS, Ford PJ. Beyond mere symptom relief in deep brain stimulation: An ethical obligation for multi-faceted assessment of outcome. AJOB Neurosci. 2012; 3(1):44-49

[4] Bell E, Leger P, Sankar T, Racine E. Deep brain stimulation as clinical innovation: An ethical and organizational framework to sustain deliberations about psychiatric deep brain stimulation. Neurosurgery. 2016; 79(1):3-10

[5] Fins JJ, Schlaepfer TE, Nuttin B, et al. Ethical guidance for the management of conflicts of interest for researchers, engineers and clinicians engaged in the development of therapeutic deep brain stimulation. J Neural Eng. 2011; 8(3): 033001

[6] NIMH. U.S. Leading categories of diseases/disorders. Retrieved June 4, 2017 from: https://www.nimh.nih.gov/health/statistics/disability/us-leading-categories-of-diseases-disorders.shtml

[7] Rabins P, Appleby BS, Brandt J, et al. Scientific and ethical issues related to deep brain stimulation for disorders of mood, behavior, and thought. Arch Gen Psychiatry. 2009; 66(9):931-937

[8] Heimer L, Van Hoesen GW. The limbic lobe and its output channels: implications for emotional functions and adaptive behavior. Neurosci Biobehav Rev. 2006; 30(2):126-147

[9] Kubu CS, Ford PJ. Clinical ethics in deep brain stimulation for movement disorders Submitted

[10] Bell E, Mathieu G, Racine E. Preparing the ethical future of deep brain stimulation. Surg Neurol. 2009; 72(6):577-586, discussion 586

[11] Clausen J. Ethical brain stimulation - neuroethics of deep brain stimulation in research and clinical practice. Eur J Neurosci. 2010; 32(7):1152-1162

[12] Christopher PP, Leykin Y, Appelbaum PS, Holtzheimer PE , III, Mayberg HS, Dunn LB. Enrolling in deep brain stimulation research for depression: influences on potential subjects' decision making. Depress Anxiety. 2012; 29(2): 139-146

[13] Racine E, Waldman S, Palmour N, Risse D, Illes J. "Currents of hope": neurostimulation techniques in U.S. and U.K. print media. Camb Q Healthc Ethics. 2007; 16(3):312-316

[14] Ford PJ, Henderson JM. Functional neurosurgical intervention: neuroethics in the operating room. In: Illes J, ed. Neuroethics: Defining the Issues in Theory, Practice, and Policy. Oxford: Oxford University Press; 2006:213-228

[15] Leentjens AF, Visser-Vandewalle V, Temel Y, Verhey FR. [Manipulation of mental competence: an ethical problem in case of electrical stimulation of the subthalamic nucleus for severe Parkinson's disease]. Ned Tijdschr Geneeskd. 2004; 148(28):1394-1398

[16] Mandat TS, Hurwitz T, Honey CR. Hypomania as an adverse effect of subthalamic nucleus stimulation: report of two cases. Acta Neurochir (Wien). 2006; 148(8):895-897, discussion 898

[17] Funkiewiez A, Ardouin C, Caputo E, et al. Long term effects of bilateral subthalamic nucleus stimulation on cognitive function, mood, and behaviour in Parkinson's disease. J Neurol Neurosurg Psychiatry. 2004; 75(6): 834-839

[18] Agid Y, Schüpbach M, Gargiulo M, et al. Neurosurgery in Parkinson's disease: the doctor is happy, the patient less so? J Neural Transm Suppl. 2006; 70(70): 409-414

[19] Kubu CS, Cooper SE, Machado A, Frazier T, Vitek J, Ford PJ. Insights gleaned by measuring patients' stated goals for DBS: More than tremor. Neurology. 2017; 88(2):124-130

第 27 章 抑郁症
Depression

Gaddum Duemani Reddy　Nir Lipsman　Clement Hamani　著

摘　要

抑郁症是一种非常普遍的疾病，可能会导致严重的残疾。虽然通常情况下药物和心理治疗是有效的，但大约 30% 的患者对常规治疗没有响应。可以通过药物、增强方案和电休克疗法（有时使用）的组合使用控制此类患者的抑郁症。据估计，10% 的患者没有响应并成为难治性抑郁症患者。有研究提出将消融手术和最近的迷走神经刺激、运动皮质刺激和脑深部电刺激（deep brain stimulation，DBS）用于治疗此类患者的难治性抑郁症。对几个脑深部电刺激目标进行了研究。总体而言，初始开放标签报告的结果尚未得到盲法随机临床试验的证实。本章就治疗难治性抑郁症的手术疗法进行讨论。

关键词

抑郁症；脑深部电刺激；迷走神经刺激；扣带回；内囊

抑郁症是一种常见疾病。在美国，1 年患病率为 5%～10%。1/3 的患者对药物和心理治疗的组合使用没有响应，即使使用了电休克疗法，30% 的情况下也是无效的。几十年来，一直将消融性神经外科手术用于治疗抑郁症。最近则引入了神经调控疗法。本章将就治疗抑郁症的最常见的神经外科手术、适应证、结果和发病率进行探讨。

一、消融过程

（一）前扣带切除术

在前扣带切除术中，病变位于布罗德曼皮质区 24 的对应区域和前扣带回的部分区域。前扣带切除术能治疗强迫症和抑郁症。临床结果可能与前病变位置相关，而与病变体积无关，微电极记录有助于识别脑回的背侧和腹侧区域。在一项扣带切除术治疗 33 名难治性抑郁症患者的前瞻性综述中，17 名患者不需要进一步治疗。根据 Beck 抑郁症量表（Beck Depression Inventory，

BDI），其中 1/3 患者的评分下降了至少 50%，另外 42% 的患者下降了 35%～50%。

（二）尾核下神经束切断术

在尾核下神经束切断术中，切除位于尾核下方的神经束中的病变，而尾核位于无名质区域中。最初采用开颅术，但现在通过立体定向方式进行手术，并且使用热凝术切除病变。在自 1961 年以来做过的 1000 多个手术案例中，据不确定估计，总体成功率为 40%～60%。1995 年，一项前瞻性研究对 23 名接受神经束切断术治疗重度抑郁症或双相情感障碍的患者进行了研究，6个月时汉密尔顿抑郁评分量表（Hamilton Rating Scale for Depression Scores，HAMD）评分下降，这与通过多个量表测量的全球预后改善相关。描述神经束切断术的大多数报告是十多年前的报告，但在 2017 年的病例报告中，伽马刀射频消融将汉密尔顿抑郁评分量表评分从 23 分降低到 4分，这种改善持续了 2 年。

（三）边缘白质切除术

前扣带切除术和尾核下神经束切断术组合使用称为边缘白质切除术。2002 年的一项研究利用白质切除术治疗 21 名强迫症或重度抑郁症患者。在两年评估期间，有不良反应的全部患者中有近50% 受益。在对 16 名因重度抑郁症接受射频边缘白质切除术的患者进行 7 年后随访时发现，基于汉密尔顿抑郁评分量表或 Beck 抑郁症量表评估的抑郁评分下降了约 50%。

（四）内囊前肢切开术

在内囊前肢切开术中，切除了内囊前肢。虽然内囊前肢切开术主要用于治疗强迫症或焦虑症，但也有一些关于使用内囊前肢切开术治疗抑郁症的报道。在 2011 年的一项研究中，对 20 名接受内囊前肢切开术治疗的患者进行了平均 7 年的评估。50% 患者的汉密尔顿抑郁评分量表评分至少降低了 50%。

二、脑深部电刺激

（一）胼胝体下扣带回

胼胝体下扣带回（subcallosal cingulate，SCG）区域是第一个确定的通过脑深部电刺激治疗医学难治性抑郁症的潜在靶点。对抗抑郁药物有响应的患者的前扣带回葡萄糖代谢也会有所增加，而没有响应的患者前扣带回葡萄糖代谢减少。正电子发射断层扫描研究发现，在处于短暂悲伤状态的正常受试者及反应性抑郁症患者中，胼胝体下扣带回区域（包括 Brodmann25 区）的代谢较高。研究发现，电休克治疗后该区域内的新陈代谢也出现了类似的下降。在从前扣带回切除术受益的抑郁患者，Beck 抑郁症量表评分的改善与该胼胝体下扣带回区域的术前代谢水平相关。用选择性 5- 羟色胺再摄取抑制药帕罗西汀进行治疗会导致治疗反应性抑郁症患者的胼胝体下高代谢降低，而对认知脑治疗有响应的患者不存在这种现象。

此项研究鼓励将胼胝体下扣带回作为脑深部电刺激靶点。2005 年，6 名难治性抑郁症患者接受了为期 6 个月的慢性刺激试验，试验将电极植入胼胝体下扣带回中。这些受试者的术前正电子发射断层扫描成像显示膝下区域血流量升高而背外侧前额叶皮质血流量减少。6 名患者中有四名（66%）对治疗有响应（与基线相比，汉密尔顿抑郁评分量表评分降低≥ 50%）。治疗响应者术后第 3 个月和第 6 个月的术后正电子发射断层扫描成像研究也显示了术前观察到的血流模式发生反转。

随后的几份病例报告证明治疗有效。根据一份 2008 年的病例报告，一位先前接受过射频扣带回切除术治疗的难治性抑郁症患者病情得到长期改善。2010 年一项针对右侧胼胝体下扣带回脑深部电刺激的研究称具有临床意义，促进了右侧和左侧半球刺激的不对称效应研究。Lozano、Kennedy 及其同事对 20 名植入胼胝体下扣带回脑深部电刺激电极的患者进行了长期随访，并发表了相关数据。1～3 年改善了 45%～75%。根据 Holtzheimer 等对 7 名双相 Ⅱ 型障碍患者和 10 名重度抑郁症患者的研究结果，刺激效果会随时间推移而增强，1 年缓解率和响应率均为 36%，2 年后缓解率最高可达 58%，缓解率达到 92%。Lozano 等也发表了一项三中心前瞻性开放标签试验的初步结果，1 个月时的响应率为 57%（汉密尔顿抑郁评分量表评分降低 > 50%），6 个月时为 48%，1 年时 29%。当汉密尔顿抑郁评分量表降低 > 40% 的患者是响应者时，一年的响应率增加到 62%。

随着这些初步研究的成功，一项多中心随机对照试验开始研究 Brodmann 皮质区的脑深部电刺激的疗效。一项无效分析预测成功概率不超过 17.2%，之后就终止了该项试验。尽管有前述研究发现，但一些研究小组仍在进行临床试验进而改进疗法。新提出的策略包括表征对胼胝体下扣带回脑深部电刺激有响应的预测因子、改进手术靶向和确定手术对象。无论患者对手术是否有响应，电极位置非常相似。然而，在最近的一项研究中，弥散张量成像（diffusion tensor imaging, DTI）和刺激激活的组织体积显示，脑深部电刺激响应者通过扣带束和皮质下核共享从激活体积到内侧额叶皮质、头侧和背侧扣带皮质的双侧通路（图 27-1）。在 2015 年的一项试验中，8 名患者植入了胼胝体下扣带回电极。5 名响应者被随机分配接受双盲阳性与假刺激研究。在这些受试

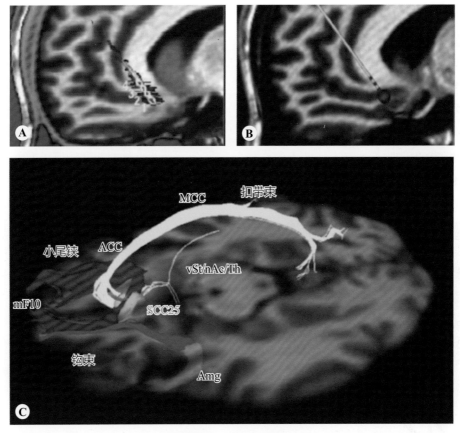

▲ 图 27-1 膝下扣带回

A. 接受胼胝体下扣带回脑深部电刺激治疗的患者叠加在术前 T₁ 图像上的术后计算机断层扫描图像。从上到下对触点进行编号，编为 1~4。B. 使用触点 1 的激活量和样本对象的典型参数。C. 最佳胼胝体下扣带回脑深部电刺激纤维束目标模板
红色. 小尾铗；蓝色. 钩状束；黄色. 扣带束
ACC. 前扣带皮质；Amg. 杏仁核；MCC. 中扣带回；mF10. 内侧额叶（Brodmann 皮质区 10）；nAc. 伏隔核；SCC25. 胼胝体下扣带皮质（Brodmann 皮质区 25）；Th. 丘脑；vSt. 腹侧纹状体（经 Elsevier 许可转载，改编自 Riva-Posse 等）

者中，阳性刺激比假刺激更有效，这表明在对治疗有响应的候选人中，脑深部电刺激可能确实发挥了积极作用。

（二）腹侧囊 / 腹侧纹状体

腹侧内囊前肢和腹侧纹状体（ventral anterior limb of the internal capsule/ventral striatum，VC/VS）是首个美国食品药品管理局批准用于治疗精神疾病（强迫症）的脑深部电刺激目标。在包含不同中心治疗经验的研究中，耶鲁 – 布朗强迫症评分（Yale-Brown Obsessive Compulsive Score）在 3 年内平均下降约 40%。在文献报道的一些患者中，脑深部电刺激导致汉密尔顿抑郁评分量表评分下降 43.2%，表明伴随抑郁症得到改善。这促成了一项 VC/VS DBS 的开放标签试验，其中 15 名患有严重慢性药物难治性抑郁症的患者接受了双侧慢性植入（图 27-2）。该试验显示，6 个月时的初始响应率为 40%，最后一次随访时为 53.3%。缓解率以汉密尔顿抑郁评分量表评分降至 10 以下为特征，在 6 个月时为 20%，在最后一次随访时为 40%。

这些初步试验的成功促成了一项随机前瞻性多中心假对照研究，该研究于 2015 年发表。30 名难治性抑郁症患者接受了为期 16 周的盲法阳性与假刺激疗程。对于刺激组中的患者，在刺激阶段之前确定最佳设置。这部分试验的结果呈阴性，刺激组 15 名患者中有 3 名（20%）对治疗有响应，而对照组 14 名患者中有 2 名（14.3%）对治疗有响应。该研究随后进入开放标签扩展阶段，在此期间发现 12、18 和 24 个月的响应率分别为 20%、26.7% 和 23.3%。

相比之下，最近发表的一项针对 25 名药物难治性抑郁症患者的假对照随机对照试验显示阳性刺激优于假刺激。该研究的优化阶段较长，长达 52 周，之后 16 名患者（9 名响应者和 7 名非响应者）参与了随机交叉实验。在该实验中，刺激导致假治疗组和刺激组中对治疗有响应的患者在汉密尔顿抑郁评分量表评分上存在显著差异。

（三）伏隔核

Schlaepfer 及其同事在 3 名药物抵抗性抑郁症患者的伏隔核中植入双侧脑深部电刺激电极，于 2008 年发表了初步研究结果。该靶点与 VC/VS 重叠，背电极位于腹侧囊区域（图 27-2）。其中一个植入部位位于腹侧囊内。伏隔核在奖励处理中发挥作用，并作为情绪和运动大脑中心之间

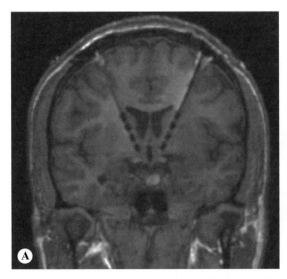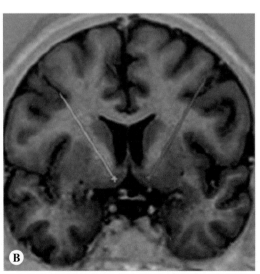

▲ 图 27-2 腹侧囊 / 腹侧纹状体（VC/VS）和伏隔核

A. 代表性患者的磁共振成像，显示术后脑深部电刺激（DBS）引线位置；B. 在手术计划阶段，伏隔核在冠状位上的位置及其左右电极路径的投影（经 Elsevier 许可转载，引自 Schlaepfer 等；经 Macmillan Publishers 许可转载，引自 Malone 等）

的门户。此项初步研究的结果显示，在一周的刺激后，平均汉密尔顿抑郁评分量表评分从基线时的 33.7 下降到 19.7，并在停药 1 周后恢复到 29.3。正电子发射断层扫描成像显示腹侧纹状体、背外侧和背内侧前额叶皮质、扣带回皮质和双侧杏仁核的活性增加。在 2010 年发表的一项研究中，10 名患者接受了植入，其中 5 名患者在 12 个月时有积极响应。长期研究表明，对这些患者而言，脑深部电刺激作用持久，4 年内没有实质性复发。

（四）内侧前脑束

内侧前脑束（medial forebrain bundle，MFB）是"奖励"通路中几个突出结构的连接通路，包括伏隔核、中脑腹侧被盖区、下丘脑腹内侧核和外侧核及杏仁核。Schlaepfer 等将 7 名难治性抑郁症患者的内侧前脑束上外侧支作为靶点（图 27-3）。其中 6 人有明显的急性响应，主要表现为蒙哥马利－阿斯伯格抑郁评定量表（Montgomery-Asberg Depression Rating Scale，MADRS）评分降低 50%。除了短期结果外，手术 4 年后的最后一次临床随访也记录了积极的结果。

在对不同研究人员进行的一项正在进行的试点研究的中期分析中，在 52 周内对 4 名抗抑郁治疗患者进行了 MFB-DBS 的疗效评估。研究设计包括在刺激开始前进行的 4 周单盲假刺激期。虽然在假刺激阶段没有显著的平均情绪变化，但在刺激开始后 7 天，75% 的患者的蒙哥马利－阿斯伯格抑郁评定量表评分相对于基线降低了 50% 以上。在 26 周时，两名患者的蒙哥马利－阿斯伯格抑郁评定量表评分下降了 80% 以上，而一名患者对脑深部电刺激没有响应。与响应者相比，该受试者的目标区域和额叶皮质之间的连接性降低。

（五）丘脑下脚

Velasco 等在 2005 年首次提议将丘脑下脚（inferior thalamic peduncle，ITP）作为治疗抑郁症的潜在刺激靶点。他们使用双侧丘脑下脚脑深部电刺激成功治疗了一名患有重度抑郁症的患者。2007 年，他们发表文章称对更多患者使用了脑深部电刺激治疗。

（六）侧缰核

2010 年，Sartorius 等描述了他们为患有难治性抑郁症的 64 岁女性使用双边外侧缰核脑深部电刺激的经验。尽管患者没有立即响应，但大约 4 周后，她的抑郁症状有所改善。由于意外停止刺激导致严重复发，进一步表明脑深部电刺激有效。

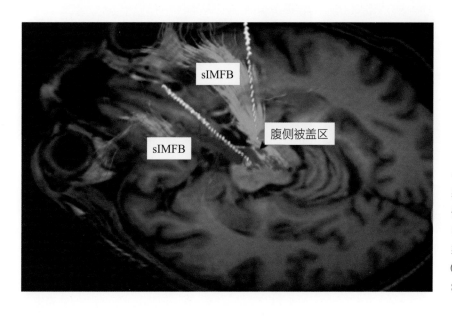

◀ 图 27-3 内侧前脑束
基于弥散张量成像为患者个体规划的双侧上外侧内侧前脑束（slMFB）脑深部电刺激。从后方和左上方看到的三维渲染包括最终的脑深部电刺激电极位置（白棒）（经 Elsevier 许可转载，引自 Schlaepfer 等）

（七）迷走神经刺激

研究观察发现迷走神经刺激（VNS）可以改变脑脊液中的去甲肾上腺素和 5- 羟色胺浓度并改变情绪障碍回路相关区域的功能连接性，因而提出将其用于治疗抑郁症。此外，接受迷走神经刺激治疗的癫痫患者的抑郁症状有时也会得到改善。

在最初的开放标签研究中，30 名抗抑郁治疗患者接受了 10 周的迷走神经刺激，40% 有响应。1 年后，对这些患者中的 28 名进行评估，其中 46% 为响应者。与脑深部电刺激相比，迷走神经刺激与短期内刺激引起的不良反应的高发生率相关，包括声音变化（53%）、咳嗽（13%）、呼吸困难（17%）和颈部疼痛（17%）。然而，这些症状往往会在 1 年后消退（声音变化 21%，咳嗽 0，呼吸困难 7%，颈部疼痛 7%）。

在第二个系列报告中，60 名接受了治疗的患者（包括最初的 30 名）中有 30.5% 在 10 周时有响应。在 1～2 年，这个数字增加到了 42%～44%。在此类研究中，抗抑郁治疗试验较少的患者对迷走神经刺激的响应更好。

在一项多中心、安慰剂对照的研究中，对接受 10 周迷走神经刺激或假刺激的患者进行了盲法评估。对于大多数评分（包括汉密尔顿抑郁评分量表和蒙哥马利 - 阿斯伯格抑郁评定量表），假手术组和治疗组之间没有显著差异。总体而言，15.2% 的实验组患者和 10% 的假治疗患者作肯定回答。在刺激 10 周后，患者经历了开放标签期并接受了 1 年的刺激。在那时，29.8% 的患者为响应者。

（八）硬膜外皮质刺激

2010 年，Nahas 及其同事在 5 名患者的前额极和中外侧前额叶皮质上植入双侧硬膜外皮质刺激桨状引线。在盲法条件下，急性手术后刺激与明显的情绪变化有关。然后对患者进行了 7 个月的随访，汉密尔顿抑郁评分量表评分与植入前基线相比平均改善了 55%。这些结果长期持续，在 1 年、2 年和 5 年分别记录改善了 41%、54% 和 45%。在另一组研究中，Kopell 等在一项单盲、假对照研究中，在 12 名患者的左背外侧前额叶皮质植入了硬膜外皮质电极。在假控制阶段，当比较接受假刺激或阳性刺激的患者时，没有发现显著差异。在随后的开放标签阶段，汉密尔顿抑郁评分量表和蒙哥马利 - 阿斯伯格抑郁评定量表评分有显著改善。位于背外侧前额叶皮质的外侧和前部区域的接触位得到显著改善。

三、结论

手术治疗精神疾病一直存有争议，在经历了一段时间后又重新引起了研究人员的兴趣。在经验丰富的医疗保健中心严格按照道德标准进行此项研究。对抑郁症等精神疾病实施适合的手术治疗需要多学科患者评估，以及后续对患者充分随访，以记录其对手术治疗的响应。

在最初的开放标签研究成功而盲法试验失败之后，很明显需要更多的研究来确定手术方法和目标、合适的手术对象及效果良好的预测因子。

推荐阅读

[1] Mayberg HS, Lozano AM, Voon V, et al. Deep brain stimulation for treatmentresistant depression. Neuron. 2005; 45(5):651-660

[2] Holtzheimer PE, Kelley ME, Gross RE, et al. Subcallosal cingulate deep brain stimulation for treatment-resistant unipolar and bipolar depression. Arch Gen Psychiatry. 2012; 69(2):150-158

[3] Riva-Posse P, Choi KS, Holtzheimer PE, et al. Defining critical white matter pathways mediating successful subcallosal cingulate deep brain stimulation for treatment-resistant depression. Biol Psychiatry. 2014; 76(12):963-969

[4] Malone DA , Jr, Dougherty DD, Rezai AR, et al. Deep brain stimulation of the ventral capsule/ventral striatum for treatment-

resistant depression. Biol Psychiatry. 2009; 65(4):267-275

[5] Dougherty DD, Rezai AR, Carpenter LL, et al. A Randomized Sham-Controlled Trial of Deep Brain Stimulation of the Ventral Capsule/Ventral Striatum for Chronic Treatment-Resistant Depression. Biol Psychiatry. 2015; 78(4):240-248

[6] Bergfeld IO, Mantione M, Hoogendoorn ML, et al. Deep Brain Stimulation of the Ventral Anterior Limb of the Internal Capsule for Treatment-Resistant Depression: A Randomized Clinical Trial. JAMA Psychiatry. 2016; 73(5):456-464

[7] Schlaepfer TE, Cohen MX, Frick C, et al. Deep brain stimulation to reward circuitry alleviates anhedonia in refractory major depression. Neuropsychopharmacology. 2008; 33(2):368-377

[8] Rush AJ, Marangell LB, Sackeim HA, et al. Vagus nerve stimulation for treatment-resistant depression: a randomized, controlled acute phase trial. Biol Psychiatry. 2005; 58(5):347-354

[9] Williams NR, Short EB, Hopkins T, et al. Five-Year Follow-Up of Bilateral Epidural Prefrontal Cortical Stimulation for Treatment-Resistant Depression. Brain Stimul. 2016; 9(6):897-904

[10] Schlaepfer TE, Bewernick BH, Kayser S, Mädler B, Coenen VA. Rapid effects of deep brain stimulation for treatment-resistant major depression. Biol Psychiatry. 2013; 73(12):1204-1212

第 28 章　强迫症的功能神经外科治疗

Functional Neurosurgery for Obsessive-Compulsive Disorder

Nicole C.R. McLaughlin　著

摘　要

强迫症（obsessive-compulsive disorder，OCD）影响着 2%～3% 的人口，1/3 的 OCD 患者对所有常规治疗反应不佳。对于这类强迫症患者的一个亚组，精神神经外科的病灶或脑深部电刺激（deep brain stimulation，DBS）是一种选择。本章概述了强迫症最常见的神经外科技术，重点是疗效和安全性。此外，还包括用于评估潜在患者的典型过程的详细信息。

关键词

强迫症；精神神经外科；消融术；神经调控

强迫症（OCD）影响着 2% 的人口，世界卫生组织将 OCD 列为十大致残疾病之一 [1]。强迫症的特征是强迫，即侵入性、持续性、重复性的思维，导致痛苦；强迫是为了减轻与强迫症相关的痛苦而进行的身体或心理行为。1/3 的强迫症患者对所有常规治疗疗效不佳 [2]。对于这类强迫症患者的一个亚组，可以选择神经外科病灶切除术或脑深部电刺激（DBS）。

一、强迫症神经回路与神经外科的关系

皮质 – 纹状体 – 丘脑皮质回路的异常在包括强迫症在内的多种精神疾病中都很明显 [3]。从功能神经影像学发展而来的强迫症神经解剖学模型与为病灶或 DBS 选择的经验性靶点一致。数十年的研究一致表明，CSTC 电路内的毁损可减少强迫症症状。虽然研究表明这些手术后临床症状有所改善，但这种改善的机制仍不清楚。

二、患者选择

精神神经外科的标准包括严格的患者选择标准。经过广泛的精神病和医学评估，包括对之前所有治疗的审查；批准将通过一个多学科委员会完成。在一些国家，手术前需要政府批准。虽然不同地点的确切指南可能略有不同，但手术批准

通常基于：①患有严重、难治性强迫症的患者，病程至少 5 年，已造成功能干扰和生活质量差。严重程度基于耶鲁 – 布朗强迫症评分（Yale-Brown Obsessive Compulsive Score，YBOCS），得分为 26～30 分。② 所有常规治疗和先前治疗试验均失败的患者必须明确记录并判断其是否充分，这通常需要事先与临床医生面谈。药物试验（至少持续 2 个月）包括 5- 羟色胺再摄取抑制药试验（强迫症通常需要高剂量试验），以及抗精神病药试验、氯丙咪嗪和氯硝西泮试验。这些还应包括至少 20 次暴露和反应 / 常规预防（exposure and response/ritual prevention，ERP）。③目前患有共存病药物滥用或严重人格障碍的患者可能不是合适的候选人。还应判断是否有能力遵守后续治疗，尤其是 DBS，因为 DBS 的脉冲发生器需要频繁充电，患者需要在术后频繁就诊。④严重的神经疾病（如广泛的脑白质疾病、脑卒中）可能是禁忌证。可能增加手术风险的躯体疾病也可能是禁忌证。术前检查包括 MRI、神经系统检查和神经心理学评估。⑤通过消融和神经调控程序，患者应继续接受精神病医生和精通 ERP 的治疗师的治疗。大多数患者术后仍在服用精神科药物，尽管处方药物的数量可能会减少。对于 DBS，建议使用专门的精神科神经外科团队进行临床监测和设备调整。患者将需要持续更换脉冲发生器，未来的费用尤其如此。对于 DBS，应予以考虑。长期随访对于追踪临床变化和不良反应至关重要。⑥患者应始终能够为神经外科手术提供适当的知情同意。目前，这些程序只适用于 18 岁或以上的人。⑦虽然不是强制性的，但建议提供家庭支持，这可能有助于改善手术的预后。

三、消融手术

消融手术主要是依据对动物的早期研究及经验开发的。最常用的消融方法有 4 种：尾状核下神经束切断术（subcaudate tractotomy，SCT）、前扣带回切开术（anterior cingulotomy，ACG）、边缘白质切断术（limbic leucotomy，LL）和前囊切除术。尽管技术不同，但是所有的手术都使用立体定向方法。热毁损包括开颅术、插入电极和射频加热尖端部件达到毁损目的。大约 20 年前，伽马刀放射外科治疗也是方法之一。

（一）尾状核下神经束切断术

在 SCT 中，病变位于尾状核腹侧的无名皮质，旨在阻断 OFC 和皮质下边缘结构之间的纤维束。除作为 LL 的一部分（下文讨论）外，该程序不常用，通常通过热凝来完成。结果差异很大，成功率为 33%～67%[4]。并发症包括短暂的定向障碍、癫痫发作、疲劳和体重增加。据报道，有 1 人死于神经外科并发症[4]。术后认知障碍尚未报道，但研究有限[5]。

（二）前扣带回切开术

ACG 是美国治疗强迫症最广泛使用的神经外科方法。病变位于扣带回束上的背侧前扣带皮质（anterior cingulum cortex，ACC）内，目的是改变扣带回 – 纹状体投射，解除对妊娠期 ACC 的抑制。ACG 的临床改善率为 25%～57%[4]。并发症包括药物反应性癫痫发作、肢体瘫痪、头痛、暂时性眩晕、尿潴留和硬膜下血肿[4]。认知评估显示，术后功能没有明显的长期下降，偶尔也有改善[6]。

（三）边缘白质切断术

LL 是 SCT 和 ACG 的结合，预期 LL 比单独使用任何一种手术都能产生更好的结果[7]。成功率为 36%～69%[4, 7-9]。考虑到存在双重病变，不良反应可能比其他手术更普遍，但是暂时的，包括短期记忆缺陷、头痛、困惑 / 谵妄、嗜睡、持续言语、尿失禁、癫痫发作和持续嗜睡。与上文详述的其他程序一样，尽管有一些关于去抑制和冷漠的记录，但没有关于手术后严重认知障碍的报告[10-12]。

（四）内囊前肢切开术

内囊前肢切开术是目前最常用的精神神经外科手术之一，传统上通过射频热毁损或伽马刀立体定向放射外科进行。内囊前肢的一部分被毁损，连接背内侧丘脑与前额叶皮质和膝下前扣带回的纤维被切断。研究表明，改善率为38%～100%[4]。通过伽马刀（gamma knife，GK）内囊前肢切开术对精神病学中的病变程序进行了首次对照研究，从长期来看，12名患者中有7名被认为是有反应的。最近一项通过热毁损和GK进行的囊切除术之间的比较发现，没有显著差异，48%的患者在两次手术之间获得持续改善[13]。不良反应包括体重增加、暂时性头痛、暂时性混乱、疲劳、尿失禁和痉挛[4]。GK内囊前肢切开术创伤小，可减少不适，恢复更快。然而，辐射暴露的潜在不良反应包括脑水肿、无症状的小尾状核梗死和囊肿[14]。与其他程序一样，尽管报道了冲动/攻击性增加，以及较大毁损后的短期记忆/执行功能下降，但长期认知能力下降的情况很少见[13-17]。

（五）脑深部电刺激

目前强迫症的靶点包括腹侧囊/腹侧纹状体、丘脑底核（subthalamic nucleus，STN）、伏隔核和丘脑下脚。电极被插入（通常是双侧）并连接到放置在胸壁的脉冲发生器。神经刺激可以通过几个参数进行调节，包括导线上不同触点的激活、强度、极性和频率。DBS可能被认为是可逆的，比病变切除术更具优化性；然而，与GK放射外科相比，会产生额外的风险。成功率为35%～70%[18, 19]。不良反应包括无症状出血、癫痫发作、浅表感染和躁狂/躁狂症状（可能是可逆的）。电池耗尽可能导致抑郁和强迫症恶化[19]。

四、结论

虽然神经外科治疗精神病适应证已经进行了几个世纪，但该领域已经变得更加严格。在过去的10～20年中，人们对这一领域的兴趣重新兴起。虽然研究表明，DBS和烧灼手术都能带来相当的临床改善，但每种选择都有其优点和缺点，应与手术患者彻底讨论。密切筛查和随访至关重要。此外，我们对促进临床改善的作用机制的理解还不完全，这种理解可能会导致更个性化的治疗和改善结果。因此，尽管我们研究这一复杂课题的第一步提供了一些指导，但仍有一些问题我们尚未解决。

参考文献

[1] Veale D, Roberts A. Obsessive-compulsive disorder. BMJ. 2014; 348(348): g2183

[2] Jenike MA, Rauch SL, Baer L, Rasmussen SA. Neurosurgical treatment of obsessive-compulsive disorder. In: Jenike MA, Baer L, Minichiello WE, eds. Obsessive-compulsive disorders: Practical Management. St. Louis, MO: Mosby; 1998

[3] Greenberg BD, Rauch SL, Haber SN. Invasive circuitry-based neurotherapeutics: stereotactic ablation and deep brain stimulation for OCD. Neuropsychopharmacology. 2010; 35(1): 317-336

[4] Lopes AC, de Mathis ME, Canteras MM, Salvajoli JV, Del Porto JA, Miguel EC. [Update on neurosurgical treatment for obsessive compulsive disorder]. Br J Psychiatry. 2004; 26(1):62-66

[5] Broseta J, Barcia-Salorio JL, Roldan P, et al. Stereotactic subcaudate tractotomy: long term results and measuring the effects on psychiatric symptoms. In: Hitchcock ER, Meyerson BA, eds. Modern Concepts in Psychiatric Surgery. Amsterdam: Elsevier/North Holland Biomedical Press; 1979:241-252

[6] Jung HH, Kim CH, Chang JH, Park YG, Chung SS, Chang JW. Bilateral anterior cingulotomy for refractory obsessive-compulsive disorder: Long-term followup results. Stereotact Funct Neurosurg. 2006; 84(4):184-189

[7] Kelly D, Mitchell-Heggs N. Stereotactic limbic leucotomy-a follow-up study of thirty patients. Postgrad Med J. 1973; 49(578):865-882

[8] Hay P, Sachdev P, Cumming S, et al. Treatment of obsessive-compulsive disorder by psychosurgery. Acta Psychiatr Scand. 1993; 87(3):197-207

[9] Montoya A, Weiss AP, Price BH, et al. Magnetic resonance imaging-guided stereotactic limbic leukotomy for treatment of

intractable psychiatric disease. Neurosurgery. 2002; 50(5):1043-1049, discussion 1049-1052

[10] Kelly D, Richardson A, Mitchell-Heggs N. Stereotactic limbic leucotomy: neurophysiological aspects and operative technique. Br J Psychiatry. 1973; 123 (573):133-140

[11] Mitchell-Heggs N, Kelly D, Richardson A. Further exploration of limbic leucotomy. In: Hitchcock ER, Ballantine HT, Myerson BA, ed. Modern Concepts in Psychiatric Surgery. Amsterdam Elsevier; 1979

[12] Smith JS, Kiloh LG, Cochrane N, Kljajic I. A prospective evaluation of open prefrontal leucotomy. Med J Aust. 1976; 1(20):731-733, 735

[13] Rück C, Karlsson A, Steele JD, et al. Capsulotomy for obsessive-compulsive disorder: long-term follow-up of 25 patients. Arch Gen Psychiatry. 2008; 65(8):914-921

[14] Nakajima H, Yamanaka K, Ishibashi K, Iwai Y. Delayed cyst formations and/or expanding hematomas developing after Gamma Knife surgery for cerebral arteriovenous malformations.

J Clin Neurosci. 2016; 33:96-99

[15] Nyman H, Mindus P. Neuropsychological correlates of intractable anxiety disorder before and after capsulotomy. Acta Psychiatr Scand. 1995; 91 (1):23-31

[16] Oliver B, Gascón J, Aparicio A, et al. Bilateral anterior capsulotomy for refractory obsessive-compulsive disorders. Stereotact Funct Neurosurg. 2003; 81 (1-4):90-95

[17] Mindus P, Nyman H. Normalization of personality characteristics in patients with incapacitating anxiety disorders after capsulotomy. Acta Psychiatr Scand. 1991; 83(4):283-291

[18] Greenberg BD, Gabriels LA , D.A. M, et al. Deep Brain Stimulation of the Ventral Internal Capsule/Ventral Striatum for Obsessive-Compulsive Disorder: Worldwide Experience. Mol Psychiatry. 2008(May):20:; e-pub ahead of print

[19] Greenberg BD, Malone DA, Friehs GM, et al. Three-year outcomes in deep brain stimulation for highly resistant obsessive-compulsive disorder. Neuropsychopharmacology. 2006; 31(11):2384-2393

第 29 章　神经性厌食症的神经外科治疗

Neurosurgery Treatment for Anorexia Nervosa

Chen-Cheng Deng　Guo-Zhn Lin　Tao Wang　Dian-You Li　Shikun Zhan　Bo-Min Sun　著

摘　要

神经性厌食症（anorexia nervosa，AN）是最具挑战性的精神疾病之一。然而，严重病例的药物治疗效果不佳，需要考虑采用新的治疗方式。磁共振成像引导下的双侧内囊前肢切开术一直是治疗重度强迫症（obsessive-compulsive disorder，OCD）患者的有效方法。由于强迫症和 AN 之间的同质性及它们的共存病性，内囊前肢切开术被用于治疗顽固性 AN。伏隔核 / 腹侧囊和舌下区的脑深部电刺激（deep brain stimulation，DBS）也被用于少数病例。然而，DBS 的植入式需求限制了其在低体重患者中的应用，如图所示。内囊前肢切开术可以使那些患有难治性 AN 的危及生命的患者体重恢复正常。虽然这可能是一种可以接受的挽救生命的治疗方法，但考虑到手术的并发症和不可逆性，只有当患者达到严格标准时，才需要使用。

关键词

精神外科；囊膜切开术；脑深部电刺激；神经性厌食症；神经调控

一、患者选择

• 患者由独立的精神病医生根据 DSM-Ⅳ 标准而非 DSM-Ⅴ 标准进行诊断。后者为疾病实体提供了更广泛的定义 [1, 2]。如果 AN 持续时间超过 7 年，则该疾病可能已趋于稳定 [3]。因此，在作者的系列中，手术前的疾病持续时间通常超过 3 年，但也考虑了残疾程度。

• 患者必须年满 18 岁或以上。

• 患者对标准药物和心理治疗有抵抗力。充分性定义为已使用至少 2 种选择性 5– 羟色胺再摄取抑制药，以抗精神病药物作为补充，以最大耐受剂量治疗至少 12 周，并由经验丰富的治疗师进行为期 3 个月的循证心理治疗 [4]。

• 患者处于危及生命的状态，定义为身体质量指数（body mass index，BMI）≤ 13 的生理状态，或者他们试图自杀。

• 患者及其法定代表人，有能力和意愿提供知情同意。

• 根据活化部分凝血活酶时间和国际标准化比

率测定，患者的体液和电解质平衡正常，没有凝血障碍。

排除标准

- 神经外科医学禁忌证。
- 不能接受磁共振成像研究。
- 存在一种代谢性疾病（如糖尿病），而不仅仅是一种特发性精神疾病

二、术前准备

由于长期营养不良，全身麻醉或手术可能是禁忌。神经性厌食症（AN）患者容易出现电解质紊乱、心力衰竭、肝功能异常和凝血异常[5, 6]。对于这类患者，广泛的术前筛查，包括心电图和凝血功能检测至关重要。低钾血症和低蛋白血症是最常见的电解质紊乱，应予以规范化。大多数AN患者患有强迫症、抑郁、焦虑甚至自杀意念等精神共存病。患者的心理状态通常不稳定，患者经常出现严重抑郁症。因此，在整个手术过程中，必须密切监视患者。

术中管理

建议进行局部麻醉，避免血容量过大和电解质过度稀释。对于DBS，当需要全身麻醉时，应根据体重调整麻醉药物的剂量，并且在手术期间，应仔细监测心电图变化和钾水平，从而将心律失常的风险降至最低。

由于患者的颅骨通常因骨质疏松而变薄，因此钻孔可能很危险，并导致硬膜外血肿。为避免过度脑脊液引流，应在打开硬脑膜后立即涂抹纤维蛋白胶。手术期间，暖风机有助于维持正常体温。应在所有压力点适当地使用填充物，以避免这些患者皮肤溃疡的高风险。

三、操作程序

（一）内囊切开术

在局部麻醉或轻度镇静的情况下，将立体定

向框架安装在患者头部。放置框架后，获得1.5T MRI。在立体定向磁共振成像上确定靶点内囊。计算目标坐标并测量角度。根据测量的入口轨迹，在冠状缝前方钻取双侧钻孔。前囊靶位于内囊前肢的前1/3和中1/3之间，如室间孔的近匹配水平的MRI图像所定义。在硬脑膜开放和软脑膜蛛网膜烧灼后，使用直径为2mm的射频电极和直径为2mm的非绝缘尖端进行阻抗测量，然后进行刺激试验和毁损。射频毁损是在75℃下消融60s产生的。在毁损程序中，重复进行神经功能检查，以确保运动或感觉功能没有受损。充分冷却后，将电极抽出2mm，然后进行烧蚀。该程序重复4～5次，以确保内囊前肢完全消融。因此，沿着轮廓目标形成直径为4～5mm、长度为10～12mm的毁损灶（图29-1）。术后1周获取MRI，以确定毁损灶部位。

（二）脑深部电刺激

1. 外科手术

使用基于框架的磁共振成像引导立体定向技术，将电极双侧植入腹侧纹状体/腹侧囊（ventral striatum/ventral capsule，VC/VS）。目标是基于DBS治疗强迫症的以往经验。沿着内囊前肢（anterior limb of the internal capsule，AIC）的背

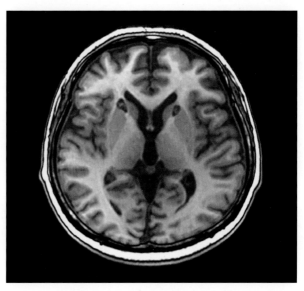

▲ 图29-1 内囊切开术后6个月

腹侧轨迹植入 7 根导线，与耳间线的前角约为90°。接触点 0 的目标是前连合水平以下的 VS。其目的是将触点 1 定位在 VS 和 VC 交界处附近，触点 2 和 3 位于 AIC 内更靠后的位置。电极尖端的标称目标坐标为中线（X）外侧 6~7mm，前连合（Y）后缘前方 1~2mm，前连合 – 后连合线（Z）下方 3~4mm。微电极记录不用于确定VC/VS 内的最终靶点位置。最终靶点定位基于单个解剖标志和术中对测试刺激的反应。在导线植入后进行术中测试刺激，患者保持清醒并能够回答问题。测试刺激的目的是确定接触部位，这些接触部位可以在没有明显有害效应的情况下，迅速改善情绪和焦虑。术中刺激的常见观察结果包括急性情绪改善、自发微笑、减少焦虑、增加能量和意识。不良反应包括心动过速、焦虑加剧、温暖感 / 出汗感、持续言语和面部运动影响。定性症状改善和（或）对刺激至少一次接触没有有害效应表明有适当的靶向性。尽管如此，应答率和模式还没有很好地建立起来。进行术后成像以验证导线的放置。导线随后通过皮下延伸连接到全身麻醉下双侧锁骨下位置的植入式神经刺激器。

2. 刺激程序

在 2~4 周的术后恢复期后，患者接受几个小时的门诊刺激参数设定，这些疗程持续数月，如强迫症和抑郁症所述 [7, 8]，首先以单极配置测试所有电极，以确定每次接触时产生的影响。接下来，在患者对刺激设置不知情的情况下，选择双极接触对。每次调查需要 2~4h。选择慢性刺激参数是因为在没有有害效应的情况下改善了情绪。其他有助于确定最佳参数的效果包括增加眼神接触、面部表情和人际交往自发性。这些与在操作内测试期间使用的类似。一旦确定了适当的设置，患者就进入了慢性刺激阶段，在该阶段，他们至少每月返回一次进行设备询问。在此阶段，可以修改刺激设置，通常是振幅或脉冲宽度，以减轻有害效应并优化疗效。

四、术后管理（包括并发症）

（一）术后管理

由于 AN 患者体重很低，因此仔细控制补液非常重要。考虑到颅内出血的高风险，不应注射甘露醇。需要密切监控电解质。这种疾病可以在手术后第二天重新开始药物治疗，但现在应该根据患者的症状调整剂量。精神干预可以在手术后两周重新开始。

（二）神经性厌食症手术相关的不良事件

1. 手术并发症

颅内血肿是该手术最严重的并发症。在该机构 216 例立体定向手术中，4 名患者发生硬膜外血肿。一名患者死于弥漫性血管内凝血。血肿在接受立体定向手术治疗的患者中比在其他疾病中更常见，DBS 治疗后伤口感染比在毁损疗法中更常见，因为皮下积液和血肿。该中心伤口感染发生率为 2%，与其他医疗中心相似。

2. 神经心理学并发症

短期神经心理学不良反应包括失禁、定向障碍、睡眠障碍和头痛。这些问题通常在手术后 2个月内解决。许多患者会经历长期的不良反应，包括记忆力减退、疲劳、体重过度增加和性格改变。

3. 脑深部电刺激系统相关并发症

DBS 硬件并发症包括导线断裂或移位、硬件排斥和脉冲发生器故障。Bhat ia 等在治疗 191 名接受 330 次手术的患者后，硬件相关发病率为 4%[9]。植入和发病之间的平均持续时间为 2 年[10]。

在一些因运动障碍而接受丘脑下 DBS 的患者中，观察到 10 个体重变化。原因被认为不仅仅是消除了非自愿运动。在 2012 年发表的一项为期 3 年的纵向研究中，Sun 等发现 AN 患者受益于 DBS 对伏隔核的慢性刺激[5]。2013 年，Lozano 还报道称，连续刺激胼胝体下扣带回的 DBS 可以改善 AN 患者的 BMI 和其他精神症状。

与囊膜切开术相比，DBS 在治疗 AN 方面有一些缺点。AN 患者通常身体状况不佳，肌肉萎缩可能是放置脉冲发生器的禁忌。患有 AN 的年轻女性可能会拒绝 DBS 治疗，因为可植入脉冲发生器（implantable pulse generator，IPG）在胸壁突出，改变了她们的体貌。其他患者不希望承担设备编程和维护的工作。最后，DBS 费用昂贵，比囊膜切开术更昂贵。尽管更小、更便宜的 IPG 可能使 DBS 成为未来更容易获得的选择，但是这种高成本可能是 DBS 在中国和发展中国家植入的主要障碍[11]。

五、结论

囊膜切开术是一种侵袭性和不可逆的手术。双侧囊膜切开术可导致短期不良反应，如失禁、定向障碍、睡眠障碍和再进食综合征。这些症状通常在 1 个月内消失。然而，基于纵向数据的安全性和有效性必须继续探索。考虑到可能发生的不良反应和并发症，在进行此类手术之前，必须使用严格的纳入标准和治疗指南[12, 13]。

参考文献

[1] Association AP, Association AP. Diagnostic and Statistical Manual-Text Revision (DSM-IV-TRim, 2000). American Psychiatric Association; 2000

[2] American Psychiatric Association. Association D-5 AP. Diagnostic and Statistical Manual of Mental Disorders; 2013. doi:10.1176/appi. books.9780890425596.744053

[3] Touyz S, Hay P. Severe and enduring anorexia nervosa (SE-AN): in search of a new paradigm. J Eat Disord. 2015; 3:26

[4] Zipfel S, Giel KE, Bulik CM, Hay P, Schmidt U. Anorexia nervosa: aetiology, assessment, and treatment. Lancet Psychiatry. 2015; 2(12):1099-1111

[5] Wu H, Van Dyck-Lippens PJ, Santegoeds R, et al. Deep-brain stimulation for anorexia nervosa.World Neurosurg. 2013; 80(3-4):29.e1-29.e10

[6] Lipsman N, Woodside DB, Giacobbe P, et al. Subcallosal cingulate deep brain stimulation for treatment-refractory anorexia nervosa: a phase 1 pilot trial. Lancet. 2013; 381(9875):1361-1370

[7] Denys D, Mantione M, Figee M, et al. Deep Brain Stimulation of the Nucleus Accumbens for Treatment-Refractory Obsessive-Compulsive Disorder. Arch Gen Psychiatry. 2010; 67(10):1061-1068

[8] Bergfeld IO, Mantione M, Hoogendoorn MLC, et al. Deep brain stimulation of the ventral anterior limb of the internal capsule for treatment-resistant depression: A randomized clinical trial. JAMA Psychiatry. 2016; 73(5):456-464

[9] Bhatia S, Zhang K, Oh M, Angle C, Whiting D. Infections and hardware salvage after deep brain stimulation surgery: a single-center study and review of the literature. Stereotact Funct Neurosurg. 2010; 88(3):147-155

[10] Zhang J, Wang T, Zhang CC-CCCC, et al. The safety issues and hardwarerelated complications of deep brain stimulation therapy: a single-center retrospective analysis of 478 patients with Parkinson's disease. Clin Interv Aging. 2017; 12:923-928

[11] Zhang C, Li D, Zeljic K, Tan H, Ning Y, Sun B. A Remote and Wireless Deep Brain Stimulation Programming System. Neuromodulation. 2016; 19(4):437-439

[12] Nuttin B, Wu H, Mayberg H, et al. Consensus on guidelines for stereotactic neurosurgery for psychiatric disorders. J Neurol Neurosurg Psychiatry. 2014; 85(9):1003-1008

[13] Oudijn MS, Storosum JG, Nelis E, Denys D. Is deep brain stimulation a treatment option for anorexia nervosa? BMC Psychiatry. 2013; 13(1):277

第30章　内囊前肢切开术治疗难治性精神分裂症

Anterior Capsulotomy for Treatment of Refractory Schizophrenia

Chen-Cheng Deng　Guo-Zhn Lin　Tao Wang　Dian-You Li　Shikun Zhan　Bo-Min Sun　著

摘　要

精神分裂症是一种精神疾病，可能与皮质 - 丘脑回路的功能和结构损伤有关[1]。它是一种衰弱、致残和异质性的疾病，影响 1% 的人口，其特点有三个症状群：幻觉和妄想等阳性症状；负面症状包括抑郁和冷漠，还有认知缺陷。由于其症状多样性和病因不明，传统的治疗方法尚未完全成功。第一代和第二代抗精神病药物对轻中度精神分裂症有帮助，但耐药性、锥体外系不良反应和迟发性肌张力障碍使其使用复杂化。20%～30% 的患者在维持治疗期间复发[2, 3]。电休克疗法是治疗难治性精神分裂症最迅速有效的方法，但由此引起的认知缺陷和记忆障碍仍然是一个主要问题[4]。重复经颅磁刺激是治疗精神分裂症阴性症状和幻听的一种很有希望的方法[5]。它没有解决精神分裂症症状的异质性问题，需要进行对照试验来验证其安全性和有效性。认知行为疗法有一定的益处，但很费时[6, 7]。鉴于对已知治疗方案难治的患者没有明显的答案，立体定向手术可被视为一种替代治疗。

关键词

精神分裂症；精神神经外科；立体定向手术；内囊前肢切开术；脑深部电刺激

一、患者选择

伦理委员会应监督所有手术候选人。必须获得知情同意。在我们的实践中，直系亲属可以代替无能力这样做的患者同意，这是一个明显的道德敏感领域。

所有精神分裂症神经外科治疗的候选人都必须符合严格、公认的严重性、慢性、残疾和治疗难治性。在评估所有这些人时，应考虑自杀风险[8]。

二、纳入标准

候选人必须年满 18—60 岁，由两名单独的精神病医生进行检查，并根据 DSM- Ⅳ.9 诊断为

精神分裂症

他们的简明精神病评定量表（Brief Psychiatric Rating Scale，BPRS）得分必须≥35并且临床总体印象（Clinical Global Impression，CGI）得分必须＞4[9]，因此，他们的状况必须影响他们的生活质量和对正常活动的积极参与，社会和职业功能量表的得分＜60就说明了这一点。

候选人必须至少2次使用不同抗精神病药物进行适当治疗试验后失败[10]。每种药物必须至少试用6周，剂量必须相当于每天600mg或更多的氯丙嗪。

最后，患者必须不能容忍进一步的非手术治疗，患者或其代表必须有能力和意愿给予知情同意。

三、排除标准

如果在1.5 T MRI上发现大脑解剖异常或损害，可能影响手术风险或无法进行MRI检查，则排除候选人。如果他们有其他器官问题，阻止他们接受手术，怀孕或有严重的自杀想法，他们将被排除在外。对于那些产生幻觉或有攻击性行为并拒绝MRI的患者，可以使用氟哌啶醇或氯丙嗪等抗精神病药物帮助他们完成MRI检查。

四、手术

精神分裂症的手术方法包括内囊前肢切开术、扣带回切除术和杏仁核切除术[9-13]。双侧内囊前肢切开术是最常见的治疗方法，而DBS很少进行（图30-1）。

在75℃下进行60s的射频毁损，之后将深度电极抽出2mm，以便冷却，产生另一个毁损，再次拔出针头，重复该过程4~5次。最后的毁损宽度为4~5mm，长度为10~12mm。

五、结果

鼓励患者尽快参加社会活动。在一项研究

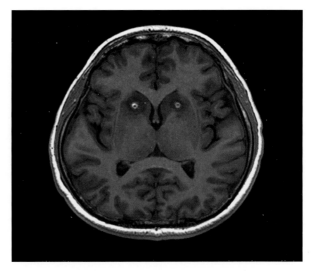

▲ 图30-1 内囊前肢切开术后1天

中，100名接受双侧内囊前肢切开术的患者在术后2年进行了社会疾病筛查表、阳性和阴性症状、简要精神病评定、日常生活活动和全球评估量表、攻击性行为、幻觉和妄想的跟踪调查[9]。

> 攻击性行为、幻觉和妄想在双侧内囊前肢切开术后2年的测量中反应最好。

六、急性并发症

最严重的并发症是1%的颅内出血发生率。术后癫痫也有1%的发生率。建议预防性地服用500mg丙戊酸钠1~3个月。已观察到尿失禁、定向障碍、疲劳和睡眠障碍，持续时间长达3个月。

七、长期不良反应

观察到记忆丧失、性格改变、懒惰行为和过度性欲。过度性欲可用戊酸雌二醇治疗，但其他并发症通常持续2年。

八、抗精神病药物调整

所有患者应继续服用抗精神病药物至少2年。

通常建议术前减少 30%～50% 的剂量。术后患者应严格遵守。调整建议应在术后对精神状态进行综合评估后提出。如果随访 2 年后精神症状消失，抗精神病药物可停止使用。

九、替代手术

DBS 是治疗帕金森病和肌张力障碍的公认方法，然而，尚未有严格的临床试验表明其在治疗精神分裂症方面的安全性和有效性[14]。

十、结论

精神分裂症是一种异质性疾病，具有不同的认知障碍表现，以及积极和消极的症状，这给医生和患者带来了治疗难题。其中许多患者对标准抗精神病药物治疗无效，将功能性治疗作为一种选择。立体定向双侧内囊前肢切开术是治疗难治性精神分裂症的有效方法，但由于产生的病变是不可逆的，主要的伦理问题仍然存在[9]。精神分裂症 DBS 是难治性精神分裂症的一种选择。然而，有必要进行更多的临床试验，并应寻求更有效的治疗靶点。

参考文献

[1] Sui J, Pearlson GD, Du Y, et al. In search of multimodal neuroimaging biomarkers of cognitive deficits in schizophrenia. Biol Psychiatry. 2015; 78(11):794-804

[2] Lieberman J, Jody D, Geisler S, et al. Time course and biologic correlates of treatment response in first-episode schizophrenia. Arch Gen Psychiatry. 1993; 50(5):369-376

[3] Conley RR, Buchanan RW. Evaluation of treatment-resistant schizophrenia. Schizophr Bull. 1997; 23(4):663-674

[4] Andrade C, Arumugham SS, Thirthalli J. Adverse Effects of Electroconvulsive Therapy. Psychiatr Clin North Am. 2016; 39(3):513-530

[5] He H, Lu J, Yang L, et al. Repetitive transcranial magnetic stimulation for treating the symptoms of schizophrenia: A PRISMA compliant meta-analysis. Clin Neurophysiol. 2017; 128(5):716-724

[6] Gould RA, Mueser KT, Bolton E, Mays V, Goff D. Cognitive therapy for psychosis in schizophrenia: an effect size analysis. Schizophr Res. 2001; 48(2-3): 335-342

[7] Sarin F, Wallin L, Widerlöv B. Cognitive behavior therapy for schizophrenia: a meta-analytical review of randomized controlled trials. Nord J Psychiatry. 2011; 65(3):162-174

[8] Nuttin B, Wu H, Mayberg H, et al. Consensus on guidelines for stereotactic neurosurgery for psychiatric disorders. J Neurol Neurosurg Psychiatry. 2014; 85(9):1003-1008

[9] Liu W, Hao Q, Zhan S, et al. Long-term follow-up of mri-guided bilateral anterior capsulotomy in patients with refractory schizophrenia. Stereotact Funct Neurosurg. 2014; 92(3):145-152

[10] Howes OD, McCutcheon R, Agid O, et al. Treatment-Resistant Schizophrenia: Treatment Response and Resistance in Psychosis (TRRIP) Working Group Consensus Guidelines on Diagnosis and Terminology. Am J Psychiatry. 2017; 174(3):216-229

[11] Tow PM, Armstrong RW, Oxon MA. Anterior cingulectomy in schizophrenia and other psychotic disorders; clinical results. J Ment Sci. 1954; 100(418): 46-61

[12] Escobar JI, Chandel V. Nuclear symptoms of schizophrenia after cingulotomy: a case report. Am J Psychiatry. 1977; 134(11):1304-1306

[13] Chitanondh H. Stereotaxic amygdalotomy in the treatment of olfactory seizures and psychiatric disorders with olfactory hallucination. Confin Neurol. 1966; 27(1):181-196

[14] Corripio I, Sarró S, McKenna PJ, et al. Clinical Improvement in a Treatment-Resistant Patient With Schizophrenia Treated With Deep Brain Stimulation. Biol Psychiatry. 2016; 80(8):e69-e70

第31章 阿尔茨海默病：流行病学、病理生理学和手术

Alzheimer's Disease: Epidemiology, Pathophysiology and Surgery

Andres Lozano　Davis Xu　著

摘 要

大脑深部穹窿电刺激是治疗阿尔茨海默病的一种很有前景的手术疗法，旨在调节功能失调的神经网络，延缓疾病的进展。最近一项 II 期临床试验的数据发现，穹窿脑深部电刺激（deep brain stimulation，DBS）是安全的，并且与 65 岁以上患者更好的认知能力有关。需要进行进一步的研究，以评估临床反应和最佳治疗患者群体的重要性。

关键词

阿尔茨海默病；脑深部电刺激；神经调控；痴呆

一、流行病学

阿尔茨海默病是最常见的与年龄相关的神经再生疾病，占全球痴呆发病率的 80% 以上 [1]。目前，在美国，阿尔茨海默病患者群体包括大约 20 万 65 岁以下的个体和 500 多万 65 岁或以上的个体 [2]。年龄是阿尔茨海默病的首要危险因素，65 岁以后每 5 年患病率就会翻一番。对于 85 岁以上的人群，其诊断风险超过 1/3。根据目前的人口统计数据，世界卫生组织估计全球疾病流行率到 2050 年将增加 2 倍以上，超过 1.15 亿例 [1]。

二、病理生理学

自 1907 年 Alois Alzheimer 首次将淀粉样斑块和神经原纤维缠结描述为其同名疾病的神经病理学标志以来，这些病理学标志突显了 Alzheimer 病病理生理学的中心主题——错误折叠蛋白的异常积累，导致细胞功能障碍、突触丢失和神经网络故障。目前，阿尔茨海默病发病机制的统一模

型尚不明确，但在过去 20 年中，多条研究线索表明，β 淀粉样蛋白和 tau 蛋白分别是淀粉样斑块和神经纤维缠结的组成部分，是疾病发病机制和细胞损伤的重要因素[3]。在宏观层面上，疾病进展是渐进性突触功能障碍的结果，这种功能障碍日益干扰与记忆、执行功能和语言有关的神经网络的活动。通过正电子发射断层扫描（positron emission tomography，PET）和研究性磁共振成像（magnetic resonance imaging，MRI）序列观察到的局部葡萄糖代谢的逐渐下降，以及神经连接的结构和功能退化，反映了这些障碍的证据[4, 5]。

三、处理

（一）脑深部电刺激

脑深部电刺激（DBS）已成为治疗阿尔茨海默病的一种很有前途的外科治疗方法，其目的是通过直接驱动电活动和通过与刺激相关的营养效应增加神经回路活力来调节功能失调神经网络的活动[6]。阿尔茨海默病有两个 DBS 靶点。其中之一是迈纳特基底核（nucleus basalis of Meynert，nBM），由于文献资料有限，我们将仅简要讨论。nBM 是胆碱能投射到新皮质和内侧颞叶的主要中继站。在 2 项研究中，描述了 7 名患者使用 nBM 的 DBS 治疗阿尔茨海默病，并显示在随访 12 个月以下的 4 名患者中，DBS 可增加随后的整体脑葡萄糖代谢[7, 8]。

DBS 的另一个靶点是穹窿，即海马的主要输出束和帕佩兹回路（Papez circle）内的投射路径。在啮齿动物和癫痫患者中使用穹窿 DBS 的早期研究表明，受试者的记忆力得到改善[6, 9]。在轻度阿尔茨海默病患者中，穹窿 DBS 最近通过 ADvance 试验进行了评估，这是一项 II 期临床研究，产生了不同的结果[10]。之前，42 名患者以双盲方式接受了双侧穹窿 DBS。与对照手术组相比，接受刺激的患者在 6 个月时的整体大脑葡萄糖代谢在统计学上更多，但在 12 个月时没有保持统计学显著性[10]。在因果分析后发现，年龄是反应的一个显著区别，65 岁以上的患者改善了临床和代谢结果，而 65 岁以下的患者往往在刺激方面效果更差[10]。在其他阿尔茨海默病研究中发现了这种年龄差异，包括多项药物试验，这表明年轻患者可能代表不同的疾病表型[11]。

（二）患者选择

最有可能有反应的阿尔茨海默病（AD）患者仍不确定。初步证据表明，根据美国国家老年研究所和阿尔茨海默病协会的指南，患有早期疾病的患者可能是最合适的候选人（表 31-1）。此类早期患者应仅表现出轻度痴呆，根据全球临床痴呆评定量表总分（CDR-SB）得分 0.5 或 1，以及阿尔茨海默病评估 Scale-13（ADAS Cog 13）得分 12～24。应通过神经精神病量表评估患者的神经精神症状，如果患者的总分为 ≥ 10 或除冷漠症状外任何子领域得分 ≥ 4，所有患者均应在手术前优化药物治疗，且无手术或磁共振成像的医疗禁忌证。他们的改良 Hachinski 缺血评分应 < 4，以排除可能同时患有血管性痴呆的患者。

表 31-1　穹窿脑深部电刺激 2 期临床试验的临床合格标准

年龄	65 岁或以上
全球临床痴呆评定量表（CDR-SB）	0.5～1
阿尔茨海默病评估量表 -13（ADAS-Cog 13）	12～24
神经精神病量表	总分 ≤ 10，除冷漠外，任意子域 ≤ 4
改良 Hachinski 缺血分级量表	< 4
辅助治疗方法	手术前必须服用抗胆碱能药物至少 2 个月

年龄仍然是一个有争议的话题，有人认为，65岁以下早发患者受益于 DBS 的可能性不大。

四、术前准备

所有患者都应接受基线神经认知测试和高分辨率脑磁共振成像。通过 PET 评估大脑葡萄糖代谢有助于评估大脑代谢障碍。

五、操作程序

可以在患者醒着或睡着的时候放置电极，类似于帕金森病中 DBS 使用的技术。清醒患者在局部麻醉下放置立体定向框架，然后进行高分辨率磁共振成像。睡着的患者接受全身麻醉，然后通过术中 CT 将立体定向框架与术前计划 MRI 配准（图 31-1）。

立体定向定位穹窿的方法是在冠状缝中线外侧 2cm 处进行颅骨入路，电极对准穹窿柱前方 2mm 处，与柱相切，远侧接触点正好靠近乳头体。可通过术中 CT 验证导联位置，然后将其与计划 MRI 联合登记并融合，以允许实际导联位置投影到其计划位置。在清醒状态下接受手术的患者可以对最深的接触点进行测试刺激，这会引起自主症状，如血压、脉搏和发汗的改变。当最表层的导联受到刺激时，大约 1/3 的患者可能也会经历自传式记忆，通常在 7V 以上。放置电极后，将双通道脉冲发生器植入锁骨下方皮下，并通过延长通道连接。

六、术后管理（包括并发症）

（一）并发症

术后，所有患者应进行后续 CT 或 MRI，以验证电极的放置，以及做颅内并发症的筛查。来自大型患者系列的数据显示，与 DBS 手术相关的不良事件发生率较低。最危险的并发症是脑实质内出血，发生率约为 2%，但通常无症状，很少需要额外手术治疗[12]。长期不良事件更常见，包括伤口感染（1.7%～5.6% 的风险）和硬件故障（＜ 5% 的风险）[12, 13]。行为或精神障碍未被证明是由电刺激引起的。

（二）刺激编程

最佳刺激参数的确定是一个正在进行研究的领域。患者通常在术后 2 周开始进行电极激活和编程。默认刺激在顶部电极触点的顶部或第二处运行，并以 3.0～3.5V 的振幅、130Hz 的频率和

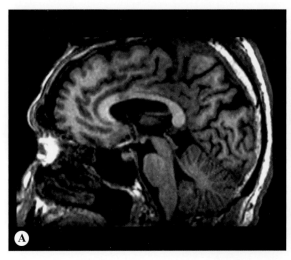
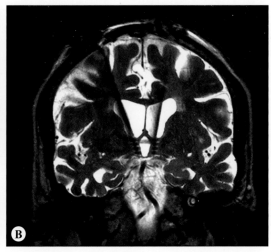

▲ 图 31-1 穹窿电极的放置

矢状位 T_1 加权（A）和冠状位 T_2 加权（B）磁共振成像显示电极放置在穹窿前约 2mm，远端接触乳头体近端

90μs 的脉冲宽度进行传递[10]。

七、结论

阿尔茨海默病仍然是一种复杂的神经认知障碍，其理论基础尚不清楚。穹窿 DBS 已被证明是安全的，并在延缓疾病的临床进展方面提供了一些潜在的益处。需要对较大的患者队列进行进一步分析，以确定临床反应的重要性，并确定最佳患者群体和最合适的刺激参数。

参考文献

[1] Alzheimer's Association. Alzheimers Dement. 2014; 10(2):47-92

[2] Querfurth HW, LaFerla FM. Alzheimer's disease. N Engl J Med. 2010; 362(4): 329-344

[3] Bloom GS. Amyloid-β and tau: the trigger and bullet in Alzheimer disease pathogenesis. JAMA Neurol. 2014; 71(4):505-508

[4] Jacobs HI, Radua J, Lückmann HC, Sack AT. Meta-analysis of functional network alterations in Alzheimer's disease: toward a network biomarker. Neurosci Biobehav Rev. 2013; 37(5):753-765

[5] Smith GS, de Leon MJ, George AE, et al. Topography of cross-sectional and longitudinal glucose metabolic deficits in Alzheimer's disease. Pathophysiologic implications. Arch Neurol. 1992; 49(11):1142-1150

[6] Hao S, Tang B, Wu Z, et al. Forniceal deep brain stimulation rescues hippocampal memory in Rett syndrome mice. Nature. 2015; 526(7573):430-434

[7] Kuhn J, Hardenacke K, Lenartz D, et al. Deep brain stimulation of the nucleus basalis of Meynert in Alzheimer's dementia. Mol Psychiatry. 2015; 20(3):353-360

[8] Turnbull IM, McGeer PL, Beattie L, Calne D, Pate B. Stimulation of the basal nucleus of Meynert in senile dementia of Alzheimer's type. A preliminary report. Appl Neurophysiol. 1985; 48(1-6):216-221

[9] Suthana N, Haneef Z, Stern J, et al. Memory enhancement and deep-brain stimulation of the entorhinal area. N Engl J Med. 2012; 366(6):502-510

[10] Lozano AM, Fosdick L, Chakravarty MM, et al. A Phase II Study of Fornix Deep Brain Stimulation in Mild Alzheimer's Disease. J Alzheimers Dis. 2016; 54(2): 777-787

[11] Schneider LS, Kennedy RE, Wang G, Cutter GR. Differences in Alzheimer disease clinical trial outcomes based on age of the participants. Neurology. 2015; 84(11):1121-1127

[12] Fenoy AJ, Simpson RK , Jr. Risks of common complications in deep brain stimulation surgery: management and avoidance. J Neurosurg. 2014; 120(1):132-139

[13] Bjerknes S, Skogseid IM, Sæhle T, Dietrichs E, Toft M. Surgical site infections after deep brain stimulation surgery: frequency, characteristics and management in a 10-year period. PLoS One. 2014; 9(8):e105288

第 32 章　正常压力脑积水
Normal Pressure Hydrocephalus

Jonathan Melius　Tyler J. Kenning　著

摘 要

正常压力脑积水（normal pressure hydrocephalus，NPH）是一种进行性慢性疾病，通常可以通过脑室-腹腔分流术治疗。在心室增大的情况下，NPH 最常见的表现为"磁性步态"。典型的 NPH 三联征也包括认知障碍和尿失禁，仅见于 60% 的病例。脑室增大被认为是由于脑脊液（cerebrospinal fluid，CSF）吸收减少所致，必须通过影像学证实。暂时性脑脊液释放，通常被称为 TAP 试验，有助于确定脑室腹腔分流术的合适手术候选人。

关键词

脑室扩大；正常压力脑积水；磁性步态；认知障碍；尿失禁；脑脊液 TAP 试验

脑室-腹腔分流术-正常压力脑积水（NPH）是一种潜在的渐进性慢性疾病，缺乏明确的病因。正常的脑脊液（CSF）压力伴随着头颅影像学上脑室增大的影像学表现。临床表现包括步态和平衡损害，可能涉及认知障碍和排尿控制障碍。只有 60% 的病例出现典型的三联征症状。

NPH 是老年人的一种疾病，最常见于 60 岁以上的人。在 70—79 岁的成人中，估计 NPH 的患病率为 0.2%，在 80 岁以上的成年人中为 6%。然而，估计有 1% 的老年人出现无症状的脑室增大。目前尚不清楚该影像是代表 NPH 前期表现还是代表正常解剖变异[1]。

一、临床表现

NPH 最常见的症状是步态障碍，被描述为"磁性"步态，患者为缓慢、短暂、拖行的步态，双脚向外旋转，宽阔的高度降低的步幅。患者有踌趾步态困难，表现为整体转向（需要 3 步或更多步才能转向 180°），并且经常平衡受损。经常有反复跌倒的历史。这是治疗后最有可能改善的症状。

NPH 的认知障碍可能是皮质下 / 额叶功能障碍的结果。它表现为精神运动迟缓、白天嗜睡、注意力不集中、注意力下降和冷漠。虽然执行功能受损，但缺乏失语症、失认症和失用症。此外，在疾病过程的早期阶段，患者可能会出现尿急和尿频，而不会出现尿失禁。然而，稍后会出现尿失禁甚至大便失禁。

二、病理生理学

正常压力脑积水的病理生理学尚不清楚，但考虑为蛛网膜绒毛对脑脊液的吸收减少导致，脑脊液压力和搏动性短暂增加。当正常大小的脑室对大脑施加更大的力时，脑室增大，CSF 压力恢复正常。随着脑室的扩张，脑室周围轴突和室管膜下血管被拉伸，导致微血管缺血和白质损伤。

三、诊断

NPH 的诊断敏感性因其临床表现和病程的可变性而降低。它需要从临床病史、体检和头颅影像学中收集数据。临床症状必须包括步态 / 平衡障碍和一定程度的认知或尿失禁障碍，或两者兼而有之。症状的起病应该是隐匿的，起病年龄在40 岁以后，最短持续时间至少为 3～6 个月。症状应该随着时间的推移而发展，无明显先兆事件或其他神经或医学状况作为出现症状的潜在原因。

除了临床症状外，NPH 的诊断还需要由 CT或 MRI 证实为脑室增大，这并非由于脑萎缩或脑脊液阻塞。一种常用的影像学依据是 Evans 指数，它是侧脑室额角最大宽度与同一水平颅骨最大内径之比（图 32-1）。Evans 指数值 > 0.3 视为异常，但该比率可能因年龄和性别而异，并取决于 CT 图像的位置和角度。

采用脑室 - 腹腔分流术（ventriculoperitoneal shunt，VPS）进行永久性脑脊液分流可以改善甚至逆转 NPH 的潜在失能症状。与晚期 NPH 相关的共济失调、痴呆和失禁往往比持续时间不到 2年的症状反应性差，强调早期诊断的实用性。总的来说，根据临床症状和影像学检查，多达 2/3

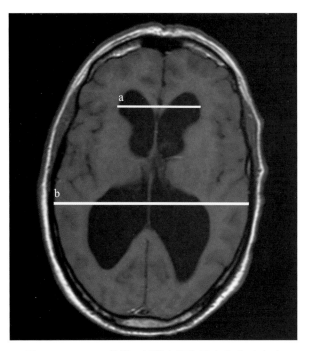

▲ 图 32-1　Evans 指数：侧脑室额角最大宽度（a）与同一水平颅骨最大内径（b）之比，脑室扩大定义为 Evans 指数 > 0.3

的疑似 NPH 患者对分流有良好的反应。那些有完全三联征症状的患者可能会表现出最大的改善。据报道，NPH 患者的分流并发症发生率高达35%，应进行辅助检查以提高诊断准确性。

通过补充试验，预测 NPH 对 VPS 的阳性反应的能力可能会提高到 80% 以上。这种测试通常以某种形式重复脑脊液的释放。进行大容量（35～50ml）腰椎穿刺（脑脊液 TAP 试验）和随后对症状改善的评估可以将试验的敏感性提高到近 80%。与仅依靠主观改善相比，对认知和步态功能进行"TAP 试验前"和"TAP 试验后"客观评估可以更好地确定手术候选人资格。

放置腰椎引流管并在住院患者中进行为期 3天的持续脑脊液释放试验，可将敏感性提高近90%[2]。然而，这项技术与老年人住院费用和并发症发生率（如感染、硬膜外血肿形成、引流管断开）相关，可能不值得承担额外风险。对于更困难的病例，可以通过输液研究来评估脑脊液流出阻力，但这些往往难以解释，具有可疑的临床实用性[3]。

我们提倡一种更加系统化的门诊评估，在这种评估中，首先进行会诊，包括全面的病史、体检和所有可用的头颅成像检查。由于在门诊神经外科诊室很难可靠地评估尿失禁，因此该检查侧重于认知功能和行走。我们的认知评估包括快速和延迟记忆测试、Folstein 迷你精神状态检查（Folstein mini-mental status exam，FMMSE）和定时认知测试。步行状态通过改良的定时向上行走（Timed Up and Go，TUG）测试和 25 英尺步行进行评估。然后，患者进行大容量（最好是 40ml 脑脊液释放）腰椎穿刺，并于约 24h 后进行随访，以重复测试。如果：①整体改善 > 20%；②任何两个单一参数改善 > 25%（不包括 FMMSE）；③单个参数改善 > 50%（不包括 FMMSE）；④FMMSE 分数改善 ≥ 8 分；以上任意一项成立，可以考虑试验有意义。

四、处理

NPH 的治疗是使用脑室 - 腹腔分流术（VPS）和可调压阀门进行永久性脑脊液分流。VPS 放置的有利预后因素包括 6 个月以下的症状，可能更

重要的是，步态紊乱是最早和主要的症状。不良预后因素包括更长时间（> 2 年）的症状和在没有伴随步态障碍之前或存在的痴呆症。步态异常最有可能对分流产生反应，其次是认知功能和尿失禁。虽然分流可以完全缓解一些患者的症状，但通常情况下，这些症状只得到部分改善。患者通常会立即体验到显著的改善，但随着时间的推移，情况往往会恶化。这就提出了一个问题，即是否做出了正确的诊断，或者这种回归仅仅是自然衰老过程的一部分。一项研究发现，75%NPH 患者在分流术后 3～6 个月有明确的步态改善记录，但这一数字在 1 年时下降到 50%，在术后 3 年下降到 33%[4]。

分流的风险包括 5 年内约 3% 的脑内血肿形成率、2%～17% 的硬膜下血肿形成率、3%～6% 的感染风险、3%～11% 的癫痫发作发生率和 20% 的分流矫正率[5]（图 32-2）。因此，每个患者的风险收益比必须个体化。根据术前检查，分流反应性 NPH 的怀疑必须合理确定。与患者共存病相关的手术风险率必须较低。最后，NPH 相关发病率的程度必须保证分流相关风险。

尽管任何神经外科干预，包括脑室 - 腹

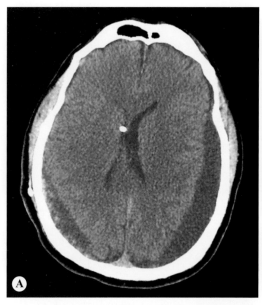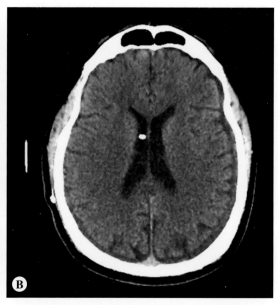

▲ 图 32-2　正常压力脑积水使用脑室 - 腹腔分流术治疗，放置可编程阀后的轴位 CT 图像
A. 术后 1 个月显示过度引流和双侧硬膜下血肿形成；B. 术后 3 个月，可编程阀调整显示轴外集合改善

腔分流术，都有可能导致或潜在或严重的发病，但一些人指出，终身照护成本过高，估计为 110 000～125 000 美元，这足以为任何怀疑患有 NPH 的人提供 VPS 手术干预[6]。提倡放弃辅助试验，仅根据病史、检查和影像学进行分流手术。这种做法的理由是，筛查本身没有足够的特异性和敏感性，检测费用昂贵，进行性痴呆对患者及其护理者具有毁灭性影响，长期机构护理的成本很高，现代分流术的风险效益低到可以接受的程度[7]。

五、结论

要怀疑是否存在正常压力脑积水，需要识别典型的三种症状（步态障碍、尿失禁和痴呆），但要真正认识到这些症状往往并不全部存在。诊断必须通过临床检查和放射学检查来确认。最后，手术候选资格应在手术前后通过 CSF 释放试验和某种形式的客观测试进行评估。如果认为治疗合适，可选择使用可调控的分流阀门进行脑室 – 腹腔分流术。

参考文献

[1] Iseki C, Kawanami T, Nagasawa H, et al. Asymptomatic ventriculomegaly with features of idiopathic normal pressure hydrocephalus on MRI (AVIM) in the elderly: a prospective study in a Japanese population. J Neurol Sci. 2009; 277 (1-2):54-57

[2] Chotai S, Medel R, Herial NA, Medhkour A. External lumbar drain: A pragmatic test for prediction of shunt outcomes in idiopathic normal pressure hydrocephalus. Surg Neurol Int. 2014; 5:12

[3] Eklund A, Smielewski P, Chambers I, et al. Assessment of cerebrospinal fluid outflow resistance. Med Biol Eng Comput. 2007; 45(8):719-735

[4] Klassen BT, Ahlskog JE. Normal pressure hydrocephalus: how often does the diagnosis hold water? Neurology. 2011; 77(12):1119-1125

[5] Toma AK, Papadopoulos MC, Stapleton S, Kitchen ND, Watkins LD. Systematic review of the outcome of shunt surgery in idiopathic normal-pressure hydrocephalus. Acta Neurochir (Wien). 2013; 155(10):1977-1980

[6] Stein SC, Burnett MG, Sonnad SS. Shunts in normal-pressure hydrocephalus: do we place too many or too few? J Neurosurg. 2006; 105(6):815-822

[7] Kameda M, Yamada S, Atsuchi M, et al. SINPHONI and SINPHONI-2 Investigators. Cost-effectiveness analysis of shunt surgery for idiopathic normal pressure hydrocephalus based on the SINPHONI and SINPHONI-2 trials. Acta Neurochir (Wien). 2017; 159(6):995-1003

第33章　慢性伤害感受性和神经病理性疼痛的原理

Principles of Chronic Nociceptive and Neuropathic Pain

Michael D. Staudt　Jennifer A. Sweet　著

摘　要

在本章中，我们将简要回顾疼痛信号处理的相关解剖结构及疼痛的门控理论。我们还将讨论从急性疼痛到慢性疼痛的转变，伤害性感受性疼痛和神经病理性疼痛之间的区别，以及外周和中枢敏感化的原理。

关键词

急性疼痛；慢性疼痛；门控理论；伤害性感觉性疼痛；神经性疼痛；外周和中枢敏感性；疼痛传递

疼痛传递和处理的病理生理学是复杂的，涉及许多外周和中枢性物质。当然，急性疼痛的生理感知是一种重要的保护反应。慢性疼痛不具有这种生理功能，它是外周和中枢神经系统可塑性改变的结果。因此，慢性疼痛被认为是一种病理性疾病状态，而不是症状。在本章中，我们将简要回顾疼痛信号处理的解剖学结构和门控理论，同时讨论急慢性疼痛之间、伤害性和神经性疼痛之间及外周和中枢性敏感化之间的差异。

一、疼痛的解剖基础和门控理论

疼痛信号源自游离神经末梢和热受体。它通过 Aδ 和 C 纤维传递至背根神经节，这是疼痛信号处理的第一步。然后信号从背外侧束传至脊髓后角胶状质的突触，疼痛信号最终通过上行通路，主要通过脊髓前方和外侧的脊髓丘脑束到达大脑，并通过不同的反馈系统调节这些信号。

急性疼痛主要保护机体免受破坏性刺激。而

慢性疼痛并非如此。但我们知道慢性疼痛是如何产生的吗？我们能够阻止它形成吗？

目前对疼痛的了解大多来自疼痛理论。该理论认为，脊髓后角胶状质内的神经元在信号传递至大脑之前调节了疼痛信号[1]。这一突破性的发现加快了神经调控在慢性疼痛中的应用。脊髓刺激虽然有效，但其原理不能够解释慢性疼痛产生的原因及如何形成[2]。

二、伤害感受性和神经病理性疼痛

痛觉性疼痛，或对有害刺激的检测和反应，是指外周通路将非神经元组织的损伤信号传递至神经系统[3]。原发性传入受体或伤害感受器被分为躯体性的和内脏性的两类，躯体伤害感受器主要存在于皮肤组织、骨骼、关节和肌肉，而内脏伤害感受器主要在内脏和周围的中空器官中。这些初级传入纤维通过两种纤维将信号传至脊髓后角：有髓鞘的 Aδ 纤维能够快速传导信号并带来针刺感[4]。无髓鞘的 C 纤维传导信号较慢，其主要带来灼热、钝痛或瘙痒性疼痛。这些疼痛信号通过外侧及内侧上升通路被传递至丘脑。外侧丘脑中继投射至躯体感觉皮质，参与疼痛的感觉成分鉴别，而内侧丘脑传递至岛叶和扣带回皮质，参与疼痛的情感成分[5]。

神经病理性疼痛源于神经系统结构或神经本身的损害。因此，血管性疾病和自身免疫性疾病，恶性肿瘤和感染等病理过程都可以引起神经性疼痛发作[6]。引起神经性疼痛的病变常涉及伤害性通路，导致在没有持续有害刺激的情况下，不同的疼痛中心发出异常疼痛信号。为了应对神经系统损伤，小胶质细胞被激活，释放多种促炎细胞因子，改变了正常的突触功能，引起连接紊乱和异常动作电位产生[7]。

三、急性疼痛向慢性疼痛转变

从急性疼痛向慢性疼痛转变在临床上可以定义为组织损伤虽然已经缓解，但疼痛依然存在[8]。传统认为急性和慢性疼痛主要通过固定的持续时间来区分，但这因执业者的定义和疾病病理不同而变化[8]。因此这种方法是不可行的。它没有考虑潜在的触发机制、认知因素或患者的经验。情绪低落、受过创伤及消极的疼痛信念都会导致慢性疼痛及残疾的形成[9]。尽管针对疼痛感知的认知因素仍然是多模式疼痛管理的重要组成部分，但从细胞及分子水平了解慢性疼痛的潜在机制对研发新的药物至关重要。

四、外周和中枢敏感化

在持续刺激和炎症存在的情况下，疼痛信号进展为病理性的，从而引起异常性疼痛（继发于正常无害刺激的疼痛反应）或痛觉过敏（对刺激产生过度疼痛反应）[10]。病理性疼痛和慢性疼痛状态的发生取决于外周和中枢水平的可塑性，称为敏感化。

外周敏感化是组织损伤或炎症的结果，是指伤害感受器激活的阈值降低和随后对刺激的反应性增加。组织损伤导致外周伤害感受器局部化学环境的改变，炎症介质包括缓激肽、前列腺素类和 P 物质。这些介质可以直接使伤害感受器敏感或诱导下游变化，从而增强受体信号传导并延长伤害感受器放电[11]。由于外周敏感化引起的疼痛代表伤害感受器的激活，其作用仅限于损伤部位。它在热敏感性中也有主要作用，但对机械敏感性没有作用[12]。

中枢敏感化是指中枢疼痛传递通路的兴奋性增加，最常见于脊髓后角。谷氨酸是一种兴奋性神经递质，在损伤后表达升高，在疼痛信号传导和中枢敏感化形成中具有重要作用[4]。谷氨酸除了共同调节神经肽和生长因子外，还从突触前末端释放（在这种情况下初级传入伤害感受器）与离子型和代谢型突触后受体结合，使次级传入神经去极化并导致大量细胞内钙离子流入[4, 13]。钙是有助于激活下游信号的第二信使；与其他转录因子和蛋白激酶一起激活，它们的作用随后会改变基因表达并形成中枢敏感化的分子基础[14]。短期和长期敏感化机制都负责诱导可塑性和脊髓连接的重排，从而传递疼痛信号[4, 6]。

五、结论

以上描述的过程是解释慢性疼痛发展的开端，包括病因学上伤害性的和神经性的。了解这些机制对于发现医疗和手术解决方案至关重要。虽然门控理论在许多方面是神经调控领域的基础，但更具描述性的疼痛传递理论必须为未来慢性疼痛治疗的成功铺平道路。

参考文献

[1] Melzack R, Wall PD. Pain mechanisms: a new theory. Science. 1965; 150 (3699):971-979

[2] Melzack R. Pain: past, present and future. Can J Exp Psychol. 1993; 47(4): 615-629

[3] Sherrington CS. The integrative action of the nervous system. New York: C. Scribner's Sons; 1906

[4] Woolf CJ, American College of Physicians, American Physiological Society. Pain: moving from symptom control toward mechanism-specific pharmacologic management. Ann Intern Med. 2004; 140(6):441-451

[5] Treede RD, Kenshalo DR, Gracely RH, Jones AK. The cortical representation of pain. Pain. 1999; 79(2-3):105-111

[6] Campbell JN, Meyer RA. Mechanisms of neuropathic pain. Neuron. 2006; 52 (1):77-92

[7] Costigan M, Scholz J, Woolf CJ. Neuropathic pain: a maladaptive response of the nervous system to damage. Annu Rev Neurosci. 2009; 32:1-32

[8] Reichling DB, Levine JD. Critical role of nociceptor plasticity in chronic pain.Trends Neurosci. 2009; 32(12):611-618

[9] Young Casey C, Greenberg MA, Nicassio PM, Harpin RE, Hubbard D. Transition from acute to chronic pain and disability: a model including cognitive, affective, and trauma factors. Pain. 2008; 134(1-2):69-79

[10] Treede RD, Meyer RA, Raja SN, Campbell JN. Peripheral and central mechanisms of cutaneous hyperalgesia. Prog Neurobiol. 1992; 38(4):397-421

[11] Hucho T, Levine JD. Signaling pathways in sensitization: toward a nociceptor cell biology. Neuron. 2007; 55(3):365-376

[12] Latremoliere A, Woolf CJ. Central sensitization: a generator of pain hypersensitivity by central neural plasticity. J Pain. 2009; 10(9):895-926

[13] Dougherty PM, Palecek J, Zorn S, Willis WD. Combined application of excitatory amino acids and substance P produces long-lasting changes in responses of primate spinothalamic tract neurons. Brain Res Brain Res Rev. 1993; 18(2): 227-246

[14] Kawasaki Y, Kohno T, Zhuang ZY, et al. Ionotropic and metabotropic receptors, protein kinase A, protein kinase C, and Src contribute to C-fiber-induced ERK activation and cAMP response element-binding protein phosphorylation in dorsal horn neurons, leading to central sensitization. J Neurosci. 2004; 24(38):8310-8321

第 34 章　神经病理性疼痛的神经调控
Neuromodulation for Neuropathic Pain

Michael D. Staudt　Jonathan P. Miller　著

摘　要

神经调控是指通过电刺激或向大脑、脊髓或周围神经递送药物来改变正常的神经系统活动。神经性疼痛的管理从这项创新中受益最大，脊髓刺激（spinal cord stimulation，SCS）是最常用的神经调控方式。其他方式包括鞘内药物输注、外周神经、脑深部及运动皮质刺激。本章简要概述了神经调控在治疗慢性神经性疼痛中的作用，重点介绍了临床适应证和相关证据。

关键词

神经调控；脊髓电刺激；周围神经刺激；脑深部电刺激；运动皮质刺激；鞘内给药；神经性疼痛

神经调控的机制基础源自门控疼痛理论，根据该理论，无害刺激会抑制疼痛信号[1]。以这种方式可以改变疼痛通路的认识，改变了慢性疼痛治疗的重点。两项开创性研究的发表导致可逆的神经调控取代消融成为一种标准治疗。Shealy 等在 1967 年发表了他们关于脊柱或脊髓刺激的工作[2]。同年，Wall 和 Sweet 引入了周围神经刺激（peripheral nerve stimulation，PNS）的概念[3]。此后研究的其他治疗模式包括：脑深部电刺激（deep brain stimulation，DBS）、运动皮质刺激（motor cortex stimulation，MCS）和鞘内（intrathecal，IT）药物输送。神经调控技术不断改进，其使用适应证已经扩大和多样化。

一、脊髓电刺激

脊髓电刺激在治疗神经性肢体疼痛方面最为有效。除缺血性损伤疼痛外，它通常对伤害性疼痛无效。其在缺血性疼痛的益处可能来自于改善血流而不是改变疼痛通路[4]。SCS 改善了背部手术失败综合征或复杂区域疼痛综合征患者的生活质量和疼痛水平[5, 6]。大多数关于脊髓电刺激的研究都是回顾性的，并且显示出与时间相关的有效性递减[7]。然而，至少 50% 的患者仍然对其疼痛缓解的质量表示满意[8]。

脊髓电刺激用于治疗慢性疼痛已在美国获得 FDA 批准。刺激源要么是经皮放置的硬膜外电极，要么是手术放置的电极棒（图 34-1）。标准刺激的频率为 40~80Hz。无感觉异常刺激是该领域最近引入的概念。它有可能改善中轴性神经性疼痛的治疗并挽救对传统 SCS 无反应的患者[9, 10]。背根神经节刺激也有可能在治疗局灶性神经性或伤害性疼痛中提供靶向调节[11]。

二、外周神经刺激

最常见的外周神经刺激方式是经皮枕神经刺激（percutaneous occipital nerve stimulation，ONS）治疗枕神经痛[12]。尽管大多数研究都只包含了没有对照组或比较组的小患者群体，但都描述了显著和持续的疼痛缓解[13]。外周神经刺激的使用包括用于慢性偏头痛的 ONS、用于丛集性头痛的蝶腭神经节刺激、三叉神经痛、脑卒中后中枢痛和带状疱疹后神经痛[14-16]。周围神经刺激，或使用皮下插入电极治疗非皮节区域的疼痛已经在治疗腰背、胸部和腹壁及关节疼痛中发挥作用[16]。

外周神经刺激植入是通过经皮插入技术完成的，该技术是相对简单的手术，伤及神经血管的风险低和绝对禁忌证少。人们对开发新的此类刺激装置，以及制订适当和广泛的临床适应证非常

感兴趣。然而，大多数外周神经刺激设备未经美国 FDA 批准并且在适应证外使用。

三、脑深部电刺激

脑深部电刺激最常见的目标是感觉丘脑和脑室周围 - 导水管周围灰质（periventricular-periaqueductal gray，PVG-PAG），它们分别用于治疗神经性疼痛和伤害性疼痛[17, 18]。患者可能将电极同时靶向这两个目标。感觉丘脑刺激已被用于面部麻醉痛、脑卒中后中枢痛和幻肢痛[17, 19]。然而，刺激的早期效果最终会减弱，这表明最初的治疗效果可能与电极插入有关[20]。PVG-PAG 刺激对镇痛的治疗效果已被假设为由内啡肽释放介导，但可能包括阿片样物质和非阿片样物质机制[18]。

脑深部电刺激作为一种疼痛治疗方式的临床疗效一直存在争议，尽管结果可能取决于临床适应证和合适的患者选择[21, 22]。PVG-PAG 刺激易受耐受现象的影响，因此随着时间的推移，需要更高的刺激参数来达到相同的治疗效果[23]。此外，伤害性疼痛的反应比传入神经阻滞或神经性疼痛更好。目前，使用脑深部电刺激治疗疼痛未

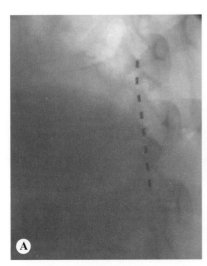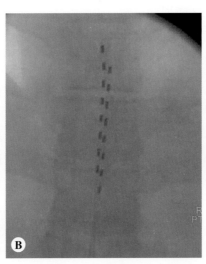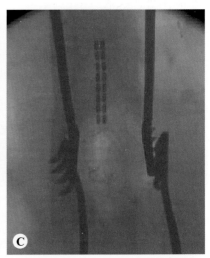

▲ 图 34-1　术中透视显示用于治疗椎板切除术后综合征的胸椎硬膜外脊髓刺激器电极。侧位（A）和正位（B）X 线片显示，在试验期间（A；背侧位置的单个电极）和永久植入期间（B；两个电极），经皮电极放置在 T$_8$ 椎体上缘。前后位 X 线片（C）显示通过胸椎椎板切开将 2×8 硬膜外电极放置在 T$_7$~T$_8$ 上

经美国 FDA 批准，被认为是在适应证外的 [22]。

四、运动皮质刺激

运动皮质刺激是针对脑深部电刺激在治疗中枢性传入神经痛综合征（包括脑卒中后中枢性疼痛和三叉神经性疼痛）方面的不足而开发的 [24, 25]。这些对于大多数保守和介入治疗都是无效的。其他适应证包括虚幻的肢体痛，以及与周围神经损伤或脊髓损伤相关的疼痛 [26]。

运动皮质刺激是为数不多的中枢性传入神经痛的有效治疗范例之一。50%～75% 的患者获得显著的疼痛缓解 [27]。然而，随着时间的推移，这种效果往往会消失，恢复足够的刺激参数需要重新编程 [28]。因此，长期疼痛缓解的维持是不一致的 [29]。刺激振幅和频率，脉冲宽度应小心调整，因为在编程期间增加能量输入可能会诱发癫痫发作 [28]。与脑深部电刺激治疗疼痛类似，使用人体植入设备运动皮质刺激来缓解疼痛是适应证外的，而不是美国 FDA 批准的。

五、鞘内给药

鞘内药物疗法广泛用于治疗慢性难治性神经性或伤害性疼痛。美国 FDA 已经批准了两种用于疼痛治疗的鞘内药物。它们是阿片样物质吗啡和非阿片样物质钙通道拮抗药 Ziconotide。巴氯芬（一种 GABA-B 受体激动药）被美国 FDA 批准用于治疗痉挛，但一些执业者将其应用于多模式疼痛治疗中是适应证外的。许多其他的鞘内药物疗法，如局部麻醉药、其他阿片样物质和肾上腺素能激动药，被用作适应证外的单一疗法或联合疗法，以协同靶向不同的疼痛受体 [30]。

与系统性阿片样物质相比，鞘内注射吗啡的不良反应越来越少 [30]。通常，首先单独尝试鞘内吗啡输注。如果初始疼痛控制不充分，则分步添加其他药物。Ziconotide 可用作一线药物或辅助药物。它通常适用于对阿片样物质治疗无效的神经性疼痛患者 [31]。它与鞘内注射吗啡联合用于治疗癌症和非癌症相关疼痛是安全有效的 [32]。使用多种药物时，由于每种药物独特的适应证和并发症，仔细考虑每种药物的剂量非常重要。

六、结论

神经调控的适应证已扩大到包括各种神经性疼痛综合征。植入式技术变得更加复杂。现在有更小且更易于使用的设备，这引起了更多执业者更广泛的使用。然而，该领域需要更精心设计的前瞻性研究，以最好地定义临床适应证和患者群体，以从这项创新技术中获得最大收益。

参考文献

[1] Melzack R, Wall PD. Pain mechanisms: a new theory. Science. 1965; 150 (3699):971-979

[2] Shealy CN, Mortimer JT, Reswick JB. Electrical inhibition of pain by stimulation of the dorsal columns: preliminary clinical report. Anesth Analg. 1967; 46(4):489-491

[3] Wall PD, Sweet WH. Temporary abolition of pain in man. Science. 1967; 155 (3758):108-109

[4] Cook AW, Oygar A, Baggenstos P, Pacheco S, Kleriga E. Vascular disease of extremities. Electric stimulation of spinal cord and posterior roots. N Y State J Med. 1976; 76(3):366-368

[5] Kumar K, Taylor RS, Jacques L, et al. Spinal cord stimulation versus conventional medical management for neuropathic pain: a multicentre randomised controlled trial in patients with failed back surgery syndrome. Pain. 2007; 132(1-2):179-188

[6] Kemler MA, Barendse GA, van Kleef M, et al. Spinal cord stimulation in patients with chronic reflex sympathetic dystrophy. N Engl J Med. 2000; 343 (9):618-624

[7] Kemler MA, de Vet HC, Barendse GA, van den Wildenberg FA, van Kleef M. Effect of spinal cord stimulation for chronic complex regional pain syndrome Type I: five-year final follow-up of patients in a randomized controlled trial. J Neurosurg. 2008; 108(2):292-298

[8] Kumar K, Hunter G, Demeria D. Spinal cord stimulation in treatment of chronic benign pain: challenges in treatment

planning and present status, a 22-year experience. Neurosurgery. 2006; 58(3):481-496, discussion 481-496

[9] Van Buyten JP, Al-Kaisy A, Smet I, Palmisani S, Smith T. High-frequency spinal cord stimulation for the treatment of chronic back pain patients: results of a prospective multicenter European clinical study. Neuromodulation. 2013; 16 (1):59-65, discussion 65-66

[10] de Vos CC, Bom MJ, Vanneste S, Lenders MW, de Ridder D. Burst spinal cord stimulation evaluated in patients with failed back surgery syndrome and painful diabetic neuropathy. Neuromodulation. 2014; 17(2):152-159

[11] Liem L, Russo M, Huygen FJ, et al. One-year outcomes of spinal cord stimulation of the dorsal root ganglion in the treatment of chronic neuropathic pain. Neuromodulation. 2015; 18(1):41-48, discussion 48-49

[12] Weiner RL, Reed KL. Peripheral neurostimulation for control of intractable occipital neuralgia. Neuromodulation. 1999; 2(3):217-221

[13] Sweet JA, Mitchell LS, Narouze S, et al. Occipital Nerve Stimulation for the Treatment of Patients With Medically Refractory Occipital Neuralgia: Congress of Neurological Surgeons Systematic Review and Evidence-Based Guideline. Neurosurgery. 2015; 77(3):332-341

[14] Saper JR, Dodick DW, Silberstein SD, McCarville S, Sun M, Goadsby PJ, ONSTIM Investigators. Occipital nerve stimulation for the treatment of intractable chronic migraine headache: ONSTIM feasibility study. Cephalalgia. 2011; 31(3):271-285

[15] Schoenen J, Jensen RH, Lantéri-Minet M, et al. Stimulation of the sphenopalatine ganglion (SPG) for cluster headache treatment. Pathway CH-1: a randomized, sham-controlled study. Cephalalgia. 2013; 33(10):816-830

[16] Deer TR, Krames E, Mekhail N, et al. Neuromodulation Appropriateness Consensus Committee. The appropriate use of neurostimulation: new and evolving neurostimulation therapies and applicable treatment for chronic pain and selected disease states. Neuromodulation. 2014; 17(6):599-615, discussion 615

[17] Hosobuchi Y, Adams JE, Rutkin B. Chronic thalamic stimulation for the control of facial anesthesia dolorosa. Arch Neurol. 1973; 29(3):158-161

[18] Richardson DE, Akil H. Long term results of periventricular gray self-stimulation. Neurosurgery. 1977; 1(2):199-202

[19] Mazars G, Merienne L, Cioloca C. [Treatment of certain types of pain with implantable thalamic stimulators]. Neurochirurgie. 1974; 20(2):117-124

[20] Hamani C, Schwalb JM, Rezai AR, Dostrovsky JO, Davis KD, Lozano AM. Deep brain stimulation for chronic neuropathic pain: long-term outcome and the incidence of insertional effect. Pain. 2006; 125(1-2):188-196

[21] Coffey RJ. Deep brain stimulation for chronic pain: results of two multicenter trials and a structured review. Pain Med. 2001; 2(3):183-192

[22] Bittar RG, Kar-Purkayastha I, Owen SL, et al. Deep brain stimulation for pain relief: a meta-analysis. J Clin Neurosci. 2005; 12(5):515-519

[23] Kumar K, Toth C, Nath RK. Deep brain stimulation for intractable pain: a 15- year experience. Neurosurgery. 1997; 40(4):736-746, discussion 746-747

[24] Tsubokawa T, Katayama Y, Yamamoto T, Hirayama T, Koyama S. Chronic motor cortex stimulation for the treatment of central pain. Acta Neurochir Suppl (Wien). 1991; 52:137-139

[25] Meyerson BA, Lindblom U, Linderoth B, Lind G, Herregodts P. Motor cortex stimulation as treatment of trigeminal neuropathic pain. Acta Neurochir Suppl (Wien). 1993; 58:150-153

[26] Brown JA, Barbaro NM. Motor cortex stimulation for central and neuropathic pain: current status. Pain. 2003; 104(3):431-435

[27] Monsalve GA. Motor cortex stimulation for facial chronic neuropathic pain: A review of the literature. Surg Neurol Int. 2012; 3 Suppl 4:S290-S311

[28] Henderson JM, Boongird A, Rosenow JM, LaPresto E, Rezai AR. Recovery of pain control by intensive reprogramming after loss of benefit from motor cortex stimulation for neuropathic pain. Stereotact Funct Neurosurg. 2004; 82 (5-6):207-213

[29] Sachs AJ, Babu H, Su YF, Miller KJ, Henderson JM. Lack of efficacy of motor cortex stimulation for the treatment of neuropathic pain in 14 patients. Neuromodulation. 2014; 17(4):303-310, discussion 310-311

[30] Deer TR, Pope JE, Hayek SM, et al. The Polyanalgesic Consensus Conference (PACC): Recommendations on Intrathecal Drug Infusion Systems Best Practices and Guidelines. Neuromodulation. 2017; 20(2):96-132

[31] Staats PS, Yearwood T, Charapata SG, et al. Intrathecal ziconotide in the treatment of refractory pain in patients with cancer or AIDS: a randomized controlled trial. JAMA. 2004; 291(1):63-70

[32] Alicino I, Giglio M, Manca F, Bruno F, Puntillo F. Intrathecal combination of ziconotide and morphine for refractory cancer pain: a rapidly acting and effective choice. Pain. 2012; 153(1):245-249

第35章 脊髓电刺激使用的高频和暴发波形变化

Spinal Cord Stimulation Using High Frequency and Burst Waveform Variation

Jeffrey E. Arle 著

摘 要

本章将回顾可能在脊髓电刺激治疗疼痛期间使用的爆发和高频波形模式、作用机制和使用的临床基础。还将进一步讨论基于诱发复合动作电位的闭环系统。

关键词

波形；爆发；高频；脊髓电刺激

一、背景

脊髓电刺激（spinal cord stimulation，SCS）广泛用于治疗慢性神经性疼痛疾病，也可用于治疗心力衰竭、心律失常、截瘫和外周血管病。1967 年，C. Norman Shealy 博士发表了一项关于通过脊髓后柱刺激治疗疼痛的初步研究。他描述了使用 10～50Hz 刺激频率、400μs 脉冲宽度和 1V 振幅的研究。自该论文发表以来的半个世纪里，电刺激波形几乎没有变化，由频率为 40～200Hz 的电荷平衡双相方波组成，脉冲宽度为 50～300μs。Ⅰ 类研究证实，此类波形可有效

治疗被标记为背部手术失败综合征（failed back surgery syndrome，FBSS）和复杂区域疼痛综合征（complex regional pain syndrome，CRPS）等相关疾病。然而，在过去 10 年中进行的额外工作表明，其他刺激模式可能更有效，并涉及潜在神经回路的其他特征。

首先，为什么脊髓电刺激治疗神经性疼痛而不导致伤害性疼痛？

一般认为，脊髓电刺激可激活位于脊髓后柱外围的较大轴突（＞10μm），这些较大纤维中刺激产生的逆行动作电位，传导至脊髓后角环路。它们进一步激活后角神经元间池，来抑制携带疼痛信号的宽动态范围神经元。当伤害性纤维被外

周激活时，由脊髓电刺激激活的电路被抑制，从而使伤害性疼痛信号继续向头部传递。

当脊髓电刺激波形激活较大的轴突时，会产生顺行动作电位。这些纤维负责振动感觉，它们的激活是感觉异常的基础。虽然这种一般机制理论解释了脊髓电刺激中的大部分发现，但它并不能解释为什么脊髓电刺激可能无法缓解疼痛。大纤维仅占后柱纤维群的 1/100。如果出现局部广泛瘢痕组织或脑脊液空间较宽时，则使用典型的编程范例可能无法在目标皮节中捕获足够多的信号。相邻的非目标区域也可能受到刺激，导致意外的感觉。

（一）爆发式电刺激

2007 年之前，比利时安特卫普的 Dirk De Ridder 博士仅使用针对听觉皮质的爆发式电刺激来治疗顽固性耳鸣。Tonotopic lemniscal 听觉通路以强直信号触发。对强直信号的生理反应是缓慢的，并可能是分级的，动作电位可以在整个刺激期间产生。丘系外听觉通路使用信号爆发。爆发性放电是比紧张性放电更强大的大脑皮质激活。基于内侧和外侧疼痛通路如何在丘脑水平使用紧张和爆发信号，爆发技术现在正在用于脊髓电刺激。爆发式 - 脊髓电刺激信号（Burst-DR™ St. Jude Medical, Inc., St. Paul, MN）由 5 个 500Hz 的矩形脉冲组成，脉冲宽度为 1ms，每 25 毫秒爆发 1 次（40Hz）。脉冲串有固定波形和电荷平衡部分（图 35-1）。1ms 脉冲宽度明显长于典型的神经调控信号。它已在临床上与强直 500Hz

信号进行了比较。然而，如果强直信号具有 < 500μs 的脉冲宽度并使用阈下刺激，则被认为与 10 000Hz 高频刺激相当。这种刺激似乎至少等于传统脊髓电刺激参数，并且可以在传统脊髓电刺激失败的患者中恢复获益。硬膜外脊髓电刺激的爆发刺激不会导致治疗振幅水平的振动性感觉异常。无感觉异常刺激的耐受性似乎更好，其有效性的机制及如何优化该机制尚不清楚。

（二）高频刺激

与传统的低频刺激相比，目前已证明使用 10 000Hz 的高频刺激（HF-10，Senza 系统；Nevro Corp.，Redwood City，CA）在缓解疼痛方面具有相同或更好的效果。在大型随机对照试验（SENZA-RCT）中，在背部和腿部疼痛治疗中，对 HF-10 有反应的患者是传统脊髓电刺激的 2 倍。患者在高频刺激下也不会感到感觉异常。

Burst 和 HF-10 没有感觉异常的原因是否相同？

Burst 和 HF-10 的止痛机制是否相同？

这些是基本且未解决的问题，需要进一步寻求答案，以优化其使用，并为在脊髓电刺激治疗中使用这些波形开发新的治疗机会。

二、爆发和爆发式 - 脊髓电刺激信号

图 35-1 显示了 Burst-DR™ 的波形。它有几个特点，双相方波在爆发之间是电荷平衡的，而不是在爆发期间。这允许在爆发期间发生阴

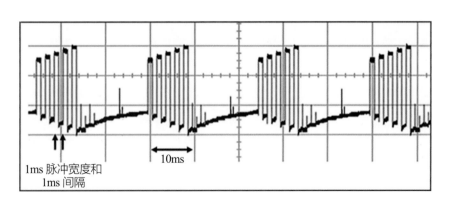

1ms 脉冲宽度和
1ms 间隔

10ms

◀ 图 35-1 爆发式 - 脊髓电刺激信号的波形
经许可转载，引自 De Ridder et al., Neurosurgery, 2010 and World Neurosurgery, 2013.

极偏移。这可能很重要，因为存在较长的1ms脉冲宽度。传统的脊髓电刺激脉冲宽度范围为100～300μs。脉冲的阳极和阴极振幅在每个爆发内逐渐增加。目前尚不清楚这些元素对缓解疼痛有多大影响。在宾夕法尼亚大学的一项研究中，Nathan Crosby博士分析了大鼠后角中高阈值和宽动态范围神经元（wide dynamic range neuron，WDR）的记录。WDR神经元可以经历"紧发条"现象，这种现象使反应强度随着刺激频率的增加而增加。Crosby博士改变了爆发刺激参数，如突发脉冲的数量、脉冲频率、脉冲宽度、爆发频率和振幅。随着脉冲宽度从250μs增加到1000μs，WDR触发的减少幅度更大。当每个脉冲的脉冲数增加到多达7个脉冲/爆发时，WDR神经元的放电率进一步降低。如果脉冲频率增加到500Hz，振幅增加到阈值的90%时，则WDR放电率逐渐降低。我们可以得出结论：脉冲宽度是一个重要因素。然而，Schu等使用了500Hz的强直刺激，并根据将刺激保持在阈值以下所需的脉冲宽度，来改变脉冲宽度。这很重要，因为可能是爆发的延迟电荷平衡和较长的脉冲宽度对后柱内的轴突产生了影响，而强直刺激不会发生这种影响。此外，当患者接受500Hz的强直刺激时，刺激也低于阈值。这意味着后柱中大直径纤维的激活是不充分的，并且它们不太可能获得足够的疼痛缓解。强直刺激组患者的疼痛缓解程度低于频率较低的强直刺激组患者，且类似于安慰剂组患者的缓解程度。为了进一步支持这一分析，Kriek等最近的一项研究比较了40Hz、500Hz、1200Hz和Burst-DR模式治疗复杂区域疼痛综合征。该研究中，强直刺激被编程为在激活较大的轴突时在疼痛区域产生感觉异常。研究表明，各个组在缓解疼痛方面没有差异，并且对非感觉异常、爆发性刺激也无差异。最后，Crosby等对大鼠的研究表明：在利用GABA环路来减轻疼痛方面，强直刺激和爆发刺激之间存在显著差异。强直模式下，GABA拮抗药能够阻断治疗效果，但在爆发条件下无明显阻断现象。

使用标准Burst-DR波形的临床效果更加可期。Sunburst研究没有提供2年评估期数据，但Timothy Deer博士在2016年北美神经调控学会上提交的早期数据表明，与传统脊髓电刺激相比，VAS疼痛评分显著降低。这种差异的大小虽然具有统计学意义，但在100mm尺度上仅为5mm（43.5 vs. 48.7），这对于普通患者来说是不可感知的。既往研究表明，在量表上疼痛减少13分或更少在临床上是不可辨别的。DeRidder的原始前提是内侧疼痛通路，主要在前岛叶突触，可能对动作电位的爆发而不是更规则的模式做出更好的反应，这在某种程度上得到了低分辨率电磁断层成像（low resolution brain electromagnetic tomography analysis，sLORETA）分析的证实。sLORETA是一个准确的大脑定位工具。这些数据表明，接受这些波形治疗的患者似乎激活了这些通路中心，但这些中心并未被非爆发模式的刺激激活。这些发现进一步说明疼痛的主观方面可能更多地受到爆发刺激的调节。该研究只有5名患者，且无一名患者达到最低50%的疼痛减轻，不管使用强直还是爆发模式。此外，虽然每种模式都产生了疼痛减轻，但爆发的效果更大。因此，sLORETA的变化可能是由于疼痛减轻的数量而造成的，与刺激激活的途径无关。

关于Burst-DR的潜在作用机制仍不明确，虽然疼痛处理的某些主观方面可能解释了爆发的影响。但就像传统脊髓电刺激一样，很可能受到后柱轴突的激活及其脊髓后角环路的影响。这些潜在影响需要进一步阐明。

高频刺激

高频是指频率高于2000～3000Hz的脊髓电刺激。传统的强直刺激在<1000Hz的频率下使用。出于讨论的目的，即使达到许多植入脉冲发生器（1200Hz）极限的频率也不会被认为是高频。这种区别的基本原理是，在这些数千赫兹的振荡下，后柱纤维的轴突膜上发生的情况可能存在根本差异，因为场快速变化会侵蚀离子通道本身的

时间常数。目前，Nevro 公司的 HF-10 系统是唯一可用于这种刺激形式的系统。它使用电荷平衡的 10 000Hz 波形。然而，波形本身并不是一个简单的、迭代的电荷平衡方波，而是有两个平坦的停顿，时间量不同，并且也将阴极和阳极相分开（图 35-2）。

HF-10 疗法可产生与 Burst-DR 类似的无感觉异常刺激，但具有其他几个特性。与强直刺激模式不同，HF-10 直到刺激开始后 24～72h 才会缓解疼痛。振幅在 0.5～2mA 范围内（大多数其他脊髓电刺激使用 2～5mA），并且电极置于内侧到外侧平面的位置与患者获益多少之间没有相关性。此外，最好的结果似乎来自使用跨越 T_9～T_{10} 椎间盘空间的纵向双极电极配置，无论患者主要是背痛还是腿部疼痛，或者他们的脊髓在哪里结束（如在 T_{12}～L_2）。其他刺激类型（即传统强直或 Burst-DR）都没有观察到这些特征。

Senza-RCT 研究包括一项前瞻性、随机的结果分析，为期 2 年，其中 77% 的患者背痛缓解 70%，73% 的患者腿部疼痛缓解 65%。尽管对传统刺激患者进行了专业程序设计，但使用传统刺激的患者，在背部或腿部疼痛方面仅获得了 49% 的缓解。在使用传统刺激的有效者中，背部和腿部疼痛仅分别减少了 41% 和 46%，这表明传统刺激的成功率＜ 50%，但即使在刺激试验后，放置永久性系统的标准也是至少达到 50% 的疼痛缓解。因此，在本研究中要么患者选择标准特别严格，要么根本没有很好地选择患者。这将破坏结果的可信度或患者的程序设计，这些结论似乎都不太可能。这些结果是经过 2 年的治疗后得出的，因此可能会认为传统脊髓电刺激的一些优势可能已经丧失。然而，分析第 1 年的随访结果表明，情况并非如此。1 年的结果与传统刺激几乎相同，有效＜ 50%；背部或腿部分别为 44% 和 49%。一般来说，在刺激背部和腿部疼痛的情况下，预计疼痛缓解会减少 60% 到 85%。

尽管存在这些担忧，HF-10 似乎确实可以与传统刺激相媲美，应被视为合理的替代方案或一线产品。许多患者不愿意感觉异常。此外，结果可能是一些患者对一种治疗有效，而对另一种治疗反应不佳或根本没有反应。即使在同一位患者中，随着时间的推移，一种治疗类型可能会起作用一段时间，然后被另一种替代，甚至可能通过分钟、小时、天或更长的周期时间范围，更快速地循环不同波形来避免对治疗的"耐受性"。

与 Burst-DR 类似，HF-10 疗法产生疼痛缓解的机制尚不清楚。刺激对后角内的神经元有直接或间接的影响，然后以某种方式影响 WDR 神经元或其他后角神经元对疼痛的处理。间接假设表明，与传统的脊髓电刺激机制相同，后柱轴突会发生抑制和兴奋的改变，从而间接抑制 WDR 神经元。这些机制可能组合起作用。每个假设都需

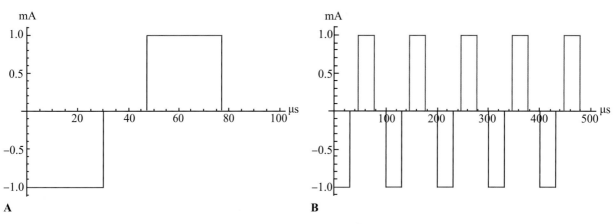

▲ 图 35-2　10 000Hz 的波形图

要解决几个问题才能取得进一步的进展。

对于"直接"假设的问题包含以下5个。

① 如果电极仅用于 $T_9 \sim T_{10}$ 椎间盘间隙，鉴于 HF-10 产生的弱场，受刺激影响的后角神经元如何解释不涉及 $T_9 \sim T_{10}$ 后角神经元的其他区域（例如，足或小腿，其细胞通常位于 $T_9 \sim T_{10}$ 区域下方和脊髓圆锥中的节段）。

② 出于同样的原因，右侧 $T_9 \sim T_{10}$ 后角上的电极对左侧后角神经元有何影响？目前在临床上对 HF-10 的研究结果表明，使用电极的感觉异常映射显示它可以主要位于脊髓的一侧，但可以缓解双侧疼痛。

③ 使用 HF-10 的后角活动被认为是"直接"作用，且与后柱轴突的间接影响无关，是如何调节后角神经元？正如间接理论中发生的那样，研究表明对后角神经元的影响，并没有将它们与环路的其余部分隔离或消除后柱轴突的潜在输入。事实上，在没有这种隔离的情况下，任何带有 HF-10 的后角神经元的活动都将支持任一假设。

④ HF-10 在后角产生的这种微小场对神经元细胞体、离子通道、突触或轴突有影响，有什么依据？

⑤ "直接"效应有什么依据来解释通常超过 24~48h 产生延迟的疼痛缓解？

对于"间接"假设的问题包含以下6个。

① HF-10 对背柱轴突的影响表明抑制大直径轴突，激活中等和较小轴突，但前提是有一个相对单相的场到达后柱。考虑到 HF-10 波形基本上是电荷平衡的，这种转换的基础是什么？

② 如果传统脊髓电刺激中使用大纤维来抑制 WDR 神经元，那么中、小纤维最终共同通路相同的依据是什么？

③ 如果某些轴突被认为是激发动作电位，如何解释在 HF-10 刺激期间缺乏薄束核的记录？

④ 如何解释"间接"假设对治疗效果的延迟？

⑤ 如何使用"间接"机制解释广泛的皮区疼痛缓解？

⑥ HF-10 中使用的低振幅如何产生"间接"假设所需的后柱轴突活动？

三、波形开发的最先进技术和未来

虽然我们看到了较新波形（Burst-DR 和 HF-10）的一些优势，但似乎这些优势将进一步完善，市场上将出现其他模式。例如，闭环系统可以通过在后柱中实际目标轴突的激活来增强反馈，实现所传递刺激的实时变化，从而提供更强大和可靠的治疗效果。这样的系统已经在开发中。Evoke™ SCS 系统（Saluda Medical，阿塔蒙，澳大利亚）使用在硬膜外电极上端记录的诱发复合动作电位（evoked compound action potential，ECAP）进行反馈（图 35-3）。

早期结果表明，疼痛缓解可能会达到 90% 或更高。尽管如此，通过了解这些波形发挥作用的机制，我们将继续加强对慢性疼痛患者的管理。

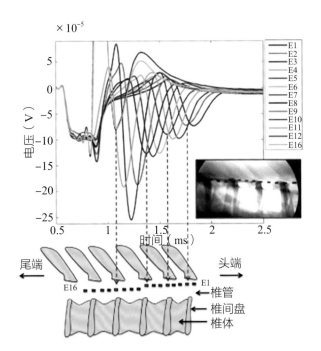

▲ 图 35-3 Evoke™ SCS 系统使用在硬膜外电极上端记录的诱发复合动作电位（ECAP）进行反馈

推荐阅读

[1] Eldridge P, Simpson BA, Gilbart J. The Role of Rechargeable Systems in Neuromodulation. Eur Neurol Rev. 2011; 6(3):187-192

[2] Shils JL, Arle JE. Intraoperative neurophysiologic methods for spinal cord stimulator placement under general anesthesia. Neuromodulation. 2012; 15 (6):560-571, discussion 571-572

[3] Shealy CN, Mortimer JT, Reswick JB. Electrical inhibition of pain by stimulation of the dorsal columns: preliminary clinical report. Anesth Analg. 1967; 46(4):489-491

[4] Kumar K, Taylor RS, Jacques L, et al. Spinal cord stimulation versus conventional medical management for neuropathic pain: a multicentre randomised controlled trial in patients with failed back surgery syndrome. Pain. 2007; 132(1-2):179-188

[5] North RB, Kidd D, Shipley J, Taylor RS. Spinal cord stimulation versus reoperation for failed back surgery syndrome: a cost effectiveness and cost utility analysis based on a randomized, controlled trial. Neurosurgery. 2007; 61(2): 361-368, discussion 368-369

[6] Kemler MA, Raphael JH, Bentley A, Taylor RS. The cost-effectiveness of spinal cord stimulation for complex regional pain syndrome. Value Health. 2010; 13 (6):735-742

[7] Arle JE, Carlson KW, Mei L, Iftimia N, Shils JL. Mechanism of dorsal column stimulation to treat neuropathic but not nociceptive pain: analysis with a computational model. Neuromodulation. 2014; 17(7):642-655, discussion 655

[8] Krauthamer V. Modulation of conduction at points of axonal bifurcation by applied electric fields. IEEE Trans Biomed Eng. 1990; 37(5):515-519

[9] Struijk JJ, Holsheimer J, van der Heide GG, Boom HBK. Recruitment of dorsal column fibers in spinal cord stimulation: influence of collateral branching. IEEE Trans Biomed Eng. 1992; 39(9):903-912

[10] Grill WM, Cantrell MB, Robertson MS. Antidromic propagation of action potentials in branched axons: implications for the mechanisms of action of deep brain stimulation. J Comput Neurosci. 2008; 24(1):81-93

[11] Arle JE, Mei L, Carlson KW, Shils JL. High-Frequency Stimulation of Dorsal Column Axons: Potential Underlying Mechanism of Paresthesia-Free Neuropathic Pain Relief. Neuromodulation. 2016; 19(4):385-397

[12] Arle JE, Carlson KW, Mei L, Shils JL. Modeling effects of scar on patterns of dorsal column stimulation. Neuromodulation. 2014; 17(4):320-333, discussion 333

[13] De Ridder D, van der Loo E, Van der Kelen K, Menovsky T, van de Heyning P, Moller A. Do tonic and burst TMS modulate the lemniscal and extralemniscal system differently? Int J Med Sci. 2007; 4(5):242-246

[14] Schu S, Slotty PJ, Bara G, von Knop M, Edgar D, Vesper J. A prospective, randomised, double-blind, placebo-controlled study to examine the effectiveness of burst spinal cord stimulation patterns for the treatment of failed back surgery syndrome. Neuromodulation. 2014; 17(5):443-450

[15] De Ridder D, Vanneste S, Plazier M, van der Loo E, Menovsky T. Burst spinal cord stimulation: toward paresthesia-free pain suppression. Neurosurgery. 2010; 66(5):986-990

[16] De Ridder D, Plazier M, Kamerling N, Menovsky T, Vanneste S. Burst spinal cord stimulation for limb and back pain. World Neurosurg. 2013; 80(5):642-649.e1

[17] de Vos CC, Bom MJ, Vanneste S, Lenders MW, de Ridder D. Burst spinal cord stimulation evaluated in patients with failed back surgery syndrome and painful diabetic neuropathy. Neuromodulation. 2014; 17(2):152-159

[18] Tiede J, Brown L, Gekht G, Vallejo R, Yearwood T, Morgan D. Novel spinal cord stimulation parameters in patients with predominant back pain. Neuromodulation. 2013; 16(4):370-375

[19] Van Buyten JP, Al-Kaisy A, Smet I, Palmisani S, Smith T. High-frequency spinal cord stimulation for the treatment of chronic back pain patients: results of a prospective multicenter European clinical study. Neuromodulation. 2013; 16 (1):59-65, discussion 65-66

[20] Al-Kaisy A, Van Buyten JP, Smet I, Palmisani S, Pang D, Smith T. Sustained effectiveness of 10 kHz high-frequency spinal cord stimulation for patients with chronic, low back pain: 24-month results of a prospective multicenter study. Pain Med. 2014; 15(3):347-354

[21] Kapural L, Yu C, Doust MW, et al. Novel 10-kHz High-frequency Therapy (HF10 Therapy) Is Superior to Traditional Low-frequency Spinal Cord Stimulation for the Treatment of Chronic Back and Leg Pain: The SENZA-RCT Randomized Controlled Trial. Anesthesiology. 2015; 123(4):851-860

[22] Kapural L, Yu C, Doust MW, et al. Comparison of 10-kHz High-Frequency and Traditional Low-Frequency Spinal Cord Stimulation for the Treatment of Chronic Back and Leg Pain: 24-Month Results From a Multicenter, Randomized, Controlled Pivotal Trial. Neurosurgery. 2016; 79(5):667-677

[23] Crosby ND, Goodman Keiser MD, Smith JR, Zeeman ME, Winkelstein BA. Stimulation parameters define the effectiveness of burst spinal cord stimulation in a rat model of neuropathic pain. Neuromodulation. 2015; 18(1):1-8,-discussion 8

[24] Kriek N, Groeneweg JG, Stronks DL, de Ridder D, Huygen FJ. Preferred frequencies and waveforms for spinal cord stimulation in patients with complex regional pain syndrome: A multicentre, double-blind, randomized and placebo-controlled crossover trial. Eur J Pain. 2017; 21(3):507-519

[25] Crosby ND, Weisshaar CL, Smith JR, Zeeman ME, Goodman-Keiser MD, Winkelstein BA. Burst and Tonic Spinal Cord Stimulation Differentially Activate GABAergic Mechanisms to Attenuate Pain in a Rat Model of Cervical Radiculopathy. IEEE Trans Biomed Eng. 2015; 62(6):1604-1613

[26] Deer SUNBURST NANS. 2016 - results at https://clinicaltrials.gov/ct2/show/results/NCT02011893?sect=X01256#all

[27] Tashjian RZ, Deloach J, Porucznik CA, Powell AP. Minimal clinically important differences (MCID) and patient acceptable symptomatic state (PASS) for visual analog scales (VAS)

measuring pain in patients treated for rotator cuff disease. J Shoulder Elbow Surg. 2009; 18(6):927-932

[28] Wolfe F, Michaud K. Assessment of pain in rheumatoid arthritis: minimal clinically significant difference, predictors, and the effect of anti-tumor necrosis factor therapy. J Rheumatol. 2007; 34(8):1674-1683

[29] De Ridder D, Vanneste S. Burst and Tonic Spinal Cord Stimulation: Different and Common Brain Mechanisms. Neuromodulation. 2016; 19(1):47-59

[30] Taylor RS, Desai MJ, Rigoard P, Taylor RJ. Predictors of pain relief following spinal cord stimulation in chronic back and leg pain and failed back surgery syndrome: a systematic review and meta-regression analysis. Pain Pract. 2014; 14(6):489-505

[31] Parker JL, Karantonis DM, Single PS, et al. Electrically evoked compound action potentials recorded from the sheep spinal cord. Neuromodulation. 2013; 16(4):295-303, discussion 303

第36章 三叉神经痛的毁损性手术
Ablative Procedures for Trigeminal Neuralgia

Alp Ozpinar Ronak H. Jani Raymond F. Sekula, Jr 著

摘 要

对于面部疼痛患者治疗，毁损手术是临床医生需要掌握的重要手段。例如，在患有典型的三叉神经痛的患者中，毁损手术适用于如下类型的患者：①磁共振成像（magnetic resonance imaging，MRI）显示无明确三叉神经受压的证据，②有不适合全身麻醉的并发症，③不能实现微血管减压术预期增加的耐久性（即预期的短寿命通常＜5年），④微血管减压术失败的。对于其他类型的面部疼痛，如多发性硬化相关病变，针对三叉神经节或三叉神经脑池部分的毁损治疗是可选的治疗方法。在本章中，作者回顾了各种毁损手术的技术特点，以及预期疗效和风险。

关键词

毁损；甘油毁损术；射频热毁损术；球囊压迫术；放射手术；感觉根部分切断术；神经内松解术

一、患者选择

面部疼痛是一种常见的非特异性症状，与一些已知和未知因素有关。临床医生经常以不同的方式使用术语"三叉神经痛"。就其字面含义而言，三叉神经痛是指从三叉神经的三个分支分布区的疼痛。然而，许多临床医生认为术语三叉神经痛（trigeminal neuralgia，TN）表示更具体的疾病，其主要表现为具有特征性触发因素（如轻触、冷空气）的突然、单侧和刀刺样面部疼痛的发作。这些疼痛通常是由于三叉神经进入脑干的脑池段部分受血管压迫所致。近年来，国际头痛学会、国际疼痛研究协会和欧洲神经病学会一致认为三叉神经受血管压迫是经典三叉神经痛的最常见原因。然而但并非所有经典三叉神经痛患者都涉及三叉神经的血管压迫，此外，在非典型三叉神经痛患者中也可发现三叉神经的血管压迫。临床医生如何理解这些看似矛盾的情况，以正确选择典型的三叉神经痛患者进行手术治疗呢？

研究发现：不管是既往还是现在对卡马西平或奥卡西平有效的典型三叉神经痛患者，通过微血管减压术（microvascular decompression，MVD）或任何毁损手术均有更好的疗效。因此应询问三叉神经痛患者对这类药物的治疗反应，如果药物能有效缓解疼痛，表明他们将对典型三叉神经痛的目前任何手术操作类型有效。重要的是要注意，当诊断不是典型的三叉神经痛时，关于使用毁损手术治疗的数据很少，而且存在的数据表明短期和长期效果不佳。

术前评估

所有接受 MVD 手术的三叉神经痛患者术前均应进行增强 MRI 扫描，该 MRI 应具有重度 T_2 加权的薄层 SSFP 序列，以明确是否存在血管压迫，特别是三叉神经中枢部髓鞘的严重压迫或扭曲变形。如果存在血管压迫，对于那些预期寿命超过 5～10 年的患者，应考虑行 MVD 手术。对于 MRI 没有显示血管压迫证据的典型三叉神经痛患者，毁损手术将是更好的选择。早期的想法"必须有血管（术中），我的工作是找到它"，在更富细节的成像时代不再适用。最后，对于那些在首次 MVD 治疗后失败或复发的典型三叉神经痛患者，当 MRI 未能识别遗漏或复发的血管压迫时，毁损手术可能是更好的选择。

尽管对于三叉神经痛的手术治疗尚无共识指南，但毁损手术适用于：①医学上不能耐受 MVD 麻醉和手术创伤的典型三叉神经痛患者，②无血管压迫的典型三叉神经痛患者，③先前 MVD 手术失败的典型三叉神经痛患者，④预期寿命短的典型三叉神经痛患者。

经皮毁损性手术包括针对三叉神经和神经节的甘油神经切断术、射频热凝、球囊压迫术，以及放射外科手术（使用伽马刀或射波刀）对三叉神经脑池段的毁损治疗。开放毁损手术包括部分感觉神经根切断术（partial sensory rhizotomy，PSR）（Dandy 手术）和三叉神经脑池段的"神经内松解术"（internal neurolysis，IN）。

二、手术操作

（一）经皮毁损手术

1. 三叉神经节的甘油神经切断术

对于典型三叉神经痛患者、MVD 术后复发或不耐受后颅窝探查的患者，甘油神经切断术是最具成本效益的治疗选择。它通常在手术后 24h 内能控制疼痛。尽管对于三叉神经痛，甘油神经切断术是每质量调整生命年最具成本效益的毁损治疗方式，但它是使用最少的治疗方式。与其他经皮手术相比，甘油神经切断术感觉迟钝发生率更低。它需要在透视引导下用细针经皮穿刺卵圆孔，并注射无菌无水甘油浸泡三叉神经节和神经。该手术过程通常在有意识的镇静下进行，并且可以重复操作。在一项针对 3370 名接受甘油神经切断术的患者研究中，6 个月和 3 年的疼痛缓解率分别为 78%～88% 和 53%～54% [14]。甘油神经切断术的并发症包括感觉迟钝（23%，其中 19% 为轻度和 3% 为中度）、疱疹感染（3%）、细菌性脑膜炎（1%）、化学性脑膜炎（3%）和轻度听力损失（2%）[15]。

2. 三叉神经节的射频热凝术

Sweet 和 Wepsic 提倡使用经皮射频毁损治疗，基于他们的实验室证据表明：逐渐增加的三叉神经节热损伤首先会损伤无髓疼痛纤维 [16]。它具有立即缓解疼痛的优势，其中，大约 98% 的病例会发生立刻缓解。在 Tang 等的一项研究中，纳入 304 名老年三叉神经痛患者（≥ 70 岁），在出院时观察到 100% 的患者疼痛完全缓解，但在 1 年、3 年和 10 年随访中，疼痛缓解率下降至 85%、75% 和 49% [17]。当射频温度高于 79℃ 时，疼痛性感觉迟钝的发生率更高。尽管射频热凝术是效果最持久的毁损手术，但这种效果几乎都伴随感觉丧失 [16]。

3. 球囊压迫术

与甘油神经切断术和射频热凝术相同，球囊压迫术通过透视引导下经皮穿刺卵圆孔，随后通过机械压迫对三叉神经的髓鞘造成损伤。基于动物研究，该手术的优点是选择性地避免损伤小纤维和无髓纤维，从而保留介导角膜反射的纤维。球囊压迫术不需要患者互动，在全身麻醉下进行。手术期间必须备用阿托品或外部起搏器以应对可能的三叉神经抑制反应。

Brown 和 Pilitsis 研究发现，在 56 名接受球囊压迫术的三叉神经痛患者中，初始疼痛缓解率达 92%[18]。6 个月和 3 年时完全疼痛缓解率分别为 91% 和 69%，其他研究也报道了相似的疼痛缓解率。球囊压迫术的并发症包括感觉迟钝（4%）、疱疹感染（4%）、咬肌无力（1%）和复视（3%）[15]。咬肌无力、感觉迟钝和严重麻木的发生率可通过球囊压力监测和限制压迫时间等方式来降低。

（二）开放的毁损治疗方式

1. 神经内松解术

神经内松解术主要是对三叉神经的脑池段（三叉孔和三叉神经进入脑桥的根部之间）感觉束进行"刷洗或梳理"[19, 20]。最近，Ko 等对 27 名三叉神经痛患者进行了神经内松解术，其中，

85% 的患者疼痛立即得到缓解[20]。72% 的患者在 5 年内不使用药物也能保持明显的疼痛缓解。96% 的患者出现麻木，1 名患者出现麻木性疼痛（4%）。感觉迟钝或传入神经阻滞疼痛的发生率为 16%。

2. 部分感觉神经根切断术

1929 年，Dandy 报道了他在脑桥处对三叉神经脑池段感觉束进行部分或完全切断的结果[21]。在一个比较分析中，4% 的微血管减压术和 20% 的部分感觉神经根切断术患者对各种手术操作不满意，80% 的微血管减压术患者和 54% 的部分感觉神经根切断术患者认为最终结果好于预期。重要的是，22% 的患者接受部分感觉神经根切断术认为他们的情况比术前更糟[22]。

三、结论

三叉神经痛的治疗仍然有一定难度，但随着我们对其发病机制的了解不断提高，治疗方案也将得到改善。目前，临床医生应仔细权衡每位患者的各种因素，特别是考虑患者的预期寿命。

参考文献

[1] Dandy WE. Concerning the cause of trigeminal neuralgia. Am J Surg. 1934; 24 (2):447-455

[2] Gardner WJ, Miklos MV. Response of trigeminal neuralgia to decompression of sensory root; discussion of cause of trigeminal neuralgia. J Am Med Assoc. 1959; 170(15):1773-1776

[3] Jannetta PJ. Arterial Compression of the Trigeminal Nerve at the Pons in Patients with Trigeminal Neuralgia. J Neurosurg. 1967; 26 1:159-162

[4] Cruccu G, Finnerup NB, Jensen TS, et al. Trigeminal neuralgia: New classification and diagnostic grading for practice and research. Neurology. 2016; 87 (2):220-228

[5] Headache Classification Committee of the International Headache Society (IHS). The International Classification of Headache Disorders, 3rd edition (beta version). Cephalalgia. 2013; 33(9): 629-808

[6] Sekula RF, Hughes M, Mousavi H. 190 A Comparative Analysis of Operative and Radiographic Findings of Neurovascular Compression of the Trigeminal Nerve in Patients Without Trigeminal Neuralgia. Neurosurgery 2016;63 (Suppl 1):175

[7] Barker FG , II, Jannetta PJ, Bissonette DJ, Larkins MV, Jho HD. The long-term outcome of microvascular decompression for trigeminal neuralgia. N Engl J Med. 1996; 334(17):1077-1083

[8] Sekula RF , Jr, Frederickson AM, Jannetta PJ, Quigley MR, Aziz KM, Arnone GD. Microvascular decompression for elderly patients with trigeminal neuralgia: a prospective study and systematic review with meta-analysis. J Neurosurg. 2011; 114(1):172-179

[9] Maarbjerg S, Wolfram F, Gozalov A, Olesen J, Bendtsen L. Significance of neurovascular contact in classical trigeminal neuralgia. Brain. 2015; 138(Pt 2): 311-319

[10] Hughes MA, Frederickson AM, Branstetter BF, Zhu X, Sekula RF , Jr. MRI of the Trigeminal Nerve in Patients With Trigeminal Neuralgia Secondary to Vascular Compression. AJR Am J Roentgenol. 2016; 206(3):595-600

[11] Sekula RF, Marchan EM, Fletcher LH, Casey KF, Jannetta PJ. Microvascular decompression for trigeminal neuralgia in elderly patients. J Neurosurg. 2008; 108(4):689-691

[12] McLaughlin MR, Jannetta PJ, Clyde BL, Subach BR, Comey

CH, Resnick DK. Microvascular decompression of cranial nerves: lessons learned after 4400 operations. J Neurosurg. 1999; 90(1):1-8

[13] Sivakanthan S, Van Gompel JJ, Alikhani P, van Loveren H, Chen R, Agazzi S. Surgical management of trigeminal neuralgia: use and cost-effectiveness from an analysis of the Medicare Claims Database. Neurosurgery. 2014; 75 (3):220-226, discussion 225-226

[14] Xu-Hui W, Chun Z, Guang-Jian S, et al. Long-term outcomes of percutaneous retrogasserian glycerol rhizotomy in 3370 patients with trigeminal neuralgia. Turk Neurosurg. 2011; 21(1):48-52

[15] Asplund P, Blomstedt P, Bergenheim AT. Percutaneous Balloon Compression vs Percutaneous Retrogasserian Glycerol Rhizotomy for the Primary Treatment of Trigeminal Neuralgia. Neurosurgery. 2016; 78(3):421-428, discussion 428

[16] Sweet WH, Wepsic JG. Controlled thermocoagulation of trigeminal ganglion and rootlets for differential destruction of pain fibers. 1. Trigeminal neuralgia. J Neurosurg. 1974; 40(2):143-156

[17] Tang YZ, Jin D, Bian JJ, Li XY, Lai GH, Ni JX. Long-term outcome of computed tomography-guided percutaneous radiofrequency thermocoagulation for classic trigeminal neuralgia patients older than 70 years. J Craniofac Surg. 2014; 25(4):1292-1295

[18] Brown JA, Pilitsis JG. Percutaneous balloon compression for the treatment of trigeminal neuralgia: results in 56 patients based on balloon compression pressure monitoring. Neurosurg Focus. 2005; 18(5):E10

[19] Ma Z, Li M. "Nerve combing" for trigeminal neuralgia without vascular compression: report of 10 cases. Clin J Pain. 2009; 25(1):44-47

[20] Ko AL, Ozpinar A, Lee A, Raslan AM, McCartney S, Burchiel KJ. Long-term efficacy and safety of internal neurolysis for trigeminal neuralgia without neurovascular compression. J Neurosurg. 2015; 122(5):1048-1057

[21] Dandy WE. An operation for the cure of tic douloureux: Partial section of the sensory root at the pons. AMA Arch Surg. 1929; 18(2):687-734

[22] Zakrzewska JM, Lopez BC, Kim SE, Coakham HB. Patient reports of satisfaction after microvascular decompression and partial sensory rhizotomy for trigeminal neuralgia. Neurosurgery. 2005; 56(6):1304-1311, discussion 1311-1312

第 37 章　三叉神经痛的诊治原则
Principles of Trigeminal Neuralgia

Jeffrey A. Brown　著

摘　要

三叉神经痛（trigeminal neuropathic pain，TNP）是一个疼痛综合征的总称，包括感觉异常（射击痛）、感觉迟钝（持续灼痛）或两种混合感觉。手术治疗方式分为毁损性和微血管减压。毁损性手术适合于那些以感觉异常为主的患者。而当磁共振成像（magnetic resonance imaging，MRI）显示有血管压迫时则可选择微血管减压术。在适当选择的消融和减压患者中，可达到相当的治疗效果。对以感觉迟钝为主要症状的患者进行微血管减压时获益较少。治疗三叉神经痛的神经外科医生应该具备根据患者表现、健康状况和年龄选择不同治疗方式。

关键词

三叉神经痛；微血管减压；三叉神经根切断术；放射外科

　　几代医生都描述了三叉神经痛的刺痛、电击痛，但因无法治疗而感到沮丧。事实上，这种刺痛是进行性神经疼痛综合征的最早和最可治疗的症状，之后的表现为持续的、灼热的、刺痛的疼痛，可能与感觉丧失有关，治疗更加困难。

　　最近对神经性面部疼痛的描述将其细分为多个类型。TN1 描述了间歇性面部刺痛的"经典"元素，由任何引起面部感觉输入的事物（说话、咀嚼或触摸疼痛一侧的脸）触发。TN2 描述存在持续疼痛的特点，最好描述为灼热、麻刺感或刺痛。其他分类包括手术损伤导致的疼痛，或多发性硬化症中三叉神经通路中硬化斑块引起的疼痛等。

　　对三叉神经性疼痛更基本的理解是将其描述为以感觉异常、感觉迟钝或两种感觉混合。

　　神经性疼痛描述了在没有可检测到或现存的组织损伤的情况下看到的疼痛，并且通常位于感觉缺陷的地方。感觉异常是神经性疼痛的阵发性、射击性、刺伤性成分。感觉迟钝是一种不熟悉的、令人不快的灼烧感，通常是疼痛的持续因素。让患者完成 McGill 疼痛问卷（McGill pain questionnaire）可产生广泛的描述性词汇。它已被验证可用于三叉神经痛、具有多模态、可量化的特点，并由二十个子类别的术语组成，这些术语可表征进展性的逐级严重的不适。它可以区分交织的伤害性疼痛成分和神经性疼痛成分。

Peter Jannetta 于 1967 年首次发表病例报告发现，三叉神经痛是由小脑上动脉环压迫三叉神经引起的，这一发现定义了三叉神经性疼痛的现代手术治疗。

如果可能，在考虑诊断三叉神经痛时应使用薄层 FIESTA 或 CISS 技术对三叉神经进行磁共振成像，并可准确显示周围的静脉或动脉。这消除了对神经手术探查的任何需要。唯一的例外是复发性疼痛的再次手术，因为其神经成像很困难。

三叉神经痛一旦诊断明确，一线治疗包括充分试用抗惊厥药。抗惊厥药物通过减缓神经"短路"部位的电传导而起作用。对血管压迫部位下方进行的微活检的病理学分析明确显示，脱髓鞘改变，这与大的有髓纤维的反复损伤一致，且愈合失败导致接近"裸露"轴突。抗惊厥药必须缓慢添加，当疼痛得到充分控制或过量服用不良反应症状明显时停止。这些症状包括嗜睡、平衡障碍或其他认知问题。如果这些症状明显，或者存在不良反应的情况下疼痛持续存在，那么药物治疗失败。卡马西平被批准用于治疗神经性疼痛。其他使用的抗惊厥药包括加巴喷丁、奥卡西平、苯妥英钠及这些药物的缓释剂。

三叉神经痛的手术治疗原则如下。

• 主要由感觉异常组成的疼痛可以通过微血管减压术或毁损性手术来治疗。

• 主要由持续性感觉迟钝组成的疼痛不应通过毁损性手术治疗。

• 如果三叉神经通路内存在硬化斑块，与多发性硬化相关的疼痛应通过毁损性技术治疗，但如果疾病不在活跃期且有明显的血管压迫，则可能与多发性硬化无关。

• 公认的、经常使用和有文献报道的毁损手术治疗包括：射频热毁损术、甘油毁损术、伽马刀手术、直线加速器放射手术或射波刀放射手术和球囊压迫术。三叉神经眶上或眶下支的外周神经切除术偶尔作为二线治疗。

• 用肉毒毒素（Botox）注射、神经阻滞和针灸的临床疗效尚未得到证实。

• 研究表明，最好的生活质量发生在成功的微血管减压之后，其次是球囊压迫术之后。如果 MRI 显示明确的血管压迫并且患者能耐受手术，则需要进行微血管减压手术。当无法进行 MRI 时，计算机断层扫描（computer tomography，CT）脑池造影可以提供足够的神经成像。手术没有年龄限制，但在术前和围术期的不同时期内必须停用抗凝血药物。因为小脑池更大，老年患者的 MVD 在技术上比年轻患者更容易，但发生卒中的风险更高。

MVD 手术原则如下。

• 合适的手术体位可以通过侧卧位或仰卧位配合头部旋转来实现。

• 骨窗暴露应在横窦和乙状窦的夹角处。这可通过使用神经导航系统实现。

• 术中使用脑干听觉诱发电位监测以降低听力损害或面神经损伤的风险。

• 打开覆盖三叉神经的蛛网膜以实现三叉神经的整个脑池段的充分暴露，因为压迫点可能在脑池段的任何位置。这有可能需要对岩静脉复合体进行电灼切断处理。

• 对静脉压迫的充分垫开减压优于电灼切断静脉，因为在切断较大的静脉时存在小脑肿胀和在电灼过程中损伤三叉神经的风险（图 37-1）。

• 再次手术只能由经验丰富的神经外科医生进行，并且应该预期：①小脑半球将黏附到先前闭合的缝合线上；②先前插入的 Teflon 纤维将黏附到三叉神经上，手术暴露导致神经损伤的风险更高。

• 年轻患者的持续神经性疼痛、双侧疼痛和静脉压迫的发生率较高。

对于以感觉异常为主的三叉神经痛患者，MVD 后的疼痛缓解率约为 90%；以持续的、灼

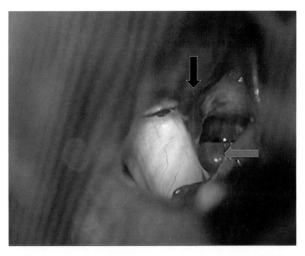

▲ 图 37-1 术中图像显示：三叉神经被小脑上动脉环（垂直箭）及靠近 Meckel 腔（水平箭）的远端静脉"三明治"式压迫。三叉神经整个脑池段的受压均可引起三叉神经痛，而不仅仅是在神经根区

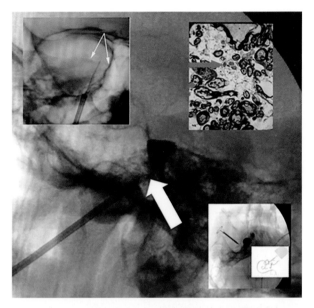

▲ 图 37-2 透视图像显示球囊压迫术的球囊的正确放置位置。调整后的颏下视图显示下颌内侧和上颌窦外侧的卵圆孔（右下框）。然后将球囊尖端推进到岩骨凹陷的中点，这代表了三叉神经从颅后窝到颅前窝的通道点，其中在天幕也有一个裂口（细箭）。膨胀的球囊位于斜坡线后方的岩骨上，外观呈"梨形"（大箭）。球囊压迫选择性损伤有髓纤维并保留无髓疼痛纤维（右上显示球囊压迫后兔三叉神经超微结构横截面图；上方箭指向未受伤的无髓纤维，下方箭指向受伤的有髓纤维）

热的感觉迟钝为主，成功率下降了 15%。Kaplan-Meyer 生存曲线表明，一旦 MVD 成功，15 年后的复发性疼痛的发生率为 15%，或到那时，每年约为 1% 复发率。

在已发表的大病例报道中，卒中、听力丧失、面瘫或其他脑神经损伤的发生率为 1%～3%。

毁损手术的治疗原则如下。

• 治疗的目标是疼痛区域的感觉迟钝，而不是麻醉。

• 射频热毁损术、甘油毁损术和伽马刀手术（放置框架时）需在短暂的静脉麻醉下进行。射波刀放射手术不需要麻醉，球囊压迫术需要全身麻醉。

• 毁损手术针对三叉神经的半月神经节后根部分。

• 除多发性硬化症外，毁损手术可导致"短路"部位近端的神经部分脱髓鞘改变。

• 球囊压迫是唯一真正有选择性的本式，并且专门针对介导轻触觉的大的有髓纤维。它保留了介导疼痛的小的无髓神经纤维。它之所以能成功缓解症状，是因为它减少了短路部位的电输入，而不是因为它"停止"了疼痛传递（图 37-2）。

• 毁损治疗后 3～5 年的复发率在 30% 左右。这是因为毁损治疗的目标是感觉迟钝，这存在髓鞘再生并导致疼痛复发的可能。

如果主要的神经性疼痛是持续的，并且 MVD 和药物不能成功地缓解疼痛，那么几种形式的神经调控手术可以考虑尝试。这些目前是批准用于人类其他疼痛综合征的设备，尚未批准用于三叉神经痛的治疗。包括运动皮质刺激和最近的三叉神经外周分支刺激。运动皮质刺激已被反复证明，可以使 50%～75% 的患者疼痛减少 50%～75%。三叉神经损伤和感觉神经输入继发性丧失常引起丘脑过度活跃，而最近对啮齿动物的实验室研究证实了运动皮质刺激是通过抑制丘脑过度活跃而起作用的假设。三叉神经外周支刺激效果的机制、持续时间和有效性尚未得到充分研究。对于运动皮质刺激，有许多长期研究显示了持续的效果。

舌咽神经痛可能是由于小脑下后动脉环压迫舌咽神经和迷走神经上方神经纤维所致。如果MRI显示有明确的血管压迫，则可以考虑行微血管减压手术。舌咽神经切断会导致难受的感觉迟钝，一般不作为早期选择。在舌咽神经上操作时，需要对迷走神经运动功能进行专门的术中电生理监测。

总之，三叉神经痛的手术治疗需要神经外科医生能够进行多种手术选择，因为没有一种单一手术能治疗所有的三叉神经痛。在手术决策过程中，必须清楚了解要治疗的疼痛的性质[1-11]。

参考文献

[1] Jannetta PJ. Arterial compression of the trigeminal nerve at the pons in patients with trigeminal neuralgia. J Neurosurg. 1967; 26 1:159-162

[2] Barker FG , II, Jannetta PJ, Bissonette DJ, Jho HD. Trigeminal numbness and tic relief after microvascular decompression for typical trigeminal neuralgia. Neurosurgery. 1997; 40(1):39-45

[3] Taha JM, Tew JM , Jr, Buncher CR. A prospective 15-year follow up of 154 consecutive patients with trigeminal neuralgia treated by percutaneous stereotactic radiofrequency thermal rhizotomy. J Neurosurg. 1995; 83(6):989-993

[4] Zakrzewska JM, Thomas DG. Patient's assessment of outcome after three surgical procedures for the management of trigeminal neuralgia. Acta Neurochir (Wien). 1993; 122(3-4):225-230

[5] Brown JA, Pilitsis JG. Percutaneous balloon compression for the treatment of trigeminal neuralgia: results in 56 patients based on balloon compression pressure monitoring. Neurosurg Focus. 2005; 18(5):E10

[6] Brown JA, Pilitsis JG. Motor cortex stimulation for central and neuropathic facial pain: a prospective study of 10 patients and observations of enhanced sensory and motor function during stimulation. Neurosurgery. 2005; 56(2): 290-297, discussion 290-297

[7] Brown JA, Hoeflinger B, Long PB, et al. Axon and ganglion cell injury in rabbits after percutaneous trigeminal balloon compression. Neurosurgery. 1996; 38 (5):993-1003, discussion 1003-1004

[8] Hilton DA, Love S, Gradidge T, Coakham HB. Pathological findings associated with trigeminal neuralgia caused by vascular compression. Neurosurgery. 1994; 35(2):299-303, discussion 303

[9] Kondziolka D, Zorro O, Lobato-Polo J, et al. Gamma Knife stereotactic radiosurgery for idiopathic trigeminal neuralgia. J Neurosurg. 2010; 112(4):758-765

[10] Adler JR , Jr, Bower R, Gupta G, et al. Nonisocentric radiosurgical rhizotomy for trigeminal neuralgia. Neurosurgery. 2009; 64(2) Suppl:A84-A90

[11] Miller JP, Acar F, Burchiel KJ. Classification of trigeminal neuralgia: clinical, therapeutic, and prognostic implications in a series of 144 patients undergoing microvascular decompression. J Neurosurg. 2009; 111(6):1231-1234

第38章 三叉神经痛微血管减压术中神经电生理监测

Intraoperative Neurophysiologic Monitoring during Microvascular Decompression for Trigeminal Neuralgia

Denmark Mugutso　Charles Warnecke　Marat Avshalumov　著

摘 要

术中神经电生理监测（intraoperative neurophysiologic monitoring，INM）已成为三叉神经痛微血管减压术（microvascular decompression，MVD）中不可或缺的一部分。多模式神经电生理监测，强调脑神经监测，通常包括躯体感觉诱发电位（somatosensory evoked potential，SSEP），可降低术后永久性神经功能损伤的风险。CN V、Ⅶ和Ⅷ在三叉神经痛的微血管减压术中最常被监测。本章回顾了目前在三叉神经痛的微血管减压术中广泛使用的基本神经电生理监测技术。

关键词

脑干听觉诱发反应；微血管减压；脑神经

一、躯体感觉诱发电位和肌电图

MVD 的主要风险是对三叉神经、面神经，尤其是听神经的神经损伤。一个额外的问题是手术最常用的侧卧位造成的神经损伤。这种体位优势是更容易进入乳突后区域。小脑组织在重力作用下向下移位，减少术中牵拉。然而，这个体位可能会导致对侧手臂、腋窝和臂丛神经受压。躯体感觉诱发电位（SSEP）监测被广泛用于检测对神经元结构的潜在医源性损伤。我们在患者摆体位前后监测 SSEP，以评估基线波形的任何潜在变化，并告知外科医生一些必要的体位调整。SSEP还可以检测全身系统变化，如体温、麻醉平衡，以及流向四肢和重要神经结构的血流（图 38-1）。

在手术过程中，神经周围组织的牵拉、缺血和电灼产生的热量可能会造成三叉神经和面神经潜在的损伤。这些脑神经运动功能的完整性可通过自发肌电图（electromyography，EMG）进行评估，肌电图可监测手术操作中的实时神经活动。使用手持式探头触发的 EMG 还可以进一步为外科医生提供神经受损信息。

为了监测自发肌电图，两个皮针电极被放

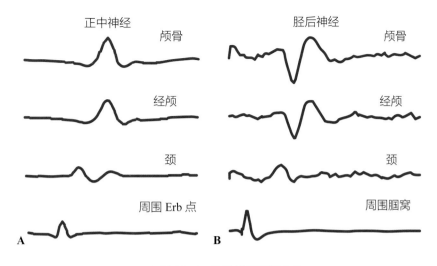

▲ 图 38-1 躯体感觉诱发电位

从皮质、经皮质、颈椎和周围位置沿中间通路记录的典型躯体感觉诱发电位轨迹（上肢的 Erb 点和下肢的腘窝）：刺激正中神经引起的上肢躯体感觉诱发电位（A）；刺激胫后神经诱发下肢躯体感觉诱发电位（B）。刺激参数：持续时间为 200～500μs，强度为 30～50mA，系统带通为 30～1000Hz，速率为 2.71～3.41/s，平均重复次数为 200～300 次

置在由各自脑神经支配的每块肌肉中：三叉神经的咬肌／颞肌和面神经的以下肌肉（额肌、眼轮匝肌、口轮匝肌和颏肌）（图 38-2A）。医源性 EMG 活动可以根据反应振幅和持续时间分为棘波、爆发和串波。已经确定了 3 种串波，严重程度逐渐降低的：A- 串波是最具有临床意义的，通常与术后面瘫有关。它们具有明显的高频正弦波形，持续时间或短或长，振幅范围为 100～200μV（图 38-2C）。

二、脑干听觉诱发反应

脑干听觉诱发反应（brainstem auditory evoked response，BAER）记录测量听神经的功能完整性。BAER 是通过耳塞和塑料管传递到耳道的宽带声音点击诱发的（图 38-2B）。放置在头皮、耳朵和上背颈上的皮下电极记录诱发的波，这些波用罗马数字标记为波Ⅰ、Ⅱ、Ⅲ、Ⅳ和Ⅴ。这些波在听觉通路上具有不同的起源和发生（图 38-3A）。BAER 在手术过程中持续记录，切口前基线、硬脑膜打开后基线、蛛网膜剥离和神经和血管暴露期间、小脑牵拉期间、责任血管操作和 Teflon

放置期间（图 38-3B）。

BAER 的分析主要集中在波Ⅰ、Ⅲ和Ⅴ，其中波Ⅴ是所有 BAER 中最可靠的。事实上，波Ⅴ可能是术前明显传导和感音神经性听力损失患者中唯一记录的波形。听神经的医源性损伤导致潜伏期延迟和波Ⅴ的波幅明显下降。波Ⅴ的潜伏期和振幅的变化及变化率可靠地预测术后听力损失。普遍接受的警报标准是波Ⅴ的波幅减少 50% 和潜伏期增加 0.5ms。一旦神经电生理医生发出提醒，外科医生应确定原因并采取一些纠正措施（图 38-3C）。无论潜伏期延迟如何，波Ⅴ波幅的持续存在与手术后的听力保护相关。最近的数据表明，相比于延迟增加，波幅的损失是一个更可靠的预测因素。

另一个补充警报标准是评估峰间延迟（interpeak latency，IPL）。波Ⅰ至波Ⅴ的峰间延迟增加反映了从听神经远端到下丘总的中央听觉传导减慢。波Ⅰ至波Ⅲ波峰间延迟的变化可能表明外周传导的阻抗，而波Ⅲ至波Ⅴ之间潜伏期的变化强烈的表明从耳蜗神经核到下丘的传导受损。

BAER 的变化可以是技术上的、生理上的或手术操作造成的。BAER 信号可能因操作失误、

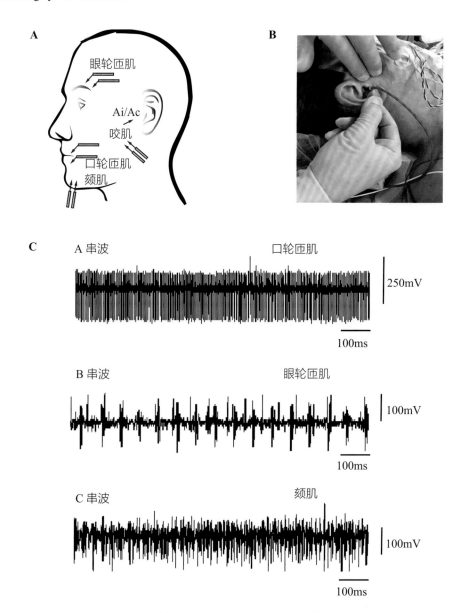

▲ 图 38-2 EMG 和 BAER 电极排列

A. 用于监测来自 CN Ⅴ、Ⅶ 的 EMG 反应和来自 CN Ⅷ（Ai/Ac）的听觉反应的示意性电极放置；B. 用于 BAER 刺激的刺激耳塞放置；C. MVD 手术操作期间，从 CN Ⅶ 记录的不同类型的病理 EMG 活动

EMG. 肌电图；CN. 脑神经；BAER. 脑干听觉诱发反应；MVD. 微血管减压术

电极脱落、断线或刺激不足而发生改变。电灼使用或钻孔产生的电伪影和声音干扰也可能导致 BAER 的变化或损失。

生理因素包括麻醉方案、环境温度变化和与骨钻孔相关的环境噪声。麻醉剂对 BAER 的影响很小，但随着温度的降低，波 Ⅰ 的峰间潜伏期和潜伏期都会逐渐增加。因此，在监测 BAER 时，在微血管减压期间不提倡使用冷水冲洗。

手术操作引起的变化可以是热的、机械的或缺血的。热损伤来自烧灼术。机械变化可能由于小脑的牵拉，通常是渐进的，促使神经电生理医生在 0.5ms 的波 Ⅴ 延迟时提醒外科医生，暴力的牵拉将立刻显示变化，此时外科医生应调整、放松或移除牵开器。内听动脉损伤会引起耳蜗缺血，可进一步导致所有 BAER 突然消失（图 38-3D）。

我们的经验表明，在三叉神经痛的 MVD 期间，术中神经电生理监测在减少听力损失和面瘫的手术并发症方面具有重要价值。

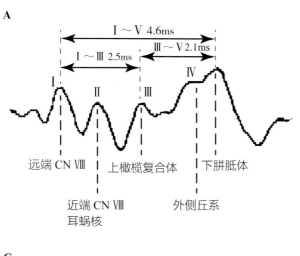

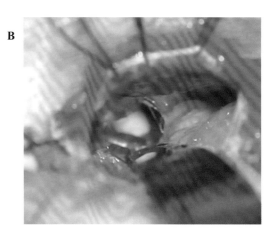

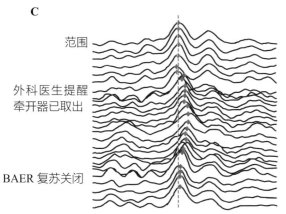

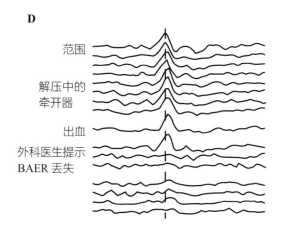

▲ 图 38-3　典型的术中 BAER

A. BAER 轨迹显示每个波的听觉通路发生位置。箭表示峰间延迟。波 I 的绝对延迟为 1.6～1.8ms，波 V 的绝对延迟为 5.7～6ms。刺激参数：刺激频率 17.1Hz，声音强度 105dB SpE，过滤 30～3000Hz，平均重复次数 1200～1500 次。B. 牵开器放置。C. BAER 跟踪显示波 V 的延迟＞ 0.5ms（红框），从基线延迟（灰色虚线）改善到＜ 0.5ms。D. BAER 轨迹显示波 V 响应的显著损失，而在程序结束时没有恢复

BAET. 脑干听觉诱发反应；CN. 脑神经

参考文献

[1] Winfree CJ, Kline DG. Intraoperative positioning nerve injuries. Surg Neurol. 2005; 63(1):5-18, discussion 18

[2] Romstöck J, Strauss C, Fahlbusch R. Continuous electromyography monitoring of motor cranial nerves during cerebellopontine angle surgery. J Neurosurg. 2000; 93(4):586-593

[3] Legatt AD. BAEPs in surgery. In: Nuwer MR, Daube JR, Mauguirre F, eds. Intraoperative Monitoring of Neural Function Handbook of Clinical Neurophysiology. Vol. 8. Amsterdam, The Netherlands: Elsevier B.V.; 2008:334-349

[4] Moeller AR. Intraoperative Neurophysiologic Monitoring techniques for microvascular decompression procedures. In: Loftus CM, Biller J, Baron EM, eds. Intraoperative Neuromonitoring.

McGraw Hill Education; 2014:273-284

[5] Simon MV. Neurophysiologic intraoperative monitoring of the vestibulocochlear nerve. J Clin Neurophysiol. 2011; 28(6):566-581

[6] Nadol JB , Jr, Chiong CM, Ojemann RG, et al. Preservation of hearing and facial nerve function in resection of acoustic neuroma. Laryngoscope. 1992; 102 (10):1153-1158

[7] Thirumala PD, Ilangovan P, Habeych M, Crammond DJ, Balzer J. Analysis of interpeak latencies of brainstem auditory evoked potential waveforms during microvascular decompression of cranial nerve VII for hemifacial spasm. Neurosurg Focus. 2013; 34(3):E6

第 39 章　神经假体学
Neuroprosthetics

Eric C Leuthardt　　Wilson Z. Ray　　Jarod L Rolancl　**著**

摘　要

计算机可以推断出人类的意图或感知吗？现在有可能了。转换大脑信号，反映其意图，然后控制外部设备的设备被称为神经假体。它们的未来发展将对神经系统残疾者产生重大影响。我们对人类意图背后的皮质生理学了解得越多，我们就越接近于理解脑源性控制的复杂性。本章总结了脑计算机接口（brain computer interface，BCI）领域的现状和可能改善未来临床应用的趋势。

关键词

电极；接口；脑电图；ECoG；神经假体

一、背景

不断扩大的神经假体学领域将大大影响未来的神经外科实践。神经假体装置取代或补充了神经系统的输入和（或）输出。现在，神经假体可以绕过由疾病引起的缺陷，或增强功能以提高性能。要知道，在描述这项技术的发展时，有不同的术语。使用的术语包括脑计算机接口（BCI）、脑机接口（brain machine interface，BMI）、神经接口系统（neural interface system，NIS）、直接神经接口（direct neural interface，DNI）和心 – 机接口（mind-machine interface，MMI）。这些术语和其他术语都描述了神经系统和外部设备的接口。

神经修复学领域整合了许多学科。这些学科包括神经科学、计算机科学和工程学。脑机接口研究实际上早在它作为一个有组织的学术研究领域出现之前就有了构想。早期的问题是由 Vidal 提出的，他在 1973 年研究脑电图时问道："这些可观察到的脑电信号是否可以作为人机通信的信息载体，或用于控制假肢装置或宇宙飞船等外部设备？"虽然他更宏大的设想没有实现，但在世界各地的研究实验室中，由大脑驱动的假肢装置操作已经变得很普遍。

该领域因现有计算机和软件系统的计算速度缓慢而受到阻碍。微处理器设计 / 速度和数字信号分析的进步使计算机能够远远超过目前的神经假体要求。计算速度不再是一个限制性因素。其他相关领域的技术进步，如虚拟现实、机器人、触觉、高级成像和生物材料，也为设备开发提供了必要的工具。这使得运动、感觉、视觉、听觉、语言和其他领域的应用得以创新引入。在本章中，我们将回顾这些应用，并强调神经外科医生在其从基础研究到临床应用的转化中的作用。

二、接口方式

神经假体设备的目标是通过将外部设备与神经系统相连接来取代或增强个人的功能。在这一领域的早期阶段，这被理解为是一种检测大脑信号以推断意图的设备，然后将这些意图转化为外部效应器。自该领域成立以来，已经有许多不同类型的信号输入被用来实现这一目标。其中每一种都有不同的临床考虑。信号输入的来源包括从单个神经元突发事件，到来自大脑皮质群的场电位，或由周围神经传导的动作电位。输出效应器的范围也很广。经典和当前的例子包括计算机光标控制、机器人手臂运动和瘫痪肢体的重新激活。神经假体不是单向的输出设备。通过颠倒信息传递的方向，输入设备可以提供模拟的感知。在这里，设备记录来自外部环境的信号，并将这些信号转换为适当的刺激传递给神经系统。因此，这些设备可以使用感觉输入来提供触觉或本体感觉反馈，以协助控制机器人手臂的运动。它也可能是一种独立的应用。人工耳蜗记录声音并将其转化为电刺激。然后，这些刺激被传递到声神经，为失聪的患者提供听觉感知。在最广泛的意义上，神经假体可以被归类为"输出神经接口"，将大脑的意图转换为外部行动，或作为"输入神经接口"，从环境中获取信息并将其纳入大脑的感知。

神经假体也可根据其操作方式（无论是运动、体感、语言、听觉）和神经接口的来源（单体神经元、皮质局部场电位、周围神经）来描述。迄今为止，最成功的神经外科手术是人工耳蜗植入。对于神经外科来说，准备影响该领域的神经假体是那些提供运动输出的假体。运动输出假体的目标是成为一个能够实时解释个人运动意图的设备，并将其输出到一个效应器，如机器人肢体。考虑到这些例子，我们将探讨与神经系统接口的各种方法及其临床意义。

三、脑电图

由于脑电图是无创的，所以它仍然是研究脑电生理的最常见的手段。电极被放置在受试者的头皮上，并记录来自大型皮质群体的电势。测量神经节律的变化是为了评估各种类型的认知过程。脑电图代表了来自大量细胞（包括神经元和胶质细胞）的电化学作用的总和电势。这必然限制了它所提供信息的复杂性和精确性。

放大器和转换器将来自脑电图的电信号数字化。通过对连续信号进行短暂的、有规律的采样，得到离散的数值并串联存储，从而将信号从模拟域转换为数字域。然后将时变信号分析为不同频率和振幅的多个正弦波信号的总和。这个过程，使用傅里叶变换，将信号从时域转换到频域。在频域中，人们可以观察到特定频率下的功率随时间的变化。这就是所谓的时频分析。信号功率在一定频率范围内的分布就是信号频谱，其随时间变化的曲线就是频谱图。通过将采样信号与测量的受试者数据进行时间锁定，皮质活动与任务表现之间就会产生关联。在运动同位素上测量的信号中的一个观察结果是在 $8\sim13Hz$ 范围内频谱功率的可靠的可重复性下降。这种情况发生在大脑皮质记录一侧的对侧手的明显或想象的运动中。

人类脑电图中的相关生理信号在频域中被分割成不同的组成部分，并以希腊字母命名。经典的定义是：4Hz 以下的 δ 波段，$4\sim8Hz$ 的 θ 波段，$8\sim13Hz$ 的 μ 波段（也称为 α 波段），$13\sim30Hz$ 的 β 波段，以及 30Hz 以上的 γ 波段。μ 节律与运动电生理和 Rolandic 区有关（图 39-1A）。μ 波段频谱功率随活动而降低（图 39-1B），被认为是代表与事件有关的不同步化。这种同步皮质节律的释放被认为涉及丘脑皮质回路对运动皮质系统的调节（图 39-1C）。对这一频率范围内功率波动的实时测量提供了一个代表运动意向的信号。Wolpaw 及其同事表明，这些 μ 运动信号可用于控制计算机屏幕上显示的虚拟光标，使用真实或想象的运动动作。实际上，光标移动的速度是实时从用户自愿调制的 μ 频谱功率的变化中得出的。在想象的运动动作中也观察到类似的 EEG 调制。这允许在没有任何外围运动单元的情况下进行控制。

想象运动的 EEG 关联对于运动障碍患者 BCI 的临床应用至关重要。如果产生适当的源控制信号需要明显的运动功能，那么现实世界的转换是不切实际的。简单地说，那些需要大脑控制的人不应该被要求移动肢体以产生控制信号。因此，受神经系统疾病影响的人，如肌萎缩侧索硬化（amyotrophic lateral sclerosis，ALS）、闭锁综合征或脊髓损伤（spinal cord injury，SCI），必须能够在没有终端器官影响的情况下调控皮质节奏。幸运的是，在有长期功能障碍的受试者中已经发现了这种能力的保留。对稳定的电生理结构的自主调控得到了保持。

迄今为止，基于脑电图的脑计算机接口已经在人类神经假体研究领域处于领先地位。脑电图方法的一个限制是皮质源信号和基于头皮的记录电极的物理分离。介于脑膜、骨骼和头皮之间限制了与特定认知过程相关的信号的光谱和空间分辨率。对于脑电图电极来说，要记录来自大脑皮质的可测量的信号，电势必须在大约 $6cm^2$ 的大脑皮质区域内求和。因此，独立信号的空间分辨率是有限的。同样，对时间上重叠的信号进行破坏性求和会导致脑电图记录中较高频率的取消（即 γ 节律，它带有关于认知过程的大量信息）。这些限制可以通过在颅内放置记录电极而得到部分缓解，但代价是增加侵入性（图 39-2）。

四、皮质电生理学

来自皮质表面的非穿透性电极的信号具有可能是临床应用的最佳特征。获得这种信号的方法被称为皮质脑电图（electrocorticography，ECoG）。虽然放置电极需要手术，但这种信号在临床风险与可接受的信号质量、耐久性和可靠性之间取得了平衡。它们可以在不久的将来实现神经假体的解决方案。由于 ECoG 电极直接从皮质表面记录（图 39-3B），与 EEG 相比，信号具有良好的空间和光谱分辨率。较高的信噪比部分是

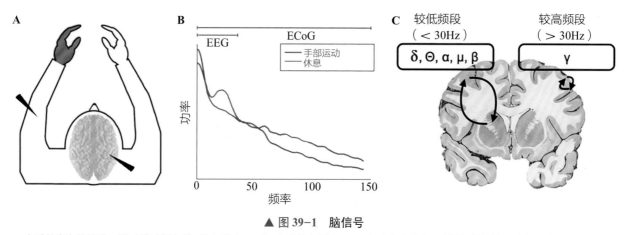

▲ 图 39-1　脑信号

A. 右手的意向性运动，同时从对侧皮质 [脑电图（EEG）、皮质脑电图（ECOG）或脑实质内] 或同侧周围神经进行电极记录；B. 皮质场电位在低频（μ 节律）范围内有特征性的功率下降，在高 γ 范围内功率增加；C. 丘脑 - 皮质和皮质 - 皮质投射的节律（经许可转载，改编自 Leuthardt，2006 和 Leuthardt，2009）

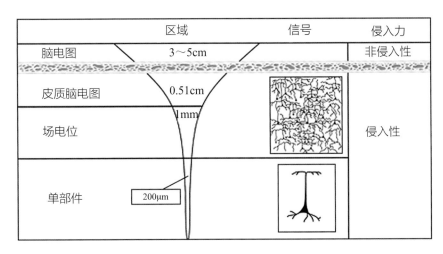

	区域	信号	侵入力
脑电图	3~5cm		非侵入性
皮质脑电图	0.51cm		
场电位	1mm		侵入性
单部件	200μm		

◀ 图 39-2　皮质记录接口
空间尺度（中心）按照从最小到最大的侵入性方式（左）和代表性信号源（右）绘制的顺序示意图（经许可转载，引自 Leuthardt，2006）

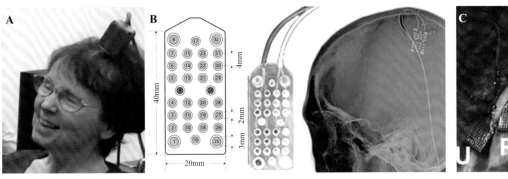
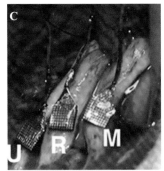

▲ 图 39-3　外科植入物
A. 在四肢瘫痪的人身上，植入 Utah 电极阵列（UEA）的试验性皮质界面展示；B. 人脑凸面的皮质脑电图（ECoG）阵列的术中视图；C. 植入臂丛神经的尺神经、桡神经和正中神经（分别为 U、R 和 M）的多个 Utah 斜电极阵列（USEA）（经许可转载，改编自 Hochberg, 2012, Ritaccio, 2013 和 Ledbetter, 2013）

由于物理上的接近，以及头骨的屏蔽作用的减少（减少周围肌肉和环境噪声）。因为这些电极不穿透皮质，所以对它们的免疫学反应会减少。这改善了长期的信号质量。ECoG 在临床神经外科的应用有很长的历史。它是 Penfield 和 Jasper 在癫痫手术中的最初应用。这样的背景更有利于未来从目前的方法向神经假体的应用进行直接的技术过渡。

自接受颅内监测的癫痫手术患者对闭环 BCI 控制的最初演示以来，ECoG 方法在神经假体研究中的应用大幅增加。已有许多研究对运动意向进行了研究，以实现对外部设备的控制。此外，研究表明，使神经假体应用的运动生理学特征从小儿时期到老年时期保持一致。在研究中使用人类受试者的另一个好处是 BCI 研究可以超越经典的运动生理学作为信号源的范围。虽然动物模型在研究设计方面有一些明显的优势，但在非人类对象中无法获得更高的认知功能。用于 BCI 应用的人类特定认知操作的一个例子是使用语音皮质和语音意图进行设备控制。语音皮质上的 ECoG 信号可由被监测的子对象的想象和公开的语音制作来调制。然后，用户能够通过大声说或想象暗中说各种预先分配给对立方向的辨别词来控制虚拟光标的方向。

与非侵入性脑电图相比，脑电图也有几个信号分析优势。脑电图的频谱分辨率被限制在小于 30~40Hz 的频率上（图 39-1B）。这是因为头骨和头皮的传导特性，信号恶化，因为信号源和电极之间的距离增加，以及随着频率的增加，信号功率呈对数下降的现象。这些脑电图的局限性可以通过颅内电极的安置来克服。> 40Hz 的频率被称为 γ 节律，已被用于解码与听觉处理、语言生成和高级认知功能相关的认知意图。所有这些都被用来证明 BCI 对人类 ECoG 的控制。此外，Gaona 等发现在执行某些认知任务时，高 γ 范围内的行为和位置依赖性激活的子波段选择性。这是在脑电图频率范围内没有观察到的特征。

通过将电极直接放置在皮质表面，空间分辨率得到提高。这种更高的解剖学保真度转化为认知任务的改进辨别力。这方面的例子包括对单个手指运动（而不仅仅是手部运动）和音素发音（而不仅仅是一般说话）的准确解码。减少电极阵列的大小和间距可以提高空间分辨率。一般的临床 ECoG 阵列使用 1cm 的电极间距。实验证据表明，< 5mm 微线是可行的，并能继续提供有意义的信号。信号源接近的另一个优点是电压的大小。虽然 ECoG 和 EEG 都需要放大信号以进行充分的信号分析，但基于头皮的测量是在 10～100μV 范围内。皮质表面测量达到 10～20mV。这比脑电图要高几个数量级。更高的电压使其更容易过滤环境中的噪音和环境信号，并达到足够的信噪比以用于神经修复应用。

这些优势正被转化为运动障碍患者的早期临床试验。Wang 等在高位脊髓损伤的四肢瘫痪患者中使用临时 ECoG 植入进行 BCI 控制。他们的研究小组将定制的高密度 ECoG 阵列植入由 fMRI 确定的初级运动皮质上。受试者是 7 年前发生的完全 C_4 级脊髓损伤。他的上肢没有运动控制能力。在为期 4 周的植入过程中，用户能够通过一系列的实验依次实现二维光标、三维光标，并最终实现三维机械臂控制。Vansteensel 等在 1 名晚期肌萎缩侧索硬化（ALS）患者身上植入了慢性 ECoG BCI。这提供了一个位于运动皮质上的硬膜下电极的脑 - 电脑接口，并与放置在左胸皮下的发射器相连。当患者试图移动与植入电极一侧相反的手时，他能够准确和独立地控制一个电脑打字程序。这项任务的完成需要 28 周的训练，他可以每分钟打 2 个字母。脑机接口提供了自主通信，补充并有时取代了患者的眼球追踪装置。

五、脑实质内电极

插入皮质表面的记录电极，被称为脑实质内电极或单体电极，提供了关于神经动态和人类意图的高度解析信息。虽然是侵入性的，但这种方法在 < 5mm 的皮质位置产生了空间和频谱的保真度。此外，尖峰排序算法可以检测单个神经元的动作电位发射。这些源信号被称为"单一单位"。然而，这种技术是侵入性的，而且从它得到的大多数实验数据都是在动物模型中得到的。

对非人灵长类动物的研究使人们了解了冠状动脉生理学，并为现在的临床试验中的神经假体应用奠定了基础。猕猴的实验尤其有助于目前对运动系统电生理学和运动编码的理解。这些见解的发展澄清了与运动意图相关的神经信号可以被解码。除了能够从神经元活动中推断出关于内源性肢体运动的意图外，这些信号还可以转而控制机器人肢体的替代。各个研究小组已经展示了猕猴通过植入运动器官的电极阵列对机器人手臂进行实时控制。一些实验显示了复杂的控制水平，其中一只猴子有足够灵巧的机器人控制，使他能够自己喂食。最近，这一经验已被转化为人类的早期临床试验（图 39-3A）。与猴子的经验相似，控制的复杂性和能力一直在稳步提高，以至于人类已经能够进行简单水平的自我护理。

尽管临床试验显示了令人振奋的功能概念证明，但这些结构的真正临床可行性仍然是一个问题。由于身体对大脑中存在的异物的免疫反应，用脑实质皮质内的电极进行慢性记录受到阻碍。深度电极的植入启动了胶质增生的过程，导致电极接口处出现瘢痕。随着时间的推移，这种胶质增生过程使电极绝缘，限制了其记录能力，并损害了其获取神经元信号的能力。对不同材料和电极形式因素的研究正在进行，以减少或消除抑制电极功能的胶质化过程。尽管有一些创新的新方法，但在临床级神经假体可以使用实质内电极之前，记录的持久性仍然是一个重要的障碍，需要解决。

六、周围神经假体

周围神经修复术的应用是利用周围神经中剩余的功能轴突进行设备接口和功能恢复。目前的周围神经手术技术已经成功地进行了神经移植和复活手术，特别是在创伤后。这些手术依赖于神经修复的先天能力和神经肌肉交界处的重新整合。周围神经修复术将神经转移的概念扩展到连接，不是与一个新的身体部位连接，而是与功能恢复的设备建立新的界面。

周围神经系统为神经接口提供了几个优势。一般来说，周围神经更容易暴露，手术风险更小，它能保持一致的结构，并能直接接触到感觉和运动功能。然而，直接将周围神经与外部设备连接也有明显的工程和生物学问题，需要在临床应用中加以解决。这些接口可能是神经内的，也可能是神经外的，或者通过监测肌肉纤维活动间

接与神经系统对接。基于神经的方法对于在其他方面神经完整的患者的肢体假体控制特别有利。

神经内设计将一个导电极整合到神经的各个轴突中。它们的优点是具有高度选择性的运动激活和感觉记录。这些类型的电极阵列包括由密歇根大学和犹他大学开发的类型。这两种设备都采用穿透性电极，与神经内的轴突接合。Utah 斜电极阵列（Utah slanted electrode array，USEA）是与 Utah 电极阵列（Utah electrode array，UEA）一起开发的，后者通常用于皮质实质内的记录。USEA 使用类似的 10×10 电极阵列配置，但 UEA 电极的长度恒定为 1.5mm，与大脑皮质的目标深度相关。USEA 经过修改，使电极的长度沿梯度从 0.5～1.5mm（图 39-4A 和 B）。这种设计保证了植入周围神经时的均匀采样（图 39-4C）。由于电极的穿透性，USEA 会出现纤维化和信号衰减（很像脑内的相关设备）。另一种神经内的设计是筛状电极，或再生电极。筛状电极提供了一个稳定的、高特异性的界面，而没有穿透性电极的长期信号衰减。筛状电极依靠神经再生，通过薄金属环接触的小孔进行环形画线。然

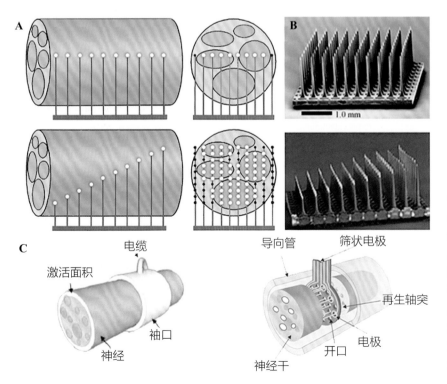

◀ 图 39-4　周围电极
A. 图示 Utah 电极阵列（UEA）和 Utah 斜电极阵列（USEA）与周围神经的界面的纵向和横向截面（分别为左和右）；B. UEA 和 USEA 的扫描电子显微照片（分别为顶部和底部）；C. 说明原型袖口和筛状周围神经电极之间界面的示意图（分别为左和右），电界面的区域用白色突出（经许可转载，改编自 Branner 2001 和 Normann 2007）

而，与穿透式电极阵列不同，筛状电极需要横断神经，以便在神经的横断面上进行电极定位，使再生轴突通过装置生长，以达到稳定的接口（图 39-4C）。

额外的神经设计不会穿透单个神经纤维。它们将导电材料包裹在表面的外膜上（图 39-4C）。这类电极是神经外科医生最熟悉的，他们使用迷走神经刺激来治疗癫痫。虽然侵入性较小，但同时也失去了筋膜的选择性。先前的研究表明，袖带式电极对于实现精细运动控制所需的选择性筋膜下刺激来说是不理想的。这种方法更适合于对整个神经的刺激。神经外电极可以通过各种方式与神经外膜接触，也可以通过穿透神经外膜并在神经束之间放置接触物来进行神经束间接触。神经外周神经电极的例子包括纽扣式、书本式、螺旋式、袖口式、扁平界面神经电极（flat-interface nerve electrode，FINE）和缓慢穿透的筋膜间神经电极。这些设计的缺点包括压迫损伤、缺血和接触不良。

肌电图（electromyography，EMG）是另一种方法，在技术上不是神经接口，而是使用信号来接近神经意向。这也被用作恢复性应用中外围接口的一种手段。与其用神经电极直接接触神经系统，不如用 EMG 监测神经输入到肌肉骨骼系统的下游效应。然后 EMG 成为设备控制的源信号。这种控制的例子包括监测没有神经损伤的近端肌肉群（如胸肌）的意志控制，然后使用监测到的 EMG 活动信号来重新激活远端瘫痪的肌肉群。因此，功能上不太相关的运动激活，如耸肩，可用于恢复临床上有影响的动作，如屈肘、手抓，或直接控制机器人假体。

七、肢体感觉

与运动输出神经假体相对应的是体感输入假体。对动态肢体运动的精确控制需要实时的视觉、触觉或本体感觉反馈。对施力的分级需要对压力的感知。在肢体截断的情况下，受伤部位的近端周围神经往往是可行的直接接口。然而，为了实现外围接口，中枢神经系统必须完整地处理感觉输入。脊髓或脑干损伤的情况往往不是这样。

在高位脊髓损伤的情况下，需要与后中央回的体感皮质建立接口，以提供适当的反馈。对躯体感觉皮质的电刺激已经能够在经验性灵长类动物模型中诱发感知。由于中枢后回初级感觉区的细胞结构复杂，而中枢后回的邻近脑沟更难进入，因此在人类中难以实现感觉反馈的皮质刺激。原因是中枢后回的感觉同源区和布罗德曼皮质区沿正交轴的特殊排列。

在周围神经系统中，感觉可以更容易地被分离出来。在最初努力地显示出直接刺激周围神经的可靠感觉后，其他小组试图开发一种双向的神经假体。Raspopovic 等将一个筋膜内电极接口连接到正中神经和尺神经上，以恢复 10 年前发生的上肢创伤性截肢者的感觉反馈。运动控制是通过转换来自更近端肌肉的表面肌电图来实现的，受试者以前曾在这些肌肉上取得过良好的成功。在通过从轻度触摸到疼痛的整个感知范围对电刺激进行滴定后，这些测量结果被应用于附属的神经探测设备的压力记录。训练允许用户通过调节 EMG 信号和来自机械触摸传感器的感觉反馈，及时准确地控制机器人手臂的运动，这些信号通过脉管内神经电极转化为电刺激。因此，实时双向闭环控制是可能的。

八、结论

目前，神经假体领域正在从实验室演示过渡到早期临床研究。随着我们对神经元和神经元群体如何编码人类意图和感知的洞察力的发展，将有新的方法与人类神经系统对接。这种技术和临床能力的发展将涉及神经科学、工程、计算机科学和神经外科领域的融合。随着临床应用的发展，神经外科医生应学习指导其创建和操作的原则。这是一个神经工程的动态时代，神经外科医生需要在其中做出贡献。这些新的治疗方案给未来带来了希望。对于那些遭受退行性中枢神经系统疾病或肢体截肢的毁灭性神经损伤的患者来说，尤其有很大的希望。

推荐阅读

[1] Vidal JJ. Toward direct brain-computer communication. Annu Rev Biophys Bioeng. 1973; 2(1):157-180

[2] Vidal JJ. Real-time detection of brain events in EEG. Proc IEEE. 1977; 65(5): 633-641

[3] Nunez PL, Srinivasan R. Electric Fields of the Brain: The Neurophysics of EEG. 2nd ed. Oxford University Press; 2005

[4] Schomer DL, Silva FLd. Niedermeyer's Electroencephalography: Basic Principles, Clinical Applications, and Related Fields. Lippincott Williams & Wilkins; 2012

[5] Crone NE, Miglioretti DL, Gordon B, et al. Functional mapping of human sensorimotor cortex with electrocorticographic spectral analysis. I. Alpha and beta event-related desynchronization. Brain. 1998; 121(Pt 12):2271-2299

[6] Buzsaki G. Rhythms of the Brain. Oxford University Press; 2011

[7] Wolpaw JR, McFarland DJ, Neat GW, Forneris CA. An EEG-based brain-computer interface for cursor control. Electroencephalogr Clin Neurophysiol. 1991; 78(3):252-259

[8] Pfurtscheller G, Brunner C, Schlögl A, Lopes da Silva FH. Mu rhythm (de)synchronization and EEG single-trial classification of different motor imagery tasks. Neuroimage. 2006; 31(1):153-159

[9] Beisteiner R, Höllinger P, Lindinger G, Lang W, Berthoz A. Mental representations of movements. Brain potentials associated with imagination of hand movements. Electroencephalogr Clin Neurophysiol/Evoked Potentials Section. 1995; 96(2):183-193

[10] Hochberg LR, Serruya MD, Friehs GM, et al. Neuronal ensemble control of prosthetic devices by a human with tetraplegia. Nature. 2006; 442(7099): 164-171

[11] Collinger JL, Wodlinger B, Downey JE, et al. High-performance neuroprosthetic control by an individual with tetraplegia. Lancet. 2013; 381(9866): 557-564

[12] Leuthardt EC, Schalk G, Moran D, Ojemann JG. The emerging world of motor neuroprosthetics: a neurosurgical perspective. Neurosurgery. 2006; 59(1):1-14, discussion 1-14

[13] Ritaccio A, Brunner P, Crone NE, et al. Proceedings of the Fourth International Workshop on Advances in Electrocorticography. Epilepsy Behav. 2013; 29(2): 259-268

[14] Penfield W. Pitfalls and success in surgical treatment of focal epilepsy. BMJ. 1958; 1(5072):669-672

[15] Leuthardt EC, Schalk G, Wolpaw JR, Ojemann JG, Moran DW. A brain-computer interface using electrocorticographic signals in humans. J Neural Eng. 2004; 1(2):63-71

[16] Leuthardt EC, Miller KJ, Schalk G, Rao RPN, Ojemann JG. Electrocorticography-based brain computer Interface-the seattle experience. IEEE Trans Neural Syst Rehabil Eng. 2006; 14(2):194-198

[17] Schalk G, Miller KJ, Anderson NR, et al. Two-dimensional movement control using electrocorticographic signals in humans. J Neural Eng. 2008; 5(1):75-84

[18] Sanchez JC, Gunduz A, Carney PR, Principe JC. Extraction and localization of mesoscopic motor control signals for human ECoG neuroprosthetics. J Neurosci Methods. 2008; 167(1):63-81

[19] Scherer R, Zanos SP, Miller KJ, Rao RPN, Ojemann JG. Classification of contralateral and ipsilateral finger movements for electrocorticographic braincomputer interfaces. Neurosurg Focus. 2009; 27(1):E12

[20] Kubánek J, Miller KJ, Ojemann JG, Wolpaw JR, Schalk G. Decoding flexion of individual fingers using electrocorticographic signals in humans. J Neural Eng. 2009; 6(6):066001

[21] Wang W, Collinger JL, Degenhart AD, et al. An electrocorticographic brain interface in an individual with tetraplegia. PLoS One. 2013; 8(2):e55344

[22] Breshears JD, Gaona CM, Roland JL, et al. Decoding motor signals from the pediatric cortex: implications for brain-computer interfaces in children. Pediatrics. 2011; 128(1): e160-e168

[23] Roland J, Miller K, Freudenburg Z, et al. The effect of age on human motor electrocorticographic signals and implications for brain-computer interface applications. J Neural Eng. 2011; 8(4):046013

[24] Leuthardt EC, Schalk G, Roland J, Rouse A, Moran DW. Evolution of braincomputer interfaces: going beyond classic motor physiology. Neurosurg Focus. 2009; 27(1):E4

[25] Leuthardt EC, Gaona C, Sharma M, et al. Using the electrocorticographic speech network to control a brain-computer interface in humans. J Neural Eng. 2011; 8(3):036004

[26] Freeman WJ, Holmes MD, Burke BC, Vanhatalo S. Spatial spectra of scalp EEG and EMG from awake humans. Clin Neurophysiol. 2003; 114(6):1053-1068

[27] Miller KJ, Sorensen LB, Ojemann JG, den Nijs M. Power-law scaling in the brain surface electric potential. PLOS Comput Biol. 2009; 5(12):e1000609

[28] Wilson JA, Felton EA, Garell PC, Schalk G, Williams JC. ECoG factors underlying multimodal control of a brain-computer interface. IEEE Trans Neural Syst Rehabil Eng. 2006; 14(2):246-250

[29] Pei X, Leuthardt EC, Gaona CM, Brunner P, Wolpaw JR, Schalk G. Spatiotemporal dynamics of electrocorticographic high gamma activity during overt and covert word repetition. Neuroimage. 2011; 54(4):2960-2972

[30] Pei X, Barbour DL, Leuthardt EC, Schalk G. Decoding vowels and consonants in spoken and imagined words using electrocorticographic signals in humans. J Neural Eng. 2011; 8(4):046028

[31] Ikeda S, Shibata T, Nakano N, et al. Neural decoding of single vowels during covert articulation using electrocorticography.

Front Hum Neurosci. 2014; 8: 125

[32] Mugler EM, Patton JL, Flint RD, et al. Direct classification of all American English phonemes using signals from functional speech motor cortex. J Neural Eng. 2014; 11(3):035015

[33] Ramsey NF, van de Heuvel MP, Kho KH, Leijten FSS. Towards human BCI applications based on cognitive brain systems: an investigation of neural signals recorded from the dorsolateral prefrontal cortex. IEEE Trans Neural Syst Rehabil Eng. 2006; 14(2):214-217

[34] Gaona CM, Sharma M, Freudenburg ZV, et al. Nonuniform high-gamma (60-500 Hz) power changes dissociate cognitive task and anatomy in human cortex. J Neurosci. 2011; 31(6): 2091-2100

[35] Wang W, Degenhart AD, Collinger JL, et al. Human motor cortical activity recorded with Micro-ECoG electrodes, during individual finger movements. Paper presented at: Engineering in Medicine and Biology Society, 2009. EMBC 2009. Annual International Conference of the IEEE; 3-6 Sept. 2009, 2009

[36] Leuthardt EC, Freudenberg Z, Bundy D, Roland J. Microscale recording from human motor cortex: implications for minimally invasive electrocorticographic brain-computer interfaces. Neurosurg Focus. 2009; 27(1):E10

[37] Vansteensel MJ, Pels EGM, Bleichner MG, et al. Fully Implanted Brain-Computer Interface in a Locked-In Patient with ALS. N Engl J Med. 2016; 375(21): 2060-2066

[38] Schalk G, Kubánek J, Miller KJ, et al. Decoding two-dimensional movement trajectories using electrocorticographic signals in humans. J Neural Eng. 2007; 4(3):264-275

[39] Anderson NR, Blakely T, Schalk G, Leuthardt EC, Moran DW. Electrocorticographic (ECoG) correlates of human arm movements. Exp Brain Res. 2012; 223(1):1-10

[40] Moran DW, Schwartz AB. Motor cortical representation of speed and direction during reaching. J Neurophysiol. 1999; 82(5):2676-2692

[41] Georgopoulos AP, Schwartz AB, Kettner RE. Neuronal population coding of movement direction. Science. 1986; 233(4771): 1416-1419

[42] Schwartz AB. Direct cortical representation of drawing. Science. 1994; 265 (5171):540-542

[43] Heldman DA, Wang W, Chan SS, Moran DW. Local field potential spectral tuning in motor cortex during reaching. IEEE Trans Neural Syst Rehabil Eng. 2006; 14(2):180-183

[44] Georgopoulos AP, Kalaska JF, Caminiti R, Massey JT. On the relations between the direction of two-dimensional arm movements and cell discharge in primate motor cortex. J Neurosci. 1982; 2(11):1527-1537

[45] Wessberg J, Stambaugh CR, Kralik JD, et al. Real-time prediction of hand trajectory by ensembles of cortical neurons in primates. Nature. 2000; 408 (6810):361-365

[46] Taylor DM, Tillery SIH, Schwartz AB. Direct cortical control of 3D neuroprosthetic devices. Science. 2002; 296(5574):1829-1832

[47] Chapin JK, Moxon KA, Markowitz RS, Nicolelis MAL. Real-time control of a robot arm using simultaneously recorded neurons in the motor cortex. Nat Neurosci. 1999; 2(7):664-670

[48] Velliste M, Perel S, Spalding MC, Whitford AS, Schwartz AB. Cortical control of a prosthetic arm for self-feeding. Nature. 2008; 453(7198):1098-1101

[49] Hochberg LR, Bacher D, Jarosiewicz B, et al. Reach and grasp by people with tetraplegia using a neurally controlled robotic arm. Nature. 2012; 485(7398): 372-375

[50] Suner S, Fellows MR, Vargas-Irwin C, Nakata GK, Donoghue JP. Reliability of signals from a chronically implanted, silicon-based electrode array in nonhuman primate primary motor cortex. IEEE Trans Neural Syst Rehabil Eng. 2005; 13(4):524-541

[51] Ryu SI, Shenoy KV. Human cortical prostheses: lost in translation? Neurosurg Focus. 2009; 27(1):E5

[52] Polikov VS, Tresco PA, Reichert WM. Response of brain tissue to chronically implanted neural electrodes. J Neurosci Methods. 2005; 148 (1):1-18

[53] Viventi J, Kim D-H, Vigeland L, et al. Flexible, foldable, actively multiplexed, high-density electrode array for mapping brain activity in vivo. Nat Neurosci. 2011; 14(12):1599-1605

[54] Kellis SS, House PA, Thomson KE, Brown R, Greger B. Human neocortical electrical activity recorded on nonpenetrating microwire arrays: applicability for neuroprostheses. Neurosurg Focus. 2009; 27(1):E9

[55] Griffith RW, Humphrey DR. Long-term gliosis around chronically implanted platinum electrodes in the Rhesus macaque motor cortex. Neurosci Lett. 2006; 406(1-2):81-86

[56] Stieglitz T, Gross M. Flexible BIOMEMS with electrode arrangements on front and back side as key component in neural prostheses and biohybrid systems. Sens Actuators B Chem. 2002; 83(1-3):8-14

[57] Kozai TDY, Langhals NB, Patel PR, et al. Ultrasmall implantable composite microelectrodes with bioactive surfaces for chronic neural interfaces. Nat Mater. 2012; 11(12):1065-1073

[58] Lewitus DY, Smith KL, Landers J, Neimark AV, Kohn J. Bioactive agarose carbon-nanotube composites are capable of manipulating brain-implant interface. J Appl Polym Sci. 2014; 131(14):n/a-n/a

[59] Seymour JP, Kipke DR. Neural probe design for reduced tissue encapsulation in CNS. Biomaterials. 2007; 28(25):3594-3607

[60] Clark GA, Ledbetter NM, Warren DJ, Harrison RR. Recording sensory and motor information from peripheral nerves with Utah Slanted Electrode Arrays. Paper presented at: Engineering in Medicine and Biology Society, EMBC, 2011 Annual International Conference of the IEEE; Aug. 30 2011-Sept. 3 2011, 2011

[61] Branner A, Stein RB, Normann RA. Selective stimulation of cat sciatic nerve using an array of varying-length microelectrodes. J Neurophysiol. 2001; 85 (4):1585-1594

[62] Normann RA. Technology insight: future neuroprosthetic therapies for disorders of the nervous system. Nat Clin Pract Neurol. 2007; 3(8): 444-452

[63] Ledbetter NM, Ethier C, Oby ER, et al. Intrafascicular stimulation of monkey arm nerves evokes coordinated grasp and sensory responses. J Neurophysiol. 2013; 109(2):580-590

[64] Navarro X, Krueger TB, Lago N, Micera S, Stieglitz T, Dario

P. A critical review of interfaces with the peripheral nervous system for the control of neuroprostheses and hybrid bionic systems. J Peripher Nerv Syst. 2005; 10(3):229-258

[65] Hincapie JG, Kirsch RF. EMG-based Control for a C5/C6 Spinal Cord Injury Upper Extremity Neuroprosthesis. Paper presented at: Engineering in Medicine and Biology Society, 2007. EMBS 2007. 29th Annual International Conference of the IEEE; 22-26 Aug. 2007, 2007

[66] Kuiken TA, Miller LA, Lipschutz RD, et al. Targeted reinnervation for enhanced prosthetic arm function in a woman with a proximal amputation: a case study. Lancet. 2007; 369(9559):371-380

[67] Romo R, Hernández A, Zainos A, Salinas E. Somatosensory discrimination based on cortical microstimulation. Nature. 1998; 392(6674):387-390

[68] Konrad P, Shanks T. Implantable brain computer interface: challenges to neurotechnology translation. Neurobiol Dis. 2010; 38(3):369-375

[69] Dhillon GS, Krüger TB, Sandhu JS, Horch KW. Effects of short-term training on sensory and motor function in severed nerves of long-term human amputees. J Neurophysiol. 2005; 93(5):2625-2633

[70] Raspopovic S, Capogrosso M, Petrini FM, et al. Restoring natural sensory feedback in real-time bidirectional hand prostheses. Sci Transl Med. 2014; 6 (222):222ra19

第 40 章　外骨骼

Exoskeletons

Hamid Shah　Dario Englot　Peter Konrad　著

摘　要

脊髓损伤是一种对神经功能产生严重影响的恶性事件，目前的治疗方法有限。在缺乏恢复性疗法的情况下，模仿运动功能的方式已经被开发出来。这不仅允许伤者独立运动，而且还能提供急需的锻炼。外骨骼是这方面的一个例子，它们可以是主动的或被动的。最简单的是外部支撑和拐杖，以便保持直立的姿势。更复杂的装置包括反馈传感器和步态启动传感器。在未来，甚至更复杂的模型可能包括爬楼梯的能力及拥有更正常的步态。

关键词

外骨骼；被动；主动；脊髓损伤

脊髓损伤是一种使人神经功能遭受严重创伤的事件，被定义为源于脊髓固有的神经功能障碍。有 2300 万男性和女性患有脊髓损伤，全球每年有 18 万新病例 [1]。在 2103 年，有 27.3 万美国人患有慢性脊髓损伤，仅这一年就新增 12 000 个病例 [2]。每一个截瘫或四肢瘫痪者的梦想都是恢复运动、排便和性功能。脊髓损伤造成的次要结果是骨密度降低、内环境紊乱、心肺功能紊乱、代谢不稳定和皮肤破裂。许多不同类型的外骨骼正在开发中，以解决这些问题。

每周 3 天 1h 的运动可以保持心肺功能，并将死亡率降低 20%。对于一个健康人来说，这意味着每周 3 天以 4.83km/h 的速度步行 1h [3, 4]。脊髓损伤后第 1 年，下肢骨矿物质密度每月下降 3%～4%，患者平均每年增加 2kg。其中 2/3 的人最终会变得肥胖，但适度增加活动可以改善骨矿物质密度和身体脂肪组成 [3, 4]。

外骨骼被分为被动和主动装置。最简单的是无动力的被动装置，如髋关节 / 膝关节 / 踝关节矫形器。在脊髓受损的人中，踝关节被固定在某一位置，或由弹簧加载以保持脚的背屈状态。髋关节和膝关节的关节自由度有限。一个常见的配置是髋关节和膝关节的屈 / 伸，而髋关节没有外展或内收，但是这些无动力的装置使用起来很不方便^[5]。这有几个方面的原因。站立的努力需要使用手臂来保持平衡并提供向前的运动，因为来自躯干的帮助有限。腿被固定在某一位置上并向前摆动以执行一个步骤。这种运动的许多要素需要消耗能量，而这些能量不能保持足够长的时间来赋予新陈代谢的优势[1, 6, 7]。

通过训练，动力外骨骼可以有意义地减少长期受伤的人为了能够行走而需要的努力[1]。外骨骼减少了痉挛，改善了健康状况。电动外骨骼可分为完全辅助性和增强性。增强型骨架利用功能性电刺激（functional electrical stimulation，FES）。功能性电刺激通过透皮或经皮的刺激来招募局部肌肉。控制器激发肌肉收缩以增强外骨骼运动。基于FES的系统也可以帮助实现运动的新陈代谢，但有一个重要的限制。所产生的肌肉招募是粗略的，而且对快速抽搐的肌肉纤维有招募偏好。这些肌肉会快速疲劳[1, 5]。这对有不完全损伤的患者来说可能是痛苦的。虽然使用FES可以实现肌肉激活，但对肢体的控制可能相当有限。电流的输送可能会诱发肌肉痉挛，以及肌肉群的不同步参与。这种不同步可能会对关节造成压力，导致疼痛，或者对外骨骼的步态造成阻力。如果没有对控制器的反馈，完成运动的肢体就会受到伤害。慢性脊髓损伤患者的可招募肌肉量减少，而且存在的肌肉往往缩短，导致各关节挛缩。由于招募阈值高，能量使用效率低，FES骨架对截瘫患者持续负重行走的作用有限。它们不能消除对拐杖的需要，也不能招募腹壁或直立肌以稳定行走时的躯干。然而，FES系统可以刺激肌肉组织并产生营养因子。如果将其纳入静态训练方案，这可以增加肌肉体积和容量（图40-1）。

无人辅助的动力外骨骼可根据所存在的反馈系统细分类型。虽然所有的动力系统都有一些反馈系统，但EMG感应系统是独一无二的[5, 6]。触发EMG传感系统会产生一个预设的步态反应。要做到这一点，需要对肌肉群进行一些自愿的控制来触发循环。这种系统的一个潜在缺点是，从自发的EMG刺激中产生的步态周期是不恰当的。这可能是由慢性肌肉失神经或痉挛引起的。这些EMG传感系统可以帮助那些长期残疾但未受伤的老年用户，他们无法行走一段有意义的距离。这可以改善他们的生活质量并保持他们的独立性。无人辅助的动力外骨骼有反馈系统，可以通过简单的手势启动步态循环。最直观的是，当用户向所需的一侧倾斜时，它就会启动，以开始步态循环。无论动力系统的类型如何，大多数装置也需要上肢参与以保持直立姿势。REX仿生学外骨骼是一个正在生产中的独立装置，可以做到这一点，但它没有得到美国FDA的批准。该装置使用手控手势来启动步态循环。有三种外骨骼得到了美国FDA的批准。它们是ReWalk外骨骼、Ekso GT和Parker Indego。

所有外骨骼的重要性在于其控制器。这个装置决定了赋予每个主动和被动关节的自由度（degree of freedom，DOF）。髋关节通常被允许被动旋转，踝关节被允许被动背屈和跖屈。软件设计中包括一个步态循环程序，该程序要么是从未受伤的穿戴者的记录步态中产生，要么是从步态图谱中推断出来的[7]。一个更容易实现和模拟的步态程序是一个基于参考步态的直接轨迹程序。这样的程序可能很难实现，因为关节轨迹往往不自然。一些控制器的功能中还包括坐和站的程序化位置。外骨骼爬楼梯还没有在市面上的模型中实现。在未来，这与使用闭环系统的滑移检测和校正都是理想的目标。

外骨骼	Bionic Leg 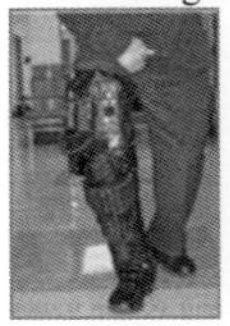	Ekso 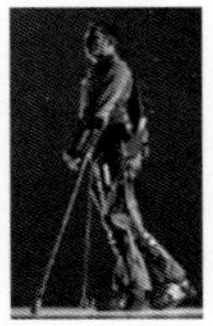	HAL 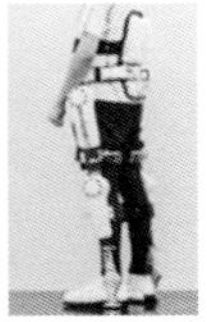	Indego 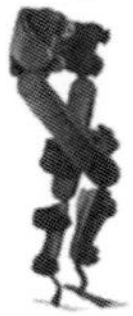	Kinesis 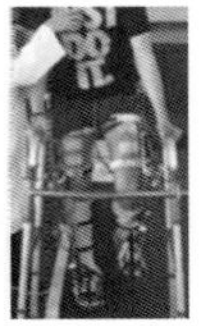	ReWalk 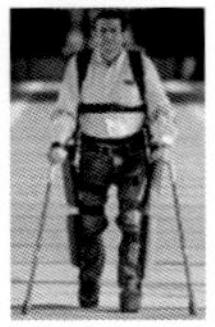	WalkTrainer 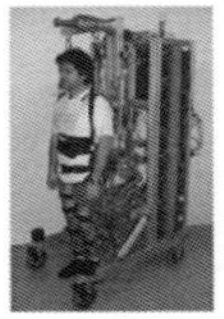	WPAL 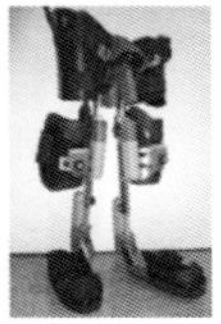
自由度	K	HKA	HKA	HK	KA	HKA	HaHKA	HKA
负重装置	W	C	W/C/S	W/C	W/C	C	S	W/B
传感器测量	JA, JT, FF	AJA, ACF, FF, Acc/Ori (臂)	EMG, JA, FF, Acc	JA, Acc, Ori	JA, FF, IT, Ori	JA, FF, Ori	IT, JA	JA, JT
设备重量（kg）	3.6	20	15	12	9.2	23	?	13
使用者身高（cm）限制	153~182	158~188	145~185	155~191	<185	160~190	?	145~180
使用者体重（kg）限制	136	100	80	113	90	100	?	80
步态启动模式	足部传感器和膝关节伸展	1. 身体倾斜 2. 按钮推	膝关节肌电图激活	身体倾斜	按钮推	身体倾斜	?	按钮推
独特功能	单边	—	—	—	复合手术（FES）	—	复合手术（FES），灵活的减重悬挂线束用外骨骼移动	框架设备在两腿之间，易于放在坐轮椅上
临床试验注册号		NCT02324322 NCT02132702 NCT02065830	—	—	—	NCT01943669 NCT02118194 NCT02104622 NCT01251549 NCT00627107 NCT01454570		

▲ 图 40-1 用于脊髓损伤患者的动力外骨骼的总结

Bionic Leg. 仿生腿；Ekso.Ekso Bionics 公司推出的外骨骼支架设备；HAL. 混合辅助义肢（日本外骨骼矿发制造商 Cyberdyne 研制的外骨骼动力服）；Indego. 动力外骨骼；Kinesis. 运动；ReWalk. 以色列制造商 Rewalk Robotics 公司设计制造的外骨骼；WPAL. 可穿戴式动力辅助运动机；WalkTrainer. 步行训练器；Ha. 髋关节外展/内侧/外侧旋转；HR. 髋关节外侧/内收；K. 膝关节（矢状）；A. 踝关节；Av. 踝关节内翻/外翻；C. 拐杖；W. 步行者；B. 平行安全杆；S. 悬挂线束；EMG. 肌电图；JA. 关节角度；AJA. 臂关节角度；ACF. 手臂扭力；IT. 相互作用力矩；JT. 关节扭矩；FF. 脚接触压力/压力；Acc. 加速度；Ori. 方向；FES. 功能性电刺激［经河可转载，引自 Contrearas-Vidal JL. Powered exoskeletons for bipedal locomotion after spinal cord injury. J Neural Eng[J]. 2016, 13(3): 031001[8]. ］

参考文献

[1] Miller LE, Zimmermann AK, Herbert WG. Clinical effectiveness and safety of powered exoskeleton-assisted walking in patients with spinal cord injury: systematic review with meta-analysis. Med Devices (Auckl). 2016; 9:455-466

[2] Lajeunesse V, Vincent C, Routhier F, Careau E, Michaud F. Exoskeletons' design and usefulness evidence according to a systematic review of lower limb exoskeletons used for functional mobility by people with spinal cord injury. Disabil Rehabil Assist Technol. 2016; 11(7):535-547

[3] Karelis AD, Carvalho LP, Castillo MJ, Gagnon DH, Aubertin-Leheudre M. Effect on body composition and bone mineral density of walking with a robotic exoskeleton in adults with chronic spinal cord injury. J Rehabil Med. 2017; 49 (1):84-87

[4] Miller LE, Herbert WG. Health and economic benefits of physical activity for patients with spinal cord injury. Clinicoecon Outcomes Res. 2016; 8:551-558. eCollection 2016

[5] Arazpour M, Samadian M, Bahramizadeh M, et al. The efficiency of orthotic interventions on energy consumption in paraplegic patients: a literature review. Spinal Cord. 2015

[6] Ha KH, Murray SA, Goldfarb M. An Approach for the Cooperative Control of FES With a Powered Exoskeleton During Level Walking for Persons With Paraplegia. IEEE Trans Neural Syst Rehabil Eng. 2016; 24(4):455-466

[7] Yan T, Cempini M, Oddo CM, Vitiello N. Review of assistive strategies in powered lower-limb orthoses and exoskeletons. Robot Auton Syst. 2015; 64:120-136

[8] Contreras-Vidal JL, A Bhagat N, Brantley J, et al. Powered exoskeletons for bipedal locomotion after spinal cord injury. J Neural Eng. 2016; 13(3):031001

第 41 章 视觉假体

Visual Prostheses

Jefffrey V. Rosenfeld　　Yan Wong　著

摘　要

尽管有许多盲人不适合使用视网膜电子假体，但用于盲人视力恢复的电子植入物领域正在迅速发展。外侧膝状核和视觉皮质是绕过视网膜和视神经的替代性植入部位。神经外科医生参与了这些部位的仿生视觉假体的开发和植入。本章介绍了这些假体是如何设计和应用的，重点是皮质视觉假体。

关键词

仿生视觉设备；脑计算机接口；失明；皮质植入物；神经调控

视觉通路的电刺激通过产生磷光（光点）部分地恢复了视觉功能。仿生视觉设备的目的是在视野中产生可重复的、快速变化的磷光模式，使盲人重新获得足够的视觉，以改善其日常活动。这些活动包括物体识别和安全、可靠的导航。面部识别是最终目标。盲人非常有效地利用他们剩余的感官来进行日常活动。视觉假体补充了这些技能。在中枢神经系统中进行电刺激以恢复视力的潜在目标是视网膜、视神经、外侧膝状核（lateral geniculate nucleus，LGN）和视觉皮质。

对于患有视网膜或视神经变性的盲人，需要采取绕过近端视觉通路的方法。对于这些患者，神经外科医生能够通过手术进入 LGN 和视觉皮质。植入式皮质视觉假体的最后一次人体试验是在 2000 年[1-3]。从那时起，在微电子、电极、无线电源、数据传输和人体研究方面取得了重大的技术进步，证明对视觉皮质的电刺激会产生高度局部的磷光[4]。

一、中枢神经系统的视觉假体植入部位（表 41-1）

具体见表 41-1。

• 视网膜：当光感受器细胞因色素性视网膜炎（retinitis pigmentosa，RP）等遗传性疾病而丧失时，光线不再刺激视网膜，人就会失明。对视网膜上残留的神经成分（杏仁核和神经节细胞）的电刺激会产生磷光，有视网膜上、视网膜下和脉络膜上装置[5]。将电极阵列放在视网膜上或靠近视网膜的地方，可以获得大的视野，避免颅内手术，并允许设计单侧设备。目前正在研究使用这种装置治疗严重的黄斑变性。

• 视神经：电极可以作为袖套放置在视神经表面，或者用穿透性电极放置在视神经头或视神经中。然而，放置在硬膜表面的电极需要较高的电流，而且与穿透性电极相比，空间分辨率较低。RP 患者可以通过训练来实现一些模式识别、形状定位、物体定位[6, 7]。视神经电极植入术的适应证与视网膜植入术相同。视神经的手术方法是通过开颅术或眼眶内手术[8]。

• 外侧膝状核（LGN）：LGN 是一个小核（体积约 250mm³，长约 10mm），位于丘脑的后部 / 下部。视觉的中心 10° 占据了核的后半部。LGN 在人类中有六层神经元，适合于多电极刺激，因为它有视网膜表征。在视网膜和视神经失去功能后，LGN 仍保持完整，这就扩大了可能的适应证数量[9, 10]（表 41–1）。如果视觉皮质受伤或丧失（皮质失明），LGN 也有可能被作为刺激目标。

Pezaris 和 Eskander 描述了他们的概念，即微电极束从电极鞘的末端伸展到 LGN，电极在 3 个维度上间隔 1mm，每个半球可以放置 250 个电极，总共有 500 个电极。具有 8 个触点的刷状电极已被插入猴子的 LGN 进行刺激实验。在 LGN 中精确放置电极所需的立体定向技术类似于那些用于放置深层脑刺激电极的帕金森病和其他运动障碍。一旦放置，这些电极的位置将是稳定的。计划将皮下导线连接到锁骨下或颅内的刺激器，用于人体装置[9]。

• 视觉皮质：自 20 世纪 50 年代将电极植入盲人受试者的视觉皮质表面以来，对人类视觉皮质进行电刺激以恢复盲人的视觉一直在发展[3, 11, 12]。这使得受试者能够感知磷光体、识别形状、导航环境和阅读盲文。这些电极被植入

表 41–1　视网膜和皮质植入物的致盲原因

失明的原因	视网膜植入	皮质/LGN植入
青光眼		×
糖尿病视网膜病变		×
双侧外伤性视力丧失		×
巨大的垂体 / 小脑旁肿瘤		×
眼部肿瘤（如双侧视网膜母细胞瘤）		×
视神经萎缩 / 视神经炎		×
色素性视网膜炎	×	×
老年黄斑变性	可能	×

LGN. 外侧膝状核

皮质表面，从那时起，人们在开发具有穿透皮质的微电子的植入物方面做了很多工作[1-3, 12, 13]（图 41–1）。穿透皮质的微电极（皮质内微刺激）在微安范围内的电流下产生更多的局部磷光（由相隔 700μm 的电极刺激时可分辨出来）[3, 14, 15]。与表面刺激相比，必要的电流输出减少了 100 多倍，并显著降低了癫痫发作的风险。

与其他潜在的目标相比，视觉皮质是一个相对较大的区域，可以放置电极以部分恢复中央和周边的视力。初级视觉皮质（V1）的总表面积为 1400～6300mm²，这取决于估算方法，其中大约 67% 的面积是沿着距状裂埋藏的[16-18]。如果这个皮质不包括在刺激范围内，就会产生一个计时沙漏的视野。在不同角度放置摄像机的头部扫描将帮助个人"填补空白"，并创建一个更完整的视觉场景图[19]。在第二视觉皮质放置电极可以覆盖一些缺失的视野[12]。最后，将电极插入大脑半球的内侧表面可覆盖周边视觉和中央视觉，但这些电极的方向将与头皮上的发射线圈正交，无线数据传输将受到限制，除非有一些电极载体的内部有线连接。

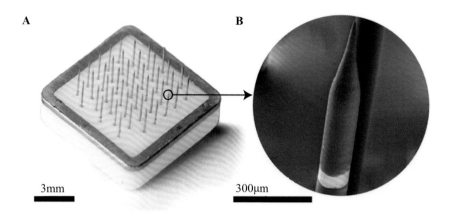

▲ 图 41-1　**A. Monash** 视觉小组的皮质视觉假体，穿透性微电极朝上。电子设备被密封地封装在一个陶瓷盒子里（白色盒子），铂金回流环回流电极围绕着微电极。**B.** 在面板中可以看到分辨率更高的微电极

二、皮质视觉假体设计

开发一个多电极的视觉假体是复杂、耗时和昂贵的。需要一个由神经外科医生、视觉生理学家、电子和计算机工程师及材料工程师组成的跨学科合作团队来开发一个具有生物相容性、可靠和可安全植入的系统。该设备的结构包括一个摄像头、一台视觉处理计算机、与大脑的电极接口、相互连接的环节和一个电源系统（图 41-2）。视觉处理器需要运行软件算法，将来自小型数码相机的图像转换成像素化的图案，代表环境中的相关形状和轮廓。然后，这些图案通过无线链路发送到植入物上。

皮质仿生视觉设备的开发有许多工程上的挑战。这些挑战包括：确保材料的生物兼容性，电极覆盖解剖学上可变的视觉皮质，无线传输到内侧皮质上的阵列。应维持设备的密封性以防止其由于暴露在体液和免疫系统中而损坏；防止电极周围胶质增生而导致电极逐渐失效和电极腐蚀，并确保电极阵列的发热在安全范围内。

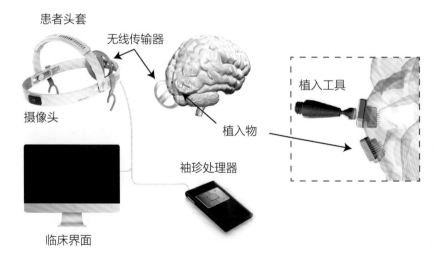

▲ 图 41-2　刺激性皮质视觉假体的一般结构。患者戴上头套，头套由一个摄像头和一个可以向植入物传输电源和数据的无线传输器组成。可放在患者口袋里的微处理器将图像处理成适当的刺激指令，通过无线传感器发送。除此之外，大多数系统允许通过一个更大的临床接口系统来控制测试和校准。植入物的电源是由无线感应提供的。多个设备可以植入一个患者体内，通常使用气动插入器（插图）来实现

三、皮质视觉假体手术过程

在全身麻醉的情况下，将患者置于俯卧位。沿着矢状静脉窦和横状静脉窦的边缘进行单侧枕部开颅术，暴露枕部并延伸至中线。使用无框架立体定向法确定距状裂和邻近的初级视觉皮质。多电极皮质阵列需要一个插入工具。Utah 的阵列插入工具是一个气动控制的活塞，它冲击瓦片，推动电极通过皮质（图 41-2 插图）。这种插入不能用数字压力来实现。

四、颅内手术的风险

有很小的颅内感染和出血的风险。矢状静脉或横状静脉窦有少量受伤的风险。骨瓣或合成材料（如丙烯酸树脂）将需要塑形，以避免直接压迫到电子元件。压力会导致阵列沉入脑内。如果电极的活动尖端超过了灰质的神经元而进入白质，则电极将无法发挥作用。

对大脑皮质的慢性局灶性刺激可能通过点火而导致癫痫的发生[20, 21]。这将取决于通过大脑皮质的电流的大小、刺激的持续时间和个人对癫痫激活的阈值。通过使用非常低的刺激电流、限制温度上升、使用不同模式的电极间歇性刺激及使用预防性抗癫痫药物（anti-epileptic drug, AED）[12, 22]，将减少癫痫发作的风险。然而，这些药物也可能使神经元对电极刺激的反应性降低（难治性），因此必须实现一种谨慎的平衡。

五、术后阶段

患者将需要进行心理物理学测试。这包括磷光体的视觉图谱，以及对物体和形状识别、导航任务和各种日常生活活动的评估[23, 24]。将需要进行单独的和模式化的电极刺激。患者需要接受使用该设备的训练，然后进行日常练习，以优化他们的表现。在整个康复阶段及以后，应提供心理支持。

六、结论

由于计算机系统、电子微电路和无线接口的发展，植入式视觉假体的开发取得了快速进展。当视网膜和视神经无法使用时，LGN 和视觉皮质是替代的中枢神经系统目标。目前正在开发各种仿生视觉植入物供人类试用。盲人视力的部分恢复将帮助他们进行导航和避障、物体识别和阅读。

参考文献

[1] Dobelle WH. Artificial vision for the blind by connecting a television camera to the visual cortex. ASAIO J. 2000; 46(1):3-9

[2] Schmidt EM, Bak MJ, Hambrecht FT, Kufta CV, O'Rourke DK, Vallabhanath P. Feasibility of a visual prosthesis for the blind based on intracortical microstimulation of the visual cortex. Brain. 1996; 119(Pt 2):507-522

[3] Lewis PM, Rosenfeld JV. Electrical stimulation of the brain and the development of cortical visual prostheses: An historical perspective. Brain Res. 2016; 1630:208-224

[4] Bosking WH, Sun P, Ozker M, et al. Saturation in Phosphene Size with Increasing Current Levels Delivered to Human Visual Cortex. J Neurosci. 2017; 37 (30):7188-7197

[5] Humayun MS, de Juan E , Jr, Dagnelie G. The Bionic Eye: A Quarter Century of Retinal Prosthesis Research and Development. Ophthalmology. 2016; 123 (10S) Supplement:S89-S97

[6] Brelén ME, Duret F, Gérard B, Delbeke J, Veraart C. Creating a meaningful visual perception in blind volunteers by optic nerve stimulation. J Neural Eng. 2005; 2(1):S22-S28

[7] Duret F, Brelén ME, Lambert V, Gérard B, Delbeke J, Veraart C. Object localization, discrimination, and grasping with the optic nerve visual prosthesis. Restor Neurol Neurosci. 2006; 24(1):31-40

[8] Brelén ME, De Potter P, Gersdorff M, Cosnard G, Veraart C, Delbeke J. Intraorbital implantation of a stimulating electrode for an optic nerve visual prosthesis. Case report. J Neurosurg. 2006; 104(4):593-597

[9] Pezaris JS, Eskandar EN. Getting signals into the brain: visual prosthetics through thalamic microstimulation. Neurosurg Focus. 2009; 27(1):E6

[10] Pezaris JS, Reid RC. Demonstration of artificial visual percepts generated through thalamic microstimulation. Proc Natl Acad

Sci U S A. 2007; 104(18): 7670-7675

[11] Tehovnik EJ, Slocum WM, Carvey CE, Schiller PH. Phosphene induction and the generation of saccadic eye movements by striate cortex. J Neurophysiol. 2005; 93(1):1-19

[12] Lewis PM, Ackland HM, Lowery AJ, Rosenfeld JV. Restoration of vision in blind individuals using bionic devices: a review with a focus on cortical visual prostheses. Brain Res. 2015; 1595:51-73

[13] Bak M, Girvin JP, Hambrecht FT, Kufta CV, Loeb GE, Schmidt EM. Visual sensations produced by intracortical microstimulation of the human occipital cortex. Med Biol Eng Comput. 1990; 28(3):257-259

[14] Davis TS, Parker RA, House PA, et al. Spatial and temporal characteristics of V1 microstimulation during chronic implantation of a microelectrode array in a behaving macaque. J Neural Eng. 2012; 9(6):065003

[15] Lewis PM, Ayton LN, Guymer RH, et al. Advances in implantable bionic devices for blindness: a review. ANZ J Surg. 2016; 86(9):654-659

[16] Andrews TJ, Halpern SD, Purves D. Correlated size variations in human visual cortex, lateral geniculate nucleus, and optic tract. J Neurosci. 1997; 17(8): 2859-2868

[17] Stensaas SS, Eddington DK, Dobelle WH. The topography and variability of the primary visual cortex in man. J Neurosurg. 1974; 40(6):747-755

[18] Genc E, Bergmann J, Singer W, Kohler A. Surface Area of Early Visual Cortex Predicts Individual Speed of Traveling Waves During Binocular Rivalry. Cereb Cortex. 2015; 25(6):1499-508

[19] Lowery AJ, Rosenfeld JV, Lewis PM, et al. Restoration of vision using wireless cortical implants: The Monash Vision Group project. Conf Proc IEEE Eng Med Biol Soc. 2015; 2015:1041-1044

[20] Goddard GV. Development of epileptic seizures through brain stimulation at low intensity. Nature. 1967; 214(5092):1020-1021

[21] Morimoto K, Fahnestock M, Racine RJ. Kindling and status epilepticus models of epilepsy: rewiring the brain. Prog Neurobiol. 2004; 73(1):1-60

[22] Bezard E, Boraud T, Nguyen J-P, Velasco F, Keravel Y, Gross C. Cortical stimulation and epileptic seizure: a study of the potential risk in primates. Neurosurgery. 1999; 45(2):346-350

[23] Dagnelie G. Psychophysical evaluation for visual prosthesis. Annu Rev Biomed Eng. 2008; 10:339-368

[24] Chen SC, Suaning GJ, Morley JW, Lovell NH. Simulating prosthetic vision: II Measuring functional capacity. Vision Res. 2009; 49(19):2329-2343

索引
Index

相 关 图 书 推 荐

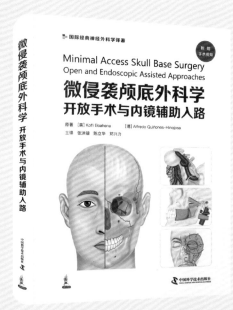

原著 ［美］Kofi Boahene

　　　［德］Alfredo Quiñones-Hinojosa

主译 张洪钿　陈立华　邓兴力

定价　228.00元

　　本书引进自 JAYPEE 出版社，由来自国际颅底中心的权威专家结合多年大量实践经验及深厚的临床知识精心打造，经国内多家医院具有影响力的专家联袂翻译而成。本书阐述了颅底手术相关的解剖学，强调将内镜作为一种工具，成为通过鼻腔内的自然开口（鼻内）及次选入路（经眶、经口）用于颅底手术的微创入路，并添加了微创治疗半规管闭合不全等内容，通过六篇 31 章解析了颅底手术的一般概念、手术相关的解剖学、常见颅底病变的处理及以微侵袭方式进行经眶、经鼻和经口的颅底手术。本书编排独具特色，图文并茂，阐释简明，不仅适合神经外科医生、耳鼻咽喉科医生、头颈外科医生在临床实践中借鉴参考，而且对经头部自然腔道和次选通道等微创手术入路有了解需求的相关人员来说，亦是一部不可多得的临床必备工具书。

相 关 图 书 推 荐

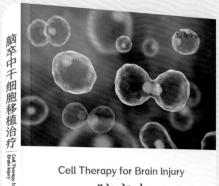

原著 [美]David C. Hess

主审 徐如祥 王廷华

主译 张洪钿 习杨彦彬 饶军华

定价 158.00元

　　本书引进自 Springer 出版社，是一部重点向神经内科及其他科室临床医生传达脑卒中和创伤后脑损伤的干细胞移植治疗的实用指南。全书共 18 章，从基础干细胞生物学和细胞治疗原理，到脑卒中细胞治疗的作用机制、脑卒中模型的临床前数据、正在进行的临床试验、MRI 细胞成像与追踪、脑卒中神经干细胞及细胞治疗的独特视角，深入讨论了这一领域的众多话题。每章都由各个领域的知名学者撰写，为读者展示了丰富的专业知识。本书内容系统，阐释全面，可作为神经科学家、干细胞生物学家、研究人员或制药及生物技术公司临床试验人员的必备读物，也可为该领域的研究人员提供理论支持。